国家卫生健康委

全国高等职

供临床医学专业用

儿科学
实训及学习指导

主　编　黄　华　崔明辰

副主编　林　梅　李　蕾　刘　潜

编　者（以姓氏笔画为序）

王晓林（山西医科大学第二医院）

向二英（湖北民族学院临床医学院）

刘　潜（赣南医学院第一附属医院）

李　蕾（甘肃医学院）

张　静（泉州医学高等专科学校）

张春雨（哈尔滨医科大学附属第五医院）

林　梅（四川中医药高等专科学校）

洪　昆（岳阳职业技术学院）

黄　华（湖北民族学院临床医学院）

崔明辰（漯河医学高等专科学校）

人民卫生出版社

图书在版编目（CIP）数据

儿科学实训及学习指导 / 黄华，崔明辰主编 . —北京：人民卫生出版社，2018

ISBN 978-7-117-26908-7

I. ①儿⋯　Ⅱ. ①黄⋯　②崔⋯　Ⅲ. ①儿科学 - 高等职业教育 - 教学参考资料　Ⅳ. ①R72

中国版本图书馆 CIP 数据核字（2018）第 255521 号

人卫智网	www.ipmph.com	医学教育、学术、考试、健康，购书智慧智能综合服务平台
人卫官网	www.pmph.com	人卫官方资讯发布平台

儿科学实训及学习指导

主　　编：黄　华　崔明辰

出版发行：人民卫生出版社（中继线 010-59780011）

地　　址：北京市朝阳区潘家园南里 19 号

邮　　编：100021

E - mail：pmph @ pmph.com

购书热线：010-59787592　010-59787584　010-65264830

印　　刷：人卫印务（北京）有限公司

经　　销：新华书店

开　　本：787×1092　1/16　印张：13

字　　数：333 千字

版　　次：2018 年 12 月第 1 版　2018 年 12 月第 1 版第 1 次印刷

标准书号：ISBN 978-7-117-26908-7

定　　价：28.00 元

打击盗版举报电话：010-59787491　E-mail：WQ @ pmph.com

（凡属印装质量问题请与本社市场营销中心联系退换）

前　言

为了适应新时代医疗卫生事业发展的需要,国家卫生健康委员会、教育部对医学高职高专院校的教学改革和人才培养提出了更高要求,强调医教协同、理论与技能有机地结合,特别提出要大力加强实践教学和人文素质教育,培养学生的职业素质和岗位胜任力。

针对目前我国专科层次临床医学专业儿科学课程教学时间有限、资源有限、临床实践教材缺乏、学生的拓展性学习需求等问题,我们对上一版《儿科学实训及学习指导》进行了修订和完善。本版《儿科学实训及学习指导》,以修订后的《儿科学》第 8 版教材为基础,结合国家执业助理医师考试大纲,以临床思维训练、临床实践技能操作及儿科医患沟通为重点,组织了内容架构,主要编写了儿科常见症状和体征、儿科常用诊疗技术、儿科常用急救技术、儿科医患沟通、儿科常见疾病案例分析和练习题等内容。其中,"儿科常见症状和体征"、"儿科常用诊疗技术"、"儿科常用急救技术"部分是《儿科学》教材的延伸;"儿科医患沟通"部分主要涉及以患儿为中心的沟通技巧和儿科疾病的专业沟通知识及方法,将患儿及其家属的心理需求与临床医学知识有机结合,以培养和提高医学生的医患沟通能力,促进和谐医患关系;"儿科常见疾病的案例分析和练习题"部分,注重培养学生掌握基础知识与临床学科知识间的内在联系,加深对临床知识的理解和掌握,帮助学生复习和巩固知识,培养学生的学习能力和临床思维能力;最后部分,列出儿童常用检查正常值,以供查阅。《儿科学实训及学习指导》是《儿科学》的有机补充,两者相辅相成,构成了相对完善的儿科学理论和实践教学的学习体系。

本教材作为教学辅导用书,在教与学的过程中能够有效促进知识、能力和素质目标的达成。从上一版的反馈看,效果良好。由于我们水平有限,编写中难免存在疏漏和错误,敬请读者在使用中提出宝贵意见和建议,给予指正。

黄　华　崔明辰

2018 年 7 月

目 录

第一章 儿科常见症状和体征

第一节 发 热

发热（fever）即体温异常升高，是儿科临床最常见的症状之一。当小儿肛温 >37.8℃，或舌下温度 >37.5℃、腋下温度 >37.4℃ 时为发热。通常以腋温为标准，小儿正常腋温 36~37.4℃，正常小儿体温可波动于一定范围，影响因素与小儿年龄和环境有关，但一般不超过正常范围 1℃。

一般认为：腋温 37.5~38℃ 为低热，38.1~39℃ 为中度发热，39.1~40.5℃ 为高热，>40.5℃ 为超高热；腋温低于 35℃ 为体温过低或体温不升。临床上还根据发热的持续时间和发热波峰特点，将发热分为短期发热、长期发热和不同热型。发热时间持续 2 周以内称为短期发热；发热时间持续 2 周以上称为长期发热。常见发热类型有稽留热、弛张热、间歇热、双峰热、不规则发热、波浪热、双相热等。

【病因与发病机制】

发热是机体的一种防御反应。发热可使吞噬细胞活动性增强，抗体生成增多，白细胞内酶的活力及肝脏的解毒功能增强，抵御疾病的侵袭，促进机体恢复。人体体温调节中枢位于下丘脑，其前部为散热中枢，后部为产热中枢，这两种调节中枢功能彼此相互制约，保持动态平衡，维持体温相对稳定。小儿年龄愈小，体温调节中枢功能愈不完善，可致体温升高。引起发热的原因如下：

1. 感染性疾病 各种病原微生物（病毒、细菌、真菌、支原体、衣原体、寄生虫等）引起的机体局部或全身感染均可导致，是发热最常见的病因。

2. 非感染性疾病

（1）结缔组织病与变态反应性疾病：风湿热、幼年型类风湿关节炎、系统性红斑狼疮、皮肌炎、结节性脂膜炎，以及药物过敏、嗜酸性粒细胞增多症、血清病等。

（2）肿瘤与血液病：霍奇金病、恶性肿瘤、朗格汉斯组织细胞增生症及各种类型白血病等。

（3）免疫缺陷病：先天性低丙种球蛋白血症、丙种球蛋白亚型缺乏症、胸腺发育障碍及先天性无胸腺、慢性肉芽肿性疾病、获得性免疫缺陷综合征（艾滋病）、脾发育不良等。

（4）产热、散热平衡失调：癫痫持续状态、先天性外胚叶发育不良、甲状腺功能亢进等。

（5）体温中枢调节失常：暑热症、颅脑损伤、脑部肿瘤、脑发育不全、蛛网膜下腔出血等。

（6）组织破坏或坏死：各种严重损伤如大手术后、大面积烧伤、大面积软组织挫伤等。

【临床表现】

发热的临床经过一般分为以下 3 个阶段：

1. **体温上升期**　体温上升期常有疲乏无力、肌肉酸痛、皮肤苍白、畏寒或寒战等现象。

2. **高热期**　体温上升达高峰之后保持一定时间,持续时间的长短可因病因不同而有所差异。此期体温已达到或略高于上移的体温调定点水平,体温调节中枢不再发出寒战冲动,故寒战消失;皮肤血管由收缩转为舒张,使皮肤发红并有灼热感;呼吸加快变深;开始出汗并逐渐增多。产热与散热过程在较高水平上保持相对平衡。

3. **体温下降期**　由于病因的消除,致热原的作用逐渐减弱或消失,体温中枢的体温调定点逐渐降至正常水平,产热相对减少,散热大于产热,使体温降至正常水平。此期表现为汗多,皮肤潮湿。

【诊断】

　　发热是疾病的重要症状之一。发热与病情轻重有时不一定平行。婴幼儿对高热耐受力较强,即使体温高达40℃,一般情况仍相当好。相反,体弱儿、新生儿即使感染很严重,体温可不高或不升。小儿发热的热型不及成人典型,加之近年来抗生素及糖皮质激素的早期广泛应用,掩盖了一些疾病热型的特异性规律。由于小儿发热的病因复杂,且有时无明显的特异性症状,因此,详细、准确地采集病史,注意年龄、发病季节、流行病史,传染病接触史,预防接种史,起病缓急,热型和伴随的主要症状进行病因诊断和鉴别诊断是临床的难点和重点。

　　鉴别诊断时应注意考虑以下因素:

1. **年龄因素**　年龄不同,引起发热的疾病亦不同;新生儿期以感染性发热常见;婴幼儿期仍以感染性发热为主,以上呼吸道感染、肺炎、败血症、肠道感染最为多见,其次为化脓性脑膜炎、结核性脑膜炎等;白血病、淋巴瘤及朗格汉斯组织细胞增生症等少见。学龄前期患儿除慢性感染性疾病较多见外,还应考虑结缔组织病及各种传染病。

2. **季节和流行**　季节、居住地区和流行情况可提供重要线索。冬春季以呼吸道感染、流行性脑脊髓膜炎、麻疹等多见;夏秋季以急性肠炎、细菌性痢疾、乙型脑炎、伤寒、副伤寒和疟疾等多见,新生儿可有脱水热。婴幼儿在南方或夏季酷热时可发生暑热症、黑热病、布鲁杆菌病,具有地方特性,居住疫区或去过疫区应考虑当地流行性疾病。

3. **既往史与现患疾病的关系**　有风湿性心脏病病史及先天性心脏病患儿,应考虑感染性心内膜炎;既往诊断结核的患儿要明确是否复发,治疗是否得当及是否继发其他器官结核;有金黄色葡萄球菌败血症或迁延性、慢性肺炎史者,可发生肺脓肿或支气管扩张;有些败血症患儿可发生迁延性脓肿,如肝脓肿、纵隔脓肿等。

4. **热型对诊断的意义**　在一定范围内,热型对疾病的诊断具有重要的参考价值。由于小儿对疾病的反应与成人不同,其热型的表现不如成人典型。

（1）稽留热:发热持续在39℃以上,每日体温波动在1℃以内,可持续数天或数周,多见于伤寒、副伤寒、鼠伤寒沙门菌感染、金黄色葡萄球菌感染、大叶性肺炎等。

（2）弛张热:每日体温波动在2℃以上,多见于败血症、局灶性化脓感染、风湿热、幼年型类风湿关节炎、结核病等。

（3）间歇热:发热39℃以上,经数小时下降至正常,经一至数天又再次发热,多见于间日疟、三日疟等。

（4）双峰热:在24小时内有2次波动,形成双峰,多见于脊髓灰质炎、黑热病、恶性疟疾、大肠埃希菌败血症等。

（5）不规则发热:发热持续时间不定,体温波动较大,多见于风湿热、脓毒败血症、感染性心内膜炎、渗出性胸膜炎、恶性疟疾等。免疫缺陷病平时为低热表现,以复发性为其特点。

（6）波浪热：体温在数天内逐渐上升，达到高峰后又逐渐下降至正常，经过一段时间间歇后，再次上升，反复多次呈波浪式，多见于布鲁杆菌病、霍奇金病等。

（7）双相热：发热持续数天后，仅一至数天热退期，然后又发热数天，再次退热，多见于麻疹、脊髓灰质炎、病毒性肝炎、淋巴细胞性脉络膜丛脑膜炎等。

（8）长期低热：应考虑慢性感染如结核病、慢性扁桃体炎、鼻旁窦炎、慢性肾盂肾炎等。

5. 发热时伴随症状和体征

（1）伴咳嗽、气急、发绀，提示呼吸系统疾病。

（2）发热伴有颅内压增高症、脑膜刺激征、头痛、呕吐，甚至惊厥、昏迷者，提示中枢神经系统感染、颅内出血及脑瘤等。

（3）伴畏寒、寒战，多见于感染性心内膜炎和败血症。若出现关节肿痛、心脏杂音或心律失常，应考虑风湿热和类风湿关节炎。

（4）伴尿频、尿痛、尿急等症状则考虑泌尿系感染。

（5）伴皮疹常见于类风湿关节炎全身型，出血性皮疹见于败血症、白血病、感染性心内膜炎、朗格汉斯组织细胞增生症等，玫瑰疹见于伤寒患者，此外，风湿热、系统性红斑狼疮、传染性疾病亦可伴有皮疹。

（6）伴盗汗常见于结核病；热退后大汗淋漓见于疟疾；发热时少汗或无汗见于暑热症和外胚叶发育不良。

（7）伴淋巴结肿大、疼痛多见于炎症、淋巴结结核、川崎病等；全身淋巴结肿大，常见于传染性单核细胞增多症、白血病、系统性红斑狼疮、霍奇金病等。

（8）伴肝脾大，随热程进展而加重，多为败血症、伤寒、副伤寒、疟疾等；若肝脾大合并淋巴结肿大时，多见于布鲁杆菌病、白血病、朗格汉斯组织细胞增生症等；以肝大为主者见于病毒性肝炎、肝脓肿、钩端螺旋体病、血吸虫病等；以脾大为主者见于慢性白血病、溶血性贫血、恶性淋巴瘤、黑热病等。

（9）伴多系统损害者，应考虑为结缔组织病，如系统性红斑狼疮，结节性多动脉炎等。

6. 观察特殊治疗的反应　当疟疾、结核病、伤寒、结缔组织病、败血症等诊断困难时，可根据试验治疗的效果以协助诊断。对经过各种检查诊断仍不明确者，药物性引起的发热也不能排除。

第二节　头　痛

头痛（headache）是指头颅、眼眶及枕骨部以上部位的疼痛。有时可牵涉到面部或颈部。

【病因】

引起小儿头痛的病因很多，常见的如下：

1. 颅外病变　①鼻腔和鼻窦疾病：急慢性鼻炎、鼻窦炎、腺样体肥大、鼻咽癌等；②眼部疾病：屈光不正、先天性青光眼、眶内占位病变；③耳部疾病：急慢性中耳炎、外耳道炎性病变、乳突炎、乳突脓肿等；④口齿病变：咽部感染、龋齿、牙周炎、齿槽脓肿、下颌关节综合征等；⑤颈部病变：颈肌损伤、炎症、脓肿、肿瘤、骨折及脱位等；⑥头皮、颅骨病变：头皮炎症、水肿、颅骨骨髓炎、骨折、枕大神经痛、三叉神经痛等。

2. 颅内病变　①颅内感染性疾病：如各种脑膜炎、脑炎等；②颅内高压综合征：包括脑水肿、颅内占位性病变（如颅内肿瘤、结核病、寄生虫、肉芽肿、脑脓肿等）、脑积水和良性颅内压增高症等；③头颅外伤；④颅内压降低；⑤脑血管畸形：如先天性脑血管畸形、动脉瘤、动静脉瘘、颅内静脉窦血栓形成、感染性脑血管炎、风湿性脑脉管炎；⑥头痛型癫痫；⑦偏头痛。

3. 全身性疾病　①急性感染性疾病：各种感染发热性疾病；②心血管疾病：高血压、高血压脑病等；③慢性全身性疾病：结核病、结缔组织病、内分泌疾病、代谢性疾病及神经症、癔症等；④急慢性中毒：如铅中毒、农药中毒、一氧化碳中毒等；⑤其他：急慢性缺氧、精神紧张性头痛及精神病初期等。

【临床表现】

不同病因引起的疾病所致头痛的临床表现也不相同。

1. 急慢性颅内感染所致头痛　临床较为常见，多为全头痛，其性质为剧烈的持续性跳痛，咳嗽、用力、摇头等都可使头痛加重；婴幼儿表现为哭闹、烦躁、摇头甚至用手拍头或以头撞物；常伴有发热、呕吐、嗜睡、昏迷；体格检查发现可有脑膜刺激征，脑脊液检查多可明确诊断。

2. 眼源性头痛　常见病因有屈光不正（远视、散光、调节障碍、屈光参差等）、眼肌平衡紊乱和青光眼等。屈光不正通常是在儿童开始上学以后才被发现的，仅在进行阅读等应用视力的活动以后出现头痛。各种眼病伴随的头痛与眼肌持续收缩、调节过度吃力有关。单纯近视不会引起头痛。眼部表浅炎症如结膜炎、角膜炎、巩膜炎等，通常都有眼的局部疼痛，而头痛甚轻或不存在。眶部组织炎症造成的眶部剧烈疼痛，常向额部放射，并可有眼球突出，当眼球转动时疼痛加剧。视神经炎儿童少见，以突然失明伴眼球转动时的疼痛为特征。青光眼可通过眼压的测量而明确诊断。

3. 紧张性头痛　紧张性头痛是由于过度疲劳、精神紧张、姿势不良等原因引起的慢性头痛，学龄期儿童多见；通常为双侧，亦可为单侧，大部分局限于头后部及颈部，有持续性钝痛、头部紧压感、帽带箍紧感、虫爬样感等，枕颈部则为牵拉感，发僵、酸痛。头痛频度及强度差异大，发作时间不定，劳累时加重，休息后减弱，常伴头晕、失眠、健忘、焦虑、躯体和内脏不适感等。而临床检查除头、颈、肩部肌肉有压痛外，多无定位体征。

4. 鼻腔和鼻窦疾病所致的头痛　炎症过程或肿瘤对鼻甲黏膜和鼻窦开口处黏膜所造成的压力是疼痛的原因。表现为额部或额顶部的头痛，典型者从上午（额窦）或午后不久（上颌窦）开始、傍晚或深夜消失，呈持续性钝痛，头部位置改变则加重。检查时可见到鼻甲、窦口、鼻额管和上鼻腔充血，并多有鼻窦压痛。X 线可协助诊断。

5. 颅内占位性病变所致头痛　是一种持续性、稳定性钝痛，可能为颅内压增高或病变直接刺激有痛觉神经纤维的组织结构所致。头痛多为弥漫性，少数为前额部及后枕部痛。幕上肿瘤常表现为前额部或眼部痛，幕下肿瘤常为枕部痛。头颅 CT 可明确诊断。

6. 低颅内压头痛　也称为腰穿后头痛；通常在腰椎穿刺后数小时甚至数天后发生，脑积水分流术后。疼痛常为搏动性，屡次腰穿者较易发生。立位出现，平卧时消失。疼痛的程度不等，一般经 1 天左右即可自愈。个别病例较重，可持续 10~14 天，并伴有恶心、呕吐等。以常规镇痛药处理多数病例即可耐受，补低渗性液体可使症状消失。

7. 耳源性头痛　急性中耳炎、外耳道疖肿、外伤性鼓膜破裂、乳突骨髓炎等，均可引起耳痛、耳内疼痛并有邻近骨骼肌的持续性压痛。

8. 偏头痛　为一种反复发作的头痛，多有家族史，发生率为 2%~5%。首次发病多在青年或成年早期。10 岁以前男孩发病略多于女孩。气候剧变、精神刺激和某些特殊食物可诱发。诊断偏头痛时，除反复发作的头痛外，尚需具备以下 6 条中的至少 3 条：①复发性腹痛（伴或不伴有头痛）、恶心或呕吐（伴头痛）；②偏侧头痛；③头痛性质为搏动性；④休息后完全或基本缓解；⑤以视觉、感觉或运动异常为先兆；⑥直系亲属中有偏头痛病史。

9. 枕叶癫痫　有时以头痛发作为主要症状。发作突然，头痛部位、性质、程度及持续时间不尽相同，常伴有视幻觉和意识障碍，意识变化可能短促而不明显，常有癫痫家族史。发作后脑电图有明显的异常，抗癫痫治疗有效。

10. 脑、颈神经痛　头部感觉由第Ⅴ、Ⅶ、Ⅸ、Ⅹ脑神经和第1、2、3颈神经传导至感觉中枢，当病变累及这些脑、颈神经的根、干或分支时可引起相应的神经痛，疼痛呈阵发性，经神经径路放射，相应神经支配区域皮肤过敏，并可合并感觉缺失或低下，受累神经压痛。

【诊断】

分析病史，结合发病年龄、起病急缓、疼痛部位及时间、伴随症状和体征以及必要的 CT 检查，寻找病因，明确诊断。

1. 发病年龄　婴幼儿以感染性疾病为主，如脑膜炎、邻近脑部各种感染；学龄儿童则以非感染因素为主，如屈光不正、原发性高血压、偏头痛及神经症性头痛等。

2. 部位及发展　颅内急慢性感染多为全头痛；眼、鼻、耳源性的多伴局部症状；急性起病者先考虑上呼吸道感染、颅内感染、代谢紊乱、蛛网膜下腔出血；慢性起病者可考虑颅内占位性病变和高血压及其他颅内压增高症；反复发作者较多见于原发性高血压、颅内血管畸形、动脉瘤及屈光不正、青光眼、偏头痛等。

3. 发作时间　颅内肿瘤的头痛较多在清晨；鼻窦炎的头痛多为上午轻、下午重；血管性头痛则在午后发作较多。

第三节　呕　吐

呕吐（vomiting）是指由于食管、胃或肠道呈逆蠕动，伴有腹肌、膈肌强力收缩，迫使胃或部分小肠的内容物经口、鼻涌出的现象。呕吐是小儿常见的临床症状之一。呕吐是一种保护性反射，但是频繁和剧烈的呕吐会使患儿难忍，甚至引起脱水、电解质紊乱和代谢性碱中毒。

【病因与发病机制】

任何感染、先天因素或情绪紧张都可引起呕吐，其中以消化系统和中枢神经系统疾病最多见。

1. 消化道及消化道外感染　见于急性胃炎、胃或十二指肠溃疡、感染性腹泻病、急性胆囊炎、病毒性肝炎、急性胰腺炎、沙门菌属感染、急性肠系膜淋巴结炎、腹膜炎和阑尾炎等，炎症刺激胃肠黏膜导致反射性呕吐。

2. 先天或后天因素引起消化道梗阻　见于先天性食管闭锁或狭窄、先天性食管裂孔疝、先天性幽门肥大性狭窄、贲门松弛、幽门痉挛、先天性巨结肠、肛门闭锁等，由于内容物下行受阻而积聚于梗阻上端逆蠕动所致。

3. 消化道功能异常　如喂养不当、上呼吸道感染、咽炎、扁桃体炎、支气管炎、肺炎、肾上腺皮质功能不全、代谢性酸中毒、低钠及高钠血症、低钾血症、糖尿病引起酮症酸中毒、苯丙酮尿症、半乳糖血症等。多发生在各种感染和代谢障碍等情况，常伴感染中毒症状。

4. 颅内病变或颅内高压时　如各种脑膜炎、脑炎、脑脓肿、脑肿瘤、脑水肿、脑外伤、颅内出血、胆红素脑病、肾性高血压脑病等，呕吐中枢直接受病变或压力刺激，引起中枢性喷射性呕吐。

5. 小脑或前庭功能异常 见于梅尼埃病、再发性呕吐、晕车、晕船等。表现多随体位变动而发生,常伴共济失调、眩晕、步态不稳等。

6. 中毒 各种食物、药物中毒及一氧化碳中毒也是呕吐的原因。

【诊断】

应仔细分析病史,结合发病年龄、起病急缓、呕吐与饮食的关系、伴随症状和体征以及必要的实验室检查,尤其是消化道 X 线检查(透视或造影)协助诊断。

1. 类型 ①溢乳:小婴儿,胃呈水平位,贲门松弛,吃奶后常溢出少量乳汁;②普通呕吐:吐前常恶心,继之吐一口或连吐几口,连吐或反复呕吐都是病态,多见于胃肠道感染;③喷射性呕吐:吐前多不恶心,大量胃内容物突然喷出,可见于小婴儿吞咽大量空气、胃扭转、幽门梗阻及颅内压增高等。

2. 时间和性质 要详细询问病史,如上消化道梗阻和食物中毒时多在发病的早期出现呕吐;下消化道梗阻和肾衰竭则在较晚期出现呕吐;先天性肥大性幽门狭窄和胃扭转时,喂奶后就呕吐;溃疡病并发部分幽门梗阻时,常在饭后 6~12 小时呕吐;肥大性幽门狭窄时,只吐奶,不吐胆汁,而梗阻在十二指肠以下时则吐胆汁;出血性疾病或鼻出血呕吐物可带血或咖啡渣样物质。

3. 呕吐物的气味 ①胃内容物吐出时多带酸味;②胃内食物潴留时,呕吐物可有酸腐味;③呕吐物带粪便时有粪臭味。

4. 伴随症状 呕吐的同时伴有发热、头痛、神经系统阳性体征则提示颅内感染。呕吐伴有发热,恶心,上腹部不适者需注意病毒性肝炎。呕吐伴有发热、腹痛、腹泻者应考虑消化道感染。呕吐伴有血便,可能为痢疾、肠套叠、坏死性肠炎、麦克尔憩室炎、过敏性紫癜等。以不明原因的反复呕吐者应考虑颅内肿瘤、结核性脑膜炎。若呕吐的同时伴有高热、惊厥、昏迷或休克者需考虑败血症或严重感染。

5. 不同体征 新生儿及婴儿体格检查须注意前囟、脑膜刺激征、皮肤发绀、出血点、四肢发凉体征。还应注意呼吸节律、心音和心率,有无凝视,巩膜黄染,瞳孔大小,对光反应等。腹部检查应注意:有无腹胀、肠型、蠕动波;肝脾大小、有无肿块,腹壁肌张力,触痛及反跳痛;肠鸣音减弱、消失或亢进、气过水声等。新生儿早期应注意有无肛门畸形。疑肠套叠者,应及时进行直肠指检。对幼儿及年长儿除重视中枢神经体征外,应注意检查口腔、扁桃体和咽峡部有无炎症以及腹部有无外科急腹症的体征等。

6. 不同年龄的常见呕吐

(1)新生儿期:呕吐常见原因如下:①吞入羊水:分娩时吞入的羊水刺激胃,生后 2 天内多次呕吐,吐尽后自行缓解,一般状况好;②胃扭转:X 线检查可确诊;③食管狭窄或闭锁:生后每于喂水或喂奶后即呕吐,若合并食管气管瘘在进食时出现呛咳或窒息;④肠道闭锁:生后 24 小时频繁呕吐,带胆汁;⑤胎粪性肠梗阻:生后呕吐伴腹胀;⑥肛门或直肠闭锁:生后 24~36 小时后呕吐伴腹胀,呕吐物带胎便;⑦巨结肠症:生后 1 周内出现呕吐,并有腹胀和肠型;⑧颅内产伤:有产伤史及喷射性呕吐、惊厥、昏迷。

(2)婴儿期:常见于:①肥厚性幽门狭窄:于生后 1~2 周开始呕吐,典型喷射性呕吐,呕吐前哭闹并伴有明显胃型;②幽门痉挛;③喂养方法不当:尤其是人工喂养儿;④感染和败血症引起感染中毒状态;⑤脑神经疾病:如化脓性脑膜炎、硬膜下积液、脑积水等;⑥肠套叠:6 月龄至 1 岁发病率高,喷射性呕吐,因腹痛所致阵发性剧烈哭闹,随之出现似果酱样便;⑦食管裂孔疝:X 线食管造影,有助于诊断;⑧先天代谢性疾病;⑨胃食管反流。

（3）幼儿期：除上述原因外，还有：①贲门痉挛；②维生素 A 或 D 中毒；③药物中毒。

（4）学龄前期及学龄期：常见原因如下：①感染：特别是胃肠道炎症最易引起，呼吸道、泌尿道感染也可引起；②急腹症：如阑尾炎、肠梗阻、肠套叠及腹膜炎等；③脑神经疾病：多见于脑膜炎、脑炎、颅内肿瘤、脑水肿等；④再发性呕吐：多见于学龄儿童，女孩多于男孩，突然呕吐不止，易引起水电解质紊乱；⑤前庭功能失调及小脑肿瘤；⑥代谢异常性疾病：如代谢性酸中毒、尿毒症、糖尿病昏迷等；⑦不同原因的中毒；⑧肠蛔虫症；⑨腹型偏头痛：周期性腹痛伴头痛，有偏头痛家族史，视觉诱发反应试验可确诊；⑩神经性厌食：各种心理因素引起进食困难呕吐。

第四节 发 绀

发绀（cyanosis）是指血液中还原血红蛋白增多或存在异常血红蛋白的衍化物，使皮肤、黏膜呈青紫色的现象。青紫在口唇、鼻尖、颊部与甲床等处较为明显。

正常血红蛋白 150g/L，动脉血氧饱和度接近 100%，血流至静脉时血氧饱和度降至 70%~75%。毛细血管中血氧饱和度是动脉和静脉两者的平均数，约 85%，即还原血红蛋白 15%，相当于 $150×15% =22.5g/L$，此时皮肤、黏膜不会发生青紫，当还原血红蛋白≥50g/L 时，临床多有明显青紫。

【病因与临床分类】

1. 血液中还原血红蛋白增加（真性发绀）

（1）中心性发绀：其特点是：血氧饱和度降低，青紫多均匀分布于全身皮肤、黏膜，皮肤常温暖。①肺性发绀：各种严重呼吸系统疾病，如呼吸道阻塞、肺部疾病、胸膜疾病及肺血管疾病等。②心性发绀：见于发绀型先天性心脏病，如法洛四联症、完全性大动脉转位、三尖瓣闭锁、肺动脉瓣闭锁等。

（2）周围性发绀：由于末梢循环血流缓慢，组织从毛细血管摄取更多的氧，毛细血管血含氧减少。特点是：动脉血氧饱和度正常，发绀多发生在四肢末梢指（趾）端，皮肤冷，常见于右侧心力衰竭、缩窄性心包炎、严重休克、新生儿受寒等。

（3）混合性发绀：前两者均有。

中心性发绀与周围性发绀的鉴别见下表：

中心性发绀与周围性发绀的鉴别

项目	中心性	周围性
动脉血氧饱和度	下降,<85% 正常	>85%
动 – 静脉血氧差	正常	增宽
心排血量	正常	减低
临床体征	发绀中至重度伴杵状指（趾）	无杵状指（趾）
	黏膜发绀	黏膜淡红
	代偿性红细胞计数增高	代偿性红细胞计数降低
	肢端温	肢端冷
发绀部位	眼结膜、口腔黏膜(温度高)	鼻尖、耳轮、四肢末端(温度低)

2. 血液中存在异常血红蛋白衍化物

（1）遗传性 NADH 细胞色素 b5 还原酶缺乏症：此酶能将高铁血红素转变为正常血红素，先天缺乏时血中高铁血红蛋白增多，可高达50%，属常染色体隐性遗传疾病，发绀可发生于生后，也可迟至青少年时才出现。

（2）血红蛋白 M 病：是常染色体显性遗传疾病，属异常血红蛋白病，是构成血红蛋白的珠蛋白结构异常所致，这种异常血红蛋白 M 不能将高铁血红蛋白还原成正常血红蛋白而引起发绀。

（3）后天性高铁血红蛋白血症：由于进食或接触具有强氧化作用的化学物质或药物引起，正常血红蛋白被氧化为含三价铁（Fe^{3+}）的高铁血红蛋白，以亚硝酸盐中毒最常见。含有芳香胺及硝基化合物的物质也可引起本病，如磺胺、非那西汀、伯胺喹啉及苯胺染料等。

（4）硫化血红蛋白血症：本病罕见，发病机制不明。临床表现与中毒性高铁血红蛋白血症相似，凡能引起高铁血红蛋白血症的药物或化学成分几乎都能引起本病。两者往往同时存在。当血中含量达5g/L时，即可发生发绀。与高铁血红蛋白不同，硫化血红蛋白呈蓝褐色。维生素 C 及亚甲蓝对高铁血红蛋白血症治疗有效，而对硫化血红蛋白血症无效。

3. 混合性发绀 以上两者均存在。

第五节 水 肿

水肿（edema）是人体有过多的液体积聚组织间而使组织肿胀。水肿按分布可分为全身性与局部性，按性质可分为凹陷性与非凹陷性。发生于体腔内称积水，如胸腔积液、腹水、心包积液等。

【发病机制】

在正常人体中，血管内液不断地从毛细血管小动脉端滤出至组织间隙成为组织液；另外，组织液又不断从毛细血管小静脉端回收入血管中，两者保持动态平衡，因而组织间隙无过多液体积聚。当维持体液平衡的因素发生障碍，出现组织间液积聚过多时，则可产生水肿。

1. 毛细血管静水压增高 一般先有静脉压的上升，使静脉端毛细血管内压增加，当超过胶体渗透压时，组织间液回吸收阻碍则发生水肿。临床上常见于充血性心力衰竭、肾源性水钠潴留、肝硬化或静脉血栓形成等。

2. 血浆胶体渗透压降低 导致血管内液体的渗出多于吸收，各种导致血浆蛋白降低（总蛋白少于40g/L，白蛋白少于25g/L）的因素均可发生水肿。

3. 毛细血管通透性增加 当组织受到损伤或炎症时，血管的通透性增高，部分血浆蛋白滤出至组织间隙，使其渗透压增高，影响液体由间质区向血浆区回流，发生水肿。

4. 淋巴液回流受阻 淋巴或静脉回流障碍直接影响组织间液重吸收，如丝虫病或血栓性静脉炎，淋巴系统对于维持毛细血管与组织间液体的正常交换起着重要作用。

【临床表现】

1. 全身性水肿

（1）心源性水肿（cardiac edema）：主要是右侧心力衰竭的表现。由于有效循环血量减少，肾血流量减少，继发醛固酮增多，引起水钠潴留以及静脉淤血，毛细血管滤过压增高，组织液回吸收减少。水肿程度可因心力衰竭程度而有所不同，可自轻度的踝部水肿以致严重的全身性水肿。常表现在躯体下垂部位,行走活动后明显,休息后减轻或消失,颜面部一般无水肿,并伴颈静脉怒张、肝大,严重时出现胸腔积液、腹水等。小儿急性心功能不全多见,较早出现呼吸急促、心动过速、肝大等症状,而发生严重水肿者较少,故应引起医师重视。

（2）肾源性水肿（renal edema）：多见于各型肾炎及肾病。水肿发生主要是多种因素引起肾排泄水钠减少,导致水钠潴留,细胞外液增多,毛细血管静水压增高所致。引起水钠潴留可能为：①肾小球滤过系数（Kf）及滤过率下降,而肾小管重吸收钠增加（球-管失衡）；②大量蛋白尿致低蛋白血症,血浆胶体渗透压下降而水分外渗；③肾实质缺血,刺激肾素-血管紧张素-醛固酮系统兴奋；④肾内前列腺素（PGI$_2$、PGE$_2$等）产生减少,致肾脏排钠减少。肾病综合征水肿明显者则表现为凹陷性水肿,常伴腹水及阴囊水肿。急性肾炎多数为非凹陷性水肿,常见于晨起时眼睑与颜面水肿,以后发展为全身水肿。

（3）营养不良性水肿（nutritional edema）：由于慢性消耗性疾病（如肠结核、迁延性腹泻）、喂养不当等引起,蛋白质丢失所致低蛋白血症或维生素缺乏而发生水肿。其特点为水肿发生前有消瘦,体重减轻和贫血及皮下脂肪减少。水肿常以四肢末端出现,并逐渐蔓延全身。

（4）肝源性水肿（hepatic edema）：重症肝炎、肝硬化等肝实质病变者可引起蛋白质代谢障碍,血浆胶体渗透压降低,而致水肿。肝硬化主要表现为肝功能减退和门脉高压两方面表现。失代偿期肝硬化主要表现为腹水,也可首先出现踝部水肿,逐渐向上蔓延,而头、面部及上肢常无水肿。

（5）内分泌功能障碍：肾上腺皮质功能亢进、长期服用肾上腺皮质激素、雄激素、雌激素和胰岛素等药物可致。感染中毒可引起垂体后叶抗利尿激素或肾上腺皮质的代谢失调,导致水钠潴留。甲状腺功能减退可见黏液性水肿,其水肿常见于眼睑、面颊及四肢,指压凹陷不明显,重者波及全身。

（6）水、钠摄入过多或钠入量过少：供钠过多,尤其静脉输入含钠液过多,短时间内即可发生水肿。长期禁盐（如心力衰竭和肾脏疾患而过分限制食盐）致血钠过低时亦可发生水肿,低钠血症患儿的水肿发展较慢。

2. 局部性水肿 水肿限于局部,不向全身发展。

（1）局部炎症：因丹毒、疖肿和虫咬伤、蜂刺、蛇咬等,一般早期水肿明显,局部常伴随有红、热等炎症表现。

（2）变态反应性疾病：如血管神经性水肿,食物或药物过敏或中毒,血清病,局部药物刺激等。局部水肿发生较急,常伴有荨麻疹、多形性红斑、过敏性紫癜,既往多有过敏史。

（3）组织挫伤：尤其是局部较深组织的挫伤（包括皮下组织或肌肉）,水肿往往明显,伴有出血及渗液。

（4）局部冻伤或烫伤：病史及其局部表现可鉴别。

（5）其他：淋巴液循环受阻,可致局部肿胀。手压有柔韧感,是淋巴液积聚在皮下或肌肉组织间隙所致,偶见于血丝虫病、慢性淋巴管炎或先天性淋巴管局部循环障碍。此外,静脉输液时溶液漏出血管外可致局部水肿,若有静脉炎,则水肿消退缓慢,且可沿附近静脉呈红线和疼痛。

【诊断】

1. 发病年龄 新生儿期水肿多见于硬肿症、先天性心脏病、溶血症等；婴儿期水肿常见于低蛋白水肿、肾病综合征等；年长儿水肿常见于肾小球肾炎、肾病综合征、心力衰竭、肝源性水肿、血管神经性水肿等。

2. 部位及发展　肾源性水肿首发于眼睑、面部,以后延及全身;心源性水肿首发于下肢等处,严重者波及面部;肝源性水肿常以腹水为主,皮下水肿较轻,但伴有低蛋白血症者,其水肿波及全身;血管神经性水肿多为局部性,如唇、咽、喉及躯干等区域,其水肿发生及消退均较迅速。

3. 伴随表现　水肿伴肝大、颈静脉怒张者多为心力衰竭;伴高血压、血尿者多为急性肾炎;伴大量蛋白尿、低蛋白血症和高胆固醇血症者为肾病综合征;伴呼吸困难、发绀常见于心脏病;伴消瘦、贫血多为营养不良性水肿;伴体格矮小、智力障碍且水肿为黏液性者,为先天性甲状腺功能减退症等。

第六节　腹　　痛

腹痛(abdominal pain)是指发生在腹部的疼痛感觉,是小儿时期常见症状。可以是功能性的,也可以是器质性的,有些属于外科急腹症,常需紧急处理。年龄愈小,愈不能准确表达腹痛的部位和性质。若误诊、漏诊延误诊断则可造成严重后果,因此及时作出正确的诊断很重要。

【病因】

1. 儿内科疾病

(1)腹内疾病:急性胃炎、胃肠炎、胃及十二指肠溃疡、肠痉挛性绞痛、肠及胆道蛔虫症、肠系膜淋巴结炎、急性坏死性肠炎、病毒性肝炎、先天性胆总管囊肿、各种胰腺炎、各种腹膜炎、肝脓肿、膈下脓肿、尿路感染,细菌性痢疾等。

(2)腹外疾病:呼吸系统疾病(上呼吸道感染、扁桃体炎、大叶性肺炎、急性胸膜炎)、心血管疾病(急性心力衰竭、心包炎、心肌炎)、变态反应性疾病(过敏性紫癜、荨麻疹、哮喘)、神经系统疾病(肋间神经痛、腹型癫痫)、代谢性疾病(低血糖症、尿毒症、卟啉病)、传染病(伤寒、流行性脑脊髓膜炎)以及败血症、带状疱疹、铅中毒等。

2. 儿外科疾病　急性阑尾炎、胃和十二指肠溃疡合并穿孔、机械性肠梗阻、肠套叠、急性肠扭转、回肠憩室炎并发穿孔、梗阻,原发性或继发性腹膜炎、嵌顿性腹股沟疝、泌尿道结石、肾盂积水、肝破裂、脾破裂、卵巢囊肿扭转、睾丸蒂扭转、髂窝脓肿等。

【发病机制】

腹痛发生可根据特点分为内脏性疼痛、躯体性疼痛和牵涉痛。

1. 内脏性疼痛　腹内某一器官受到刺激,信号经交感神经通路传入脊髓,其特点为:疼痛部位不确切,接近腹中线;疼痛性质感觉模糊;常伴恶心、呕吐、出汗等其他自主神经兴奋症状。

2. 躯体性疼痛　来自腹膜壁层及腹壁的痛觉信号,经体神经传至脊神经根,反映到相应脊髓节段所支配的皮肤。其特点为定位准确;程度剧烈而持续;伴有局部腹肌强直;腹痛可因咳嗽、体位变化而加重。

3. 牵涉痛　是腹部脏器引起的疼痛,刺激经内脏神经传入,影响相应脊髓节段而定位于体表,即更多具有体神经传导特点,疼痛程度剧烈、部位明确,局部有压痛、肌紧张及感觉过敏等。

【临床表现】

腹痛是常见主诉,不同年龄其表现特征不一。新生儿腹部表现亦不明显,有时仅出现顽固性腹胀及呕吐。婴幼儿常不能诉说腹痛，仅表现为烦躁不安和痛苦面容，阵发性腹痛时多表现为阵发性哭闹、坐卧不宁，剧烈腹痛时表现烦躁哭闹、面色苍白、出冷汗、拒食或精神萎靡，甚至有休克表现。儿童对腹痛的定位能力也较差，多以手指按压脐部或表现两下肢蜷曲。

【诊断】

要综合分析作出正确诊断，首先排除腹外疾患引起的腹痛，特点如下：①范围弥散，疼痛一般不剧烈；②腹部压痛、反跳痛多不明显；③腹式呼吸不受限制；④有原发疾病的症状和体征。其次应确定是否功能性腹痛，其特点有：①轻型复发性腹痛，时间数分钟至1~2小时；②长期发作性腹痛，营养和生活不受影响；③肠鸣音正常，无腹胀及腹型波等；④发生于单纯的胃肠痉挛所致，如肠痉挛、过敏、精神因素等。

腹部器质性病变所致腹痛，考虑诊断的因素如下：

1. 发病年龄　新生儿常见先天性消化道畸形所致肠梗阻及胎粪性腹膜炎；婴儿腹痛则以肠套叠、嵌顿疝、肠炎为多见；幼儿及年长儿腹痛应考虑肠道寄生虫病、肠炎、阑尾炎和溃疡病等。

2. 发作时间　起病急缓对鉴别诊断意义重要。发病急骤或阵发性加剧者常为外科性疾病，如急性阑尾炎、绞窄性肠梗阻、胃肠道穿孔、肠套叠及腹股沟疝嵌顿等。发病缓慢而疼痛持续者常为内科性疾病，如肠蛔虫症、胃及十二指肠溃疡、肠炎及病毒性肝炎等，但要注意有时慢性腹痛和急性腹痛的病因可以相同，这是因为疾病在不同阶段其性质发生变化所致，如溃疡病在合并穿孔时即为急腹症。

3. 发病部位　右上腹疼痛多为胆道蛔虫、肝炎和胆囊炎；脐周围疼痛以肠痉挛、肠蛔虫症为多见；右下腹疼痛多为阑尾炎，右侧输尿管结石等；左上腹疼痛主要考虑胃、十二指肠及胰腺病变；结肠疾病疼痛多在下腹或左下腹部；弥漫性或部位不定的疼痛见于急性弥漫性腹膜炎、机械性肠梗阻、急性出血性坏死性肠炎、血卟啉病及腹型过敏性紫癜等。

4. 性质及程度　腹痛可为阵发性疼痛、持续性疼痛或轻度隐痛。阵发性疼痛或绞痛有梗阻性疾病，若局部喜按或热敷后腹痛减轻者，常为胃、肠、胆管等空腔脏器的痉挛；持续性钝痛，改变体位时加剧、拒按，为腹腔脏器炎症。胆石症或泌尿系结石常为阵发性绞痛且相当剧烈；阵发性剑突下钻顶样疼痛是胆道蛔虫的典型表现；持续性、广泛性剧烈腹痛伴腹肌紧张或板样强直，提示为急性弥漫性腹膜炎等。隐痛多见于消化性溃疡。总之，腹部器质性病变的疼痛特点为：①持续性钝痛，阵发性加剧；②局部压痛明显；③有腹肌紧张；④肠鸣音异常。

5. 诱发因素　进食油腻食物史常见胆囊炎或胆石症发作；而急性胰腺炎发作前则常有暴饮暴食史；部分机械性肠梗阻多与腹部手术史有关；腹部受暴力引起的剧痛并有休克者，可能是肝脾破裂所致。

6. 伴随症状

（1）发热：先发热，后腹痛多为内科疾病，如上呼吸道感染、扁桃体炎常并发急性肠系膜淋巴结炎；反之先腹痛，后发热多为外科疾病，如急性阑尾炎、继发性腹膜炎等。

（2）呕吐：呕吐大多在疾病早期腹内脏器炎症引起，吐出物多为胃内容物；高位肠梗阻呕吐出现早，低位肠梗阻呕吐出现晚；十二指肠壶腹以下梗阻，呕吐物中带胆汁；结肠梗阻呕吐物带粪质；溃疡病出血呕吐物带血；吐出蛔虫者为蛔虫病。

（3）腹泻：腹痛伴腹泻者多为肠炎、痢疾；肠套叠则排出果酱样大便；溃疡病出血可排柏油样大便；急性坏死性小肠炎大便为腥臭味的赤豆汤样大便。

（4）腹胀：腹痛伴频繁呕吐而无排便及排气并伴腹胀者应考虑肠梗阻。腹痛伴腹胀、便血、呕吐为新生儿坏死性小肠结肠炎的主要症状。

（5）皮疹：过敏性紫癜患儿多出现反复腹痛伴双下肢对称性出血性皮疹。

（6）尿频、尿急、尿痛或血尿：应考虑泌尿系感染或结石。

（7）黄疸：可见于肝胆炎症或胆道梗阻性疾病。

（8）腹痛醒后如常：见于腹型癫痫，常有反复发作史。

（9）咳嗽和（或）气促：常见于大叶性肺炎等。

（10）伴中毒性休克：多见于胃肠穿孔、急性坏死性肠炎、急性胰腺炎、卵巢囊肿扭转。

7. 既往史　应详细询问患儿既往有无类似腹痛发作，应了解大便排虫和皮肤紫癜史，发病前有无外伤，饮食卫生和进食、吃药等情况，有助于腹痛原因的诊断。

第七节　血　尿

血尿（hematuria）是儿科泌尿系统疾病最常见的症状，正常人尿中红细胞 0~2 个 /HPF，尿中红细胞超过正常称为血尿，可分为肉眼血尿和镜下血尿。肉眼能见的、尿液呈血样、洗肉水样或带有血块为肉眼血尿，一般当尿红细胞计数 $>2.5 \times 10^9/L$（即 100ml 尿中含 0.5ml 血液）可出现肉眼血尿；镜下血尿仅在显微镜下见到红细胞。镜下血尿的常用标准诊断有：①离心尿取沉渣镜检 RBC ≥ 3 个 /HPF；②尿沉渣红细胞计数 $>8 \times 10^6/L$；③12 小时尿细胞计数 RBC>50 万个。

【病因与发病机制】

泌尿系各部位的炎症、畸形、结石、外伤及肿瘤等均可引起血尿。其发病机制包括以下几方面：①免疫反应损伤造成基底膜病变；②致病因素直接破坏肾及尿道血管；③肾小球缺血缺氧，使滤过膜通透性增高；④凝血机制障碍。

1. 肾小球性血尿　指血尿来源于肾小球。

（1）原发性肾小球疾病：如急、慢性肾小球肾炎，肾病综合征，急进性肾炎，IgA 肾病，遗传性肾炎等。

（2）继发性肾小球疾病：如紫癜性肾炎、狼疮肾炎、乙肝病毒相关性肾炎、肺出血肾炎综合征等。

（3）孤立性血尿。

（4）剧烈运动后一过性血尿。

2. 非肾小球性血尿

（1）血尿来源于肾小球以下泌尿系统：见于：①感染：下泌尿道急、慢性感染、结核；②结石：肾盂、输尿管和膀胱结石；③畸形：先天性肾及血管畸形；④肿瘤、外伤及异物。

（2）全身疾病引起的出血：见于：①出血性疾病；②心血管疾病；③感染性疾病；④风湿性疾病；⑤营养性疾病；⑥过敏性疾病。

【诊断】

1. 真性血尿与假性血尿　应排除产生假性血尿的因素：①月经污染或下消化道出血混入首先排除；②机体某些代谢产物及药物均可致红色尿，如卟啉尿及药物酚红，利福平和苯妥英钠等也可使尿呈红色；③新生儿尿中排出较多尿酸盐时可使尿布红染；④可见于血红蛋白尿、肌红蛋白尿及某些食物、蔬菜中的色素致红色尿。

2. **肾小球性与非肾小球性血尿**　血尿确诊后，需进一步判断血尿的来源及病因。

（1）尿红细胞形态检查：是目前最常用的方法。具体操作方法为：取新鲜尿 10ml（尿比重>1.016），1500 转 / 分离心 10 分钟，弃上清液，沉渣中加入 3% 戊二醛固定液 1ml，1 小时后摇匀取 1 滴置于玻片上，室温自然干燥，瑞氏染色，用普通光镜油镜观察。当严重变形 RBC（呈芽胞、环状、穿孔等改变）>30% 以上时，即为肾小球性血尿；如以均一型 RBC 为主，或变形 RBC 数目 <15%，应考虑为非肾小球性血尿，血尿来源于肾盂、肾盏、输尿管、膀胱或尿道，多见于尿道感染、结核、肿瘤、创伤等。

（2）血尿颜色判断：来源于肾小球的血尿常呈棕色、可乐样或茶色、葡萄酒色，尿试纸蛋白监测 >100mg/dl；来源于下尿道的血尿呈鲜红色、粉红色、有血块或血丝，尿试纸蛋白监测 <100mg/dl。

（3）尿沉渣检查：如血尿中发现红细胞管型和肾小管上皮细胞，表示出血来源于肾实质。

3. **肾小球性血尿原发病诊断方法**

（1）结合病史、临床表现及体格检查综合分析：急性肾炎起病前多有较明确的前驱感染病史，当血尿伴有进行性少尿，肾功能急骤恶化者，考虑急进性肾炎的可能性大；学龄前期发作性血尿且与上呼吸道感染相关者，则应考虑 IgA 肾病；生长发育障碍、中度以上贫血、高血压及肾功能不全，应考虑慢性肾炎；血尿伴双下肢紫癜，应考虑紫癜肾炎；血尿伴大量蛋白尿应考虑肾炎性肾病的可能。年龄 1 岁以内应考虑先天性肾病。

（2）实验室检查：抗链球菌溶血素"O"（ASO）滴度增高、红细胞沉降率（erythrocyte sedimentation rate，ESR）增快、补体短期内降低（8 周内）应考虑急性链球菌感染后肾炎；血补体持续降低应注意是否为狼疮肾炎或膜增生性肾小球肾炎；血尿同时伴 HBsAg（+）者，应结合肾组织穿刺活检，确认是否为乙肝病毒相关性肾炎。

（3）肾活检：可明确肾小球性血尿的病因，对指导治疗及判断预后极有帮助，如 IgA 肾病、局灶节段性肾小球硬化、狼疮肾炎、乙肝病毒相关性肾炎等。

4. **非肾小球性血尿的诊断方法**

（1）临床表现及体格检查综合分析：伴尿频、尿急、尿痛应考虑泌尿系感染；伴低热、盗汗、消瘦应考虑肾结核可能；伴有皮肤黏膜出血应考虑出血性疾病；伴有出血、溶血、循环障碍及血栓症状，应考虑弥散性血管内凝血（disseminated intravascular coagulation，DIC）或溶血性尿毒症；伴有肾绞痛或活动后腰痛应考虑肾结石；伴外伤史应考虑泌尿系受伤；伴肾区肿物应考虑肾肿瘤或肾静脉栓塞；近期用药，应考虑急性间质性肾炎。

（2）辅助检查：做三杯试验，具体过程如下：清洗外阴及尿道口后，将最初 10~20ml 留于第一杯中，中间 30~40ml 留于第二杯中，终末 5~10ml 留于第三杯中。参照血尿排尿先后的关系进行分析，了解其来源于泌尿道哪一部位。前段血尿提示病变在前尿道；终末血尿提示病变在膀胱颈和三角区或后尿道等；全程血尿则病变在上尿路或膀胱。其他检查：①尿培养：血尿患儿 2 次中段尿培养，如检出的是同种细菌，且菌落计数 >10^5/ml，可确定为泌尿系感染。②尿抗酸杆菌检查：肾结核伴血尿者，可用晨尿做结核杆菌培养，或 24 小时尿沉渣找抗酸杆菌。③腹部平片：疑为结石引起者，可做腹部平片。观察形态和定位，有助于诊断。④静脉肾盂造影及膀胱逆行造影：上尿路病变者可行静脉肾盂造影。⑤CT 和超声检查：可观察肾脏大小、结构、肾静脉扩张、结石、畸形、肿物等，对血尿诊断及鉴别诊断极为重要，且无创伤性。CT 检查对较小的肿瘤、结石、肾囊肿等的鉴别诊断也可提供确诊依据。

第八节　皮　疹

皮疹(skin eruption)多为小儿全身性疾病的表现之一,是诊断疾病的重要依据。

【病因】

皮疹常见于小儿传染病如:麻疹、风疹、幼儿急疹、水痘、猩红热;也见于某些肠道感染、结缔组织病、皮肤病及过敏反应等。原因不同,皮疹出现与消失的时间、发展顺序、分布部位、形态大小及伴随症状等也不相同。

【诊断与鉴别诊断】

1. 斑疹(maculae)　表现为局部皮肤发红,一般不凸出皮面,大小不一,形态不定。见于肠道病毒感染、风湿性疾病、斑疹伤寒和丹毒等。

2. 丘疹(papules)　除局部颜色改变外,病灶凸出皮面。见于药物疹、麻疹及湿疹等。

3. 斑丘疹(maculopapulae)　在丘疹周围有皮肤发红的底盘称为斑丘疹。见于麻疹、风疹、幼儿急疹、猩红热、肠道病毒感染、风湿性疾病和药物疹等。

4. 荨麻疹(urticaria)　为稍隆起皮面的苍白色或红色的局限性水肿,大小不一,边缘不规则,周围有红晕,常伴痒感。发作急,扩展快,一般经数小时即可消退,消退后不留痕迹。为速发型皮肤变态反应所致,见于各种过敏反应。

5. 水疱(vesicle)　为内含液体、高处皮面的局限性皮肤损害,周围有红晕。见于水痘,带状疱疹等。

6. 脓疱(pustule)　为含有脓液的疱。脓液混浊,可黏稠或稀薄,周围常有红晕。见于脓疱疮,大疱性表皮松解症等。

小儿出疹性疾病的鉴别诊断

疾病	病原	皮疹特点	其他表现及特征	发热与皮疹关系
麻疹	麻疹病毒	红色斑丘疹,自头面部依次至颈→躯干→四肢、退疹后色素沉着及细小脱屑	呼吸道卡他性炎症,结膜炎,发热第2~3天出现口腔黏膜斑	发热3~4天,出疹期热更高
风疹	风疹病毒	面部→躯干→四肢,斑丘疹,疹间有正常皮肤,退疹后无色素沉着及脱屑	全身症状轻,耳后、枕部淋巴结可肿大并触痛	发热后半天至1天出疹
幼儿急疹	人疱疹病毒6型	红色斑丘疹,颈及躯干部多见,1天出齐,次日消退	一般情况好,高热时可有惊厥,耳后、枕部淋巴结可肿大	高热3~5天,热退疹出
猩红热	乙型溶血性链球菌	皮肤弥漫性充血,有密集针尖大小丘疹,持续3~5天退疹,1周后全身大片蜕皮	高热,中毒症状重,环口苍白圈,咽峡炎,杨梅舌,扁桃体炎	发热1~2天出疹,出疹时高热
肠道病毒感染	埃可病毒、柯萨奇病毒	散在斑丘疹或斑疹,很少融合,1~3天消退,不脱屑,有时可呈紫癜样或水疱样皮疹	发热,咽痛,流涕,结膜炎,腹泻,全身或颈、枕的淋巴结肿大	发热时或热退后出疹
药物疹		皮疹痒感,摩擦及受压部位多,与用药有关,斑丘疹、疱疹、猩红热样皮疹、荨麻疹	原发病症状	发热、服药史

第九节 惊 厥

惊厥（convulsions）是小儿常见的急症，多见于婴幼儿。惊厥是由于多种原因使脑神经功能紊乱，引起全身或局部肌群发生不自主的强直性或阵挛性收缩，同时伴有意识障碍。小儿惊厥的特征为：病因复杂，发病率很高，儿童发病率为 4%~6%，较成人高 10~15 倍。年龄越小发病率越高。新生儿和婴儿惊厥发作不典型，若惊厥频繁发作或持续状态常危及生命，影响小儿智力发育和健康。

【病因分类和特点】

1. 感染性惊厥

（1）颅内感染性惊厥：由细菌、病毒、寄生虫、原虫等所致脑炎、脑膜炎、脑脓肿等。常表现为反复而严重的惊厥发作，表现在疾病的初期和活动期，常伴有不同程度的意识障碍和颅内压增高，脑脊液有特殊改变。

（2）颅外感染性惊厥：高热惊厥、破伤风、败血症、中毒型痢疾、重症肺炎引起的中毒性脑病。常表现为反复而严重的惊厥发作，表现在疾病的极期，感染比较严重，常伴有不同程度的意识障碍和颅内压增高，脑脊液除压力增高外，常规、生化无改变。

2. 非感染性惊厥

（1）颅内非感染性惊厥：小儿癫痫、颅内占位性病变（血肿、肿瘤、囊肿等）、颅内出血（如产伤、外伤）、先天畸形、脑积水、脑性瘫痪，CT 和脑电图检查对诊断意义比较大。

（2）颅外非感染性惊厥：有两大类，一类是缺氧缺血性，如分娩或生后窒息、溺水、心肺严重疾病等。窒息后即起病，常伴有不同程度的意识障碍和颅内压增高，磁共振、CT 等头颅影像检查对诊断意义比较大。另一类是代谢紊乱：①水、电解质紊乱：低血钙、低血镁、低血糖、低血钠等均有不同程度的基础疾病和临床表现，检查电解质和血糖有助诊断，病因治疗是关键；②中毒：植物、药物中毒（白果、桃仁、苦杏仁、氨茶碱、阿托品、肾上腺皮质激素等），农药中毒（有机磷、有机氯、杀鼠剂等），化学物质中毒（汽油、汞、一氧化碳等）；③脏器性：尿毒症、高血压脑病、阿 – 斯综合征、法洛四联症漏斗部痉挛等，对基础疾病的诊断是关键；④遗传性：如苯丙酮尿症、半乳糖血症等，表现为惊厥进行性加重或癫痫发作，有代谢异常特点，血液、尿液检查代谢产物含量增高，对诊断意义大。

【临床表现】

少数患儿发作前可有先兆。突然极度烦躁，精神紧张、神情惊恐，四肢肌张力突然增加；呼吸突然急促、暂停或不规律，体温骤升，面色剧变；瞳孔大小不等。典型者为突然意识丧失或跌倒，两眼上翻或凝视、斜视，头向后仰或转向一侧，口吐白沫，牙关紧闭，面部、四肢呈强直性或阵挛性抽搐伴有呼吸屏气，发绀，大小便失禁，经数秒、数分钟或十几分钟后惊厥停止，进入昏睡状态。体格检查：可见瞳孔散大、对光反应迟钝，病理反射阳性等体征，发作停止后不久意识恢复。若病情严重，可因脑水肿、呼吸衰竭而死亡。

新生儿惊厥表现不典型，常表现为呼吸节律不整或暂停，阵发性发绀或苍白，两眼凝视，眼球震颤，眨眼动作或吸吮、咀嚼动作等。

几种常见惊厥的临床特点如下：

1. 高热惊厥　占儿童期惊厥原因的30%。其特点是：①好发年龄为 6 月龄至 3 岁，

3 岁后发作频数减低；②上呼吸道感染引起者占 60%，体温常达 39~40℃或以上；③全身性抽搐伴有意识障碍，但恢复很快；④抽搐次数少，时间短暂；⑤神经系统检查为阴性，脑脊液检查压力可增高，发作后 1~2 周做脑电图检查为正常；⑥有既往高热惊厥史；⑦一般预后多良好。

2. 中毒性脑病 原发病常为败血症、中毒性细菌性痢疾、重症肺炎等。机制可能是由于病原体产生的毒素直接损害中枢神经系统或机体对感染毒素的一种过敏反应。临床上出现急性脑损害，主要表现类似脑炎，脑膜刺激征阳性，神经系统无定位症状。脑脊液检查除压力稍高，有时蛋白质含量稍增高外，无其他异常。

3. 婴儿痉挛症 是小儿癫痫全身性发作的一种特殊类型。临床特点：多在 1 岁内发病，呈"向心性"痉挛，多数病例伴有明显的智力迟缓，发育落后；脑电图示高峰节律失常，棘波、慢波混杂出现，波幅高。

【诊断】

惊厥的诊断，关键在于寻找病因，因此，应边抢救、边检查，积极作出诊断。

1. 年龄 不同年龄发生惊厥的原因不同。①新生儿期：发生原因可见于产伤、窒息、颅内出血、败血症、脑膜炎、破伤风和胆红素脑病等。②婴幼儿期：高热惊厥、中毒性脑病、颅内感染、手足搐搦症、婴儿痉挛症多见。有时也应注意到脑发育缺陷、脑损伤后遗症、药物中毒、低血糖症等。③年长儿：中毒性脑病、颅内感染、癫痫、中毒多见，须注意颅内占位性病变和高血压脑病。

2. 季节 冬春季应注意流行性脑脊髓膜炎及其他呼吸道传染病，夏秋季应多考虑乙型脑炎及肠道传染病如细菌性痢疾、伤寒等。冬末春初时易发生维生素 D 缺乏性手足搐搦症及一氧化碳中毒。白果、桃仁、苦杏仁中毒都具有一定季节性。

3. 病史 如高热惊厥、小儿癫痫、低血钙等有既往史。有无发热史，有无损伤和中毒史，并应详细询问传染病接触史及当地的流行情况。

4. 体格检查 注意观察抽搐情况及全面体检。注意神志、瞳孔大小、面色、呼吸、脉搏、肌张力，皮疹和瘀点。重点检查神经系统，注意有无定位体征，脑膜刺激征和病理反射，必要时做眼底检查。婴幼儿应检查前囟门、颅骨缝。

5. 辅助检查

（1）血、尿、粪常规：周围血象中白细胞显著增多，中性粒细胞增高常提示细菌性感染；原始幼稚细胞增多，注意脑膜白血病的可能；疑为肠炎、细菌性痢疾时，送粪便镜检和培养（必要时冷生理盐水灌肠留取粪便标本）；疑泌尿道疾病者，送尿检查和必要时送尿培养。

（2）血液生化检查：怀疑有低血糖、低钙血症、低镁血症或其他电解质紊乱时，需选作血糖、血钙、血镁、血钠、尿素氮及肌酐等测定。

（3）脑脊液检查：怀疑颅内感染者可做常规、生化，必要时作涂片染色和培养。

（4）心电图与脑电图检查：疑心源性惊厥者可选做心电图。疑婴儿痉挛症及其他型癫痫或脑占位性病变可作脑电图，有助于诊断。

（5）脑血管造影、头颅 CT、MRI 等检查：疑颅内出血、占位性病变和颅脑畸形者可选作检查有助于诊断。

第十节 肝 脾 大

肝脾大是儿科常见的异常体征,病因众多。肝脏是体内最大的实质器官,具有复杂的生理功能,与整体的关系极为密切。因此,不仅本身的疾病可引起肝大,很多全身性疾病也常直接或间接影响肝脏而导致肝大。脾脏具有贮存血液、调节血容量、造血、破坏红细胞等作用,容易受到各方面的影响而发生肿大。在许多疾病中两者可先后或同时肿大,或以肝大或脾大为主。

【肝脾大程度的判断】

正常小儿的肝脏大小和上下界边缘随年龄不同而有差异。一般在 1 岁以下婴儿,肝脏体积相对较大而胸廓发育尚未将其完全遮盖,肝下缘可于右锁骨中线肋缘下 1~2cm 处触及,以后随年龄增长肝脏下界逐渐相对上升,4 岁以后逐渐缩于肋下,仅有少数儿童可在右肋缘下触及肝下缘。肝上界 3 岁以前在锁骨中线第 4 肋间,以后逐渐下降至第 5 肋间。正常的肝脏触诊时质地柔软,边缘整齐,表面光滑,无触痛。胸廓畸形、胸腔积液、肺气肿、膈下脓肿等可将肝脏向下推移,瘦弱、营养不良小儿可因腹肌松弛,内脏下垂而触及肝脾,此均非真正的肝脾大。

脾脏在正常新生儿可触到尖端,5~6 个月时则很少能触及,3~4 岁能触及者只有极少数。

肝大一般可分为 3 度:

(1)轻度:肝在右肋缘下可触及超过年龄正常限度,但不超过 3cm,常见于急性感染、急性传染性肝炎、充血性心力衰竭等。

(2)中度:肝在右肋缘下超过 3cm,但不超过脐水平者,常见于血吸虫病、肝脓肿、黑热病等。

(3)重度:肝下缘超过脐水平以下者,常见有糖原代谢病、肝棘球蚴病等。

脾大亦可分为 3 度:

(1)轻度:深吸气时脾下缘则可触及或在肋缘下 2cm 以内者,常见于全身各种感染、传染性单核细胞增多症、伤寒病等。

(2)中度:脾大超过肋缘下未达脐水平者,常见有急性传染病、恶性淋巴瘤、溶血性贫血等。

(3)重度:脾大超过脐水平者,常见有慢性疟疾、黑热病、慢性白血病、脂质沉积病和莱特勒-西韦病等。

肝脾大时其质地亦可有改变,临床上将触诊时的硬度分为 3 度:①质地柔软如指按唇为一度;②质地较韧如指按鼻尖为二度;③硬度明显增加,如指按额部者为三度。

【病因】

1. 感染性疾病

(1)急性感染:急性感染所致的肝脾大多为轻度,质地柔软,以肝大为主者有病毒性感染、巨细胞病毒性肝炎、传染性单核细胞增多症、肝脓肿、钩端螺旋体病,以脾大为主者有败血症、伤寒、副伤寒等。

(2)慢性感染:肝脾大多为中度,起病多缓慢,常见肝大者有肝结核、肝吸虫、血吸虫病等。脾大者常见有慢性疟疾、黑热病等。

2. 血液系统疾病

(1)溶血性贫血:如遗传性球形红细胞增多症、椭圆形红细胞增多症、地中海贫血、自身免疫性溶血性贫血、先天性红细胞酶缺陷所致溶血性贫血、阵发性睡眠性血红蛋白尿等。

（2）营养缺乏性贫血：如营养性缺铁性贫血及巨幼细胞贫血。

（3）白血病：如急性淋巴细胞白血病、急性非淋巴细胞白血病及慢性粒细胞白血病等。

3. 循环系统疾病　以充血性心力衰竭及缩窄性心包炎多见，肝大为主。

4. 肿瘤　恶性肿瘤可致肝脾增大，肝癌可致肝大，恶性淋巴瘤等可致肝脾大。质地均较硬。

5. 遗传代谢性疾病　肝脾大多为中度或重度，以肝大为主者有肝豆状核变性、肝糖原累积病、黏多糖病等，以脾大为主者有戈谢病、尼曼匹克病。

6. 其他　如系统性红斑狼疮、肝硬化、原发性脾功能亢进等。

【发病机制】

1. 髓外造血　婴儿重症贫血或骨髓造血功能障碍时，出现髓外造血，使肝脾发生代偿性增大，为小儿的特点。

2. 脏器充血　任何原因所致的充血性心力衰竭和缩窄性心包炎或肝静脉回流障碍，均可引起充血性肝大；脾静脉与肠系膜上静脉汇合成门静脉入肝，然后经毛细血管和肝静脉达下腔静脉，故凡造成肝静脉流出受阻，脾静脉血流受阻或门静脉高压者，均可致淤血性脾大。

3. 代谢障碍　由于某种特异性酶的缺乏，可致脂肪、糖等代谢缺陷，异常代谢产物的累积可致肝、脾大。

4. 感染　急、慢性感染引起的组织充血、水肿、炎症细胞浸润和肝细胞变性肿胀，可致肝大；脾是重要的免疫器官，当机体感染时，病原体刺激出现免疫反应，致使淋巴细胞、浆细胞、单核－巨噬细胞增生及炎症细胞浸润，可致脾大。

5. 胆汁潴留　肝内、外胆管完全性或不完全性梗阻可导致胆汁潴留性肝大。

6. 肝脾占位性病变　各种囊肿、肿瘤、脓肿以及外伤引起的肝或脾包膜内血肿等均可引起肝脾大。

7. 其他　各种血液病、结缔组织病和寄生虫病所致的肝脾大。

【诊断】

1. 病史询问

（1）起病年龄：不同年龄组往往有不同的多发病。新生儿期肝脾大常见的有败血症、巨细胞病毒性感染、溶血性贫血、先天性胆道闭锁等。婴幼儿期肝脾大以感染性疾病为主，如巨细胞病毒性肝炎、细菌性肺炎、败血症等，血液病、充血性心力衰竭亦常见。此外，中、重度肝脾大者应注意有遗传代谢性疾病可能，如糖原代谢病、半乳糖血症、肝豆状核变性、黏多糖病、莱特勒－西韦病等。

（2）流行病史、接触史：对某些感染性疾病引起的肝脾大有重要参考意义，如病毒性肝炎、疟疾、血吸虫病、黑热病、伤寒等。

（3）家族史：有无肝炎、结核以及遗传代谢性疾病家族史。

2. 伴随症状　除肝脾大外，伴随的症状及体征对诊断有重要价值。

（1）发热：发热提示可能有感染因素存在，但必须辨别其为原发性或继发性，某些血液病、结缔组织病、肿瘤、肝组织大量坏死等可有发热，不少感染性疾病有特殊热型。

（2）腹痛：肝脾急剧肿大及肝组织和肝包膜炎症、肝细胞坏死、脾周围炎或脾血管栓塞等，均可致肝、脾区疼痛，多为持续性，轻重不一。常见病因有病毒性肝炎、肝脓肿、胆道疾患、溶血性贫血、严重败血症等。

（3）黄疸：肝脾大常伴有黄疸，尤以肝大为主，如急性病毒性肝炎、肝脓肿、胆道疾患、溶血性贫血、严重败血症等。黄疸类型、出现时间、程度及持续时间对病因诊断有帮助。

（4）皮疹及其他病理改变：许多肝脾大患儿除了瘀点和黄疸外，常可有皮疹，如伤寒的玫瑰疹、斑疹伤寒的斑疹、粟粒性肺结核的结节样疹、黏多糖病Ⅰ型的皮下丘疹及角膜混浊、莱特勒－西韦病的特殊皮疹等。各具独特形态。

3. 实验室检查及特殊检查

（1）血常规检查：许多引起肝脾大的疾病有血象的异常改变：①白细胞总数减少常见沙门菌属感染、疟疾、黑热病和脾功能亢进等。②白细胞总数增多常见于化脓性感染、细菌性心内膜炎、败血症、传染性单核细胞增多症及急性溶血性贫血等。白血病常伴有白细胞显著增多，并有大量幼稚细胞。③血小板减少见于严重感染、某些血液病、类脂质病及脾功能亢进等。④血小板增多常见于原发性血小板增多症及伴发于慢性粒细胞白血病、红细胞增多症、结节病等。⑤血红蛋白及红细胞计数检查可了解有无贫血及贫血程度。

（2）末梢血涂片检查：可了解红细胞形态，有无幼稚细胞及非典型淋巴细胞，有无疟原虫等。

（3）肝、脾、骨髓、淋巴结穿刺及活组织检查：怀疑有肝脓肿、代谢性疾病或肝脏恶性肿瘤者而又无禁忌证时，可考虑做肝穿刺。骨髓检查可确诊各种类型白血病，对溶血性贫血、营养不良性贫血、骨髓纤维化症等有意义。淋巴结活检可确诊霍奇金病、淋巴肉瘤等。肝、脾、骨髓抽出液中可查找疟原虫及黑热病原虫等。

（4）免疫学检查：肥达氏反应，EB病毒抗体、嗜异性凝集试验、各种肝炎标记检查等特异性抗体的检测，对细菌、病毒等感染性疾病有重要诊断价值。特殊的皮内试验（OT或PPD、布鲁杆菌、血吸虫、棘球蚴等）对结核病、布鲁杆菌病、血吸虫病和棘球蚴病等有诊断意义。

（5）血液检查：怀疑感染性疾病可做血培养或真菌培养，代谢性疾病可查血糖及糖耐量试验，以及肝功能检查。

（6）聚合酶链反应（PCR）及DNA探针：已广泛用于结核、各种类型肝炎的诊断，具有快速、敏感、特异性高等特点。

（7）粪便检查：可做细菌培养、寄生虫及虫卵检查。

（8）病理活检：十二指肠引流液常规及细菌培养，乙状结肠、直肠镜检，必要时做黏膜活检。

（9）X线检查：包括胸、腹透视或摄片，食管吞钡检查，颅骨摄片等。

（10）超声波检查：对肝脓肿、肝癌、肝囊肿有诊断价值。

（11）核素检查：可协助诊断肝癌、肝脓肿，并可进行肝血量测定以区别慢性肝炎与早期肝硬化。

（12）CT、MRI检查：对肝癌、肝脓肿、肝囊肿等分辨率高，能定位，有确诊价值。

（李蕾）

第二章　儿科常用诊疗技术

第一节　头皮静脉穿刺术

【目的】

建立静脉输液、用药的途径,为有效治疗创造条件。

【适应证】

1. 不易固定或四肢静脉不清晰、穿刺难度大的婴幼儿。

2. 输注刺激性小的溶液或药物。

【操作前准备】

1. 辅助物品　输液卡、治疗盘、敷贴、弯盘、网套、剃须刀、试管等。

2. 注射用品　无菌输液器、无菌注射器、无菌头皮针(5.5~6号)或小儿静脉留置针(套管针)、生理盐水10ml。

3. 消毒　1%碘伏、75%酒精、棉签。

4. 医患沟通　向患儿和家长说明穿刺的目的、配合方法,沟通时注意语言规范、态度和蔼,表现对患儿的关心爱护;详细了解穿刺部位皮肤、血管状况和药物对血管的影响程度,评估患儿的合作程度。

【操作方法】

1. 准备　洗手、戴口罩、备齐用物。

2. 体位　置患儿于治疗台上,头下垫一小枕,助手站患儿一侧或足侧。

3. 血管　操作者立于患儿头侧,选择合适的静脉血管(必要时剃去血管周围毛发),助手固定患儿头部、躯干和四肢。

4. 消毒　常规消毒穿刺部位皮肤,消毒范围不小于3cm×3cm。

5. 穿刺　注射器抽取生理盐水,套上头皮针或小儿静脉留置针(套管针),排尽空气。操作者左手拇指与示指绷紧穿刺部位皮肤静脉两端,右手持针在距离静脉最清晰点向后移0.3cm左右处,将针头与皮肤成15°~20°角刺入,沿血管方向缓慢进针,见回血后缓慢推入少量生理盐水。

6. 固定　确定穿刺成功后固定针头:用一条短胶布固定针头,再用长胶布围绕针柄做交叉固定,一条短胶布压在交叉胶布上固定,然后将硅胶管盘曲固定于患儿头部的适当位置。

7. 连接输液器,调节滴速。向患儿及家长交代注意事项。

【注意事项】

1. 操作过程中,严格执行无菌操作技术。

2. 穿刺过程中,助手应固定好患儿头部,防止头部左右摇动。

3. 选择静脉血管时要注意区别动脉和静脉血管。

4. 穿刺过程中密切观察患儿的面色,有无发绀及全身情况改变,特别是危重患儿,有病情变化立即抢救。

5. 穿刺部位皮肤有破损、感染、色素沉着等不宜在此部位穿刺;钙剂、甘露醇、血管活性药物等慎用头皮静脉输注。

第二节　腰椎穿刺术

【目的】

1. 测量脑脊液压力,采集脑脊液标本进行检验以助疾病诊断。

2. 为颅内压增高患儿放出少许脑脊液作为治疗。

3. 鞘内注射药物或其他特殊检查。

【适应证】

1. 中枢神经系统疾病的诊断与鉴别诊断,以及治疗效果的判断。

2. 肿瘤性疾病的诊断与治疗,如脑膜白血病,通过腰椎穿刺术明确诊断。

3. 测定颅内压和了解蛛网膜下腔是否有出血和阻塞等。

4. 药物鞘内注射。

【操作前准备】

1. 腰椎穿刺包1个,内有无菌手套、血管钳、镊子、棉球、孔巾、纱布、2ml注射器、腰椎穿刺针、标本瓶。

2. 必要时备脑脊液压力管。

3. 2%普鲁卡因1支及各种抢救药品。

4. 常规治疗盘等用品。

5. 向患儿及家长说明穿刺目的及方法,消除顾虑,解除紧张情绪,以利于配合。必要时签署手术知情同意书。

【操作方法】

1. 体位　将患儿侧卧于治疗桌上,暴露背部,助手立于操作者对面(患儿胸侧),左手扶患儿膝弯使下肢屈向腹部,右手置其颈后,使背部呈弓形向操作者突出,靠近桌缘,背面与桌面保持垂直;年长儿合作者令其双手抱膝侧卧。随时观察患儿面色及呼吸。

2. 部位　于患儿两侧髂前上棘之间划一直线,此线所经第3~4腰椎棘突之间(可与成人位置区别),即为穿刺点,其上下邻近的腰椎亦可选用。婴儿脊髓末端位置较低,穿刺点宜在第4~5腰椎间隙。

3. 步骤

(1)操作者戴口罩、帽子,常规消毒穿刺处皮肤,打开腰穿包,戴无菌手套,铺无菌孔巾,用2%普鲁卡因做局部麻醉,深达棘间韧带。若小婴儿或昏迷患儿可不必用局部麻醉。

(2)操作者以左手拇指、示指固定第3或第4腰椎棘突,右手持穿刺针(一般用22号腰椎穿刺针,新生儿可用短斜面8号静脉针头),用右手拇指、中指及无名指握住针柄,示指伸直,以防猛然刺入。针尖斜面向上,于固定之棘突下端,与中线皮肤垂直或略偏向头端慢慢刺入,进针深度约2~4cm,有阻力消失感或落空感时即停止前进。小婴儿可无此感觉,故初次穿刺以浅为宜。然后徐徐拔出针芯,观察有无脑脊液滴出,如无脑脊液,可将穿刺针略为旋转或将针芯重新插入后,再进针少许。如穿刺时遇骨阻挡必须将针头退至皮下,然后改变方向再行穿刺。

4. 穿刺成功后尽快接上测压玻管,以测定脑脊液压力,或记录每分钟滴数。如疑有颅内压过高者,应将针芯局部阻留针口,以防因脑脊液外流过速而发生脑疝。

5. 用3个消毒试管分盛脑脊液,做常规检查(1.5~2ml),细菌培养或动物接种(1~2ml),化学分析(2~3ml)。

6. 鞘内注药时,应先放出一定量的脑脊液,再注入同等量的药物。要认真核对注射药品及剂量,强调无菌操作预防感染。

7. 采液后,将针芯插入,用无菌干棉球或纱布紧压穿刺孔处,拔出穿刺针,以胶布固定。嘱患儿去枕平卧4~6小时,以避免脑疝或减轻穿刺后的头痛。

【注意事项】
1. 有脑疝表现者,不能立即穿刺,应在适当降低颅内压后再考虑穿刺。
2. 穿刺局部皮肤有感染者,病危、休克及躁动不能合作者,不宜穿刺。
3. 穿刺后应注意观察患儿病情变化,尤其是生命体征,注意是否出现头痛、腰背部疼痛。
4. 应防止穿刺后穿刺部位感染。

第三节　胸腔穿刺术

【目的】
1. 诊断性　对于原因未明的胸腔积液做诊断性穿刺,进行胸腔积液涂片、培养、细胞学和生化学检查,以明确病因和积液性质。
2. 治疗性　通过抽液、抽气或排气减压,治疗胸腔大量积液、积气伴有压迫、呼吸困难等症状;向胸腔内注射药物。

【适应证】
1. 胸腔内疑有积液或积液性质未明者,需要确定诊断者。
2. 胸腔大量积液、积气伴有压迫症状者。
3. 因治疗要求,需要进行胸膜腔冲洗或注入药物者。

【操作前准备】
1. 胸腔穿刺包1个,内有无菌手套、血管钳、镊子、孔巾、棉球、纱布、胸腔穿刺针(针座接胶管)、2ml和50ml注射器各1个。
2. 标本瓶若干,量筒1个。
3. 常规治疗盘等。
4. 2%利多卡因1支及各种抢救药品。
5. 向患儿及家长解释穿刺目的和意义,解除紧张、恐惧心理,以利于配合。必要时签署手术知情同意书。

【操作方法】
1. 体位　年长儿可骑在椅子上,面向椅子靠背,两臂伏在椅背上缘,头胸部伏在两臂之上。幼儿头臂伏在小桌上或骑在助手一侧大腿上,患儿上肢移向头顶,助手抱紧患儿,固定躯干及臂部,暴露出穿刺部位。

2. 穿刺部位 在叩诊浊音或实音区域的最低部位,常用者有:①肩胛骨中线第8肋间;②腋后线第7肋间;③腋中线第6~7肋间;④腋前线第5肋间。穿刺前也可根据X线定位或B超定位。如为排气减压,则取胸前第2肋间锁骨中线外。也可结合超声波检查定位选择穿刺点。

3. 穿刺步骤

(1)常规消毒穿刺处皮肤,操作者戴口罩及无菌手套,铺无菌孔巾。用2%利多卡因在穿刺点沿肋骨上缘自皮肤至胸膜壁层作局部浸润麻醉。

(2)用血管钳夹住带有橡胶管的穿刺针的橡胶管部分,操作者以左手示指、中指固定好穿刺部位的皮肤,右手持连有橡胶管的穿刺针(管末端以血管钳夹住),沿下位肋骨上缘缓慢刺入,以免损伤肋间血管,如有阻力消失感或落空感,则穿刺针已进胸膜腔。固定穿刺针,嘱患儿切勿咳嗽及深呼吸。

(3)将穿刺针末端的橡胶管与一个50ml注射器连接,放松止血钳抽取胸腔积液或积气,当胸腔积液或积气抽满注射器时,先由助手用血管钳夹闭橡胶管,再取下注射器,以防空气进入胸膜腔内;排空注射器内胸腔积液或积气后,再将注射器接回橡胶管,放开血管钳继续抽液,如此反复。穿刺后如无液体或气体吸出,可改选穿刺点穿刺。抽液多少视病情而定,以缓慢抽液为宜。

(4)根据病情决定抽取量,并及时送检验及做细菌培养。抽液结束后,如治疗需要,可注入药物。

(5)穿刺完毕,用消毒干纱布紧压穿刺孔,拔出穿刺针后用胶布贴好,安置患儿休息。穿刺中注意防止针头滑脱,如患儿出现胸膜反应(表现为剧烈咳嗽、头晕、胸闷、面色苍白、出汗甚至昏厥等),应立即停止穿刺或抽液(抽气)。

【注意事项】

1. 操作完成后严密观察生命体征、肺部体征数小时,如出现新的呼吸困难,应立即行X线检查及时发现并发症。

2. 穿刺部位皮肤感染、凝血障碍、严重肺结核及肺气肿者,为胸腔穿刺的相对禁忌证。

第四节 骨髓穿刺术

【目的】

1. 血液系统疾病的诊断和疗效判断。

2. 采取骨髓液进行细胞学检查、寄生虫学检查、细菌学检查。

3. 紧急情况下建立液体输注通路。

【适应证】

1. 各种贫血、血小板减少或粒细胞减少症的诊断。

2. 白血病及造血系统肿瘤的诊断。

3. 疟疾或黑热病。

【操作前准备】

1. 骨穿包1个,内有穿刺针,镊子,孔巾,10ml和20ml注射器各1个,玻片10张,纱布2块,胶布等。

2. 皮肤消毒用物若干。推片1张,玻片数张。

3. 弯盘1个,砂石1块。

4. 2% 利多卡因 1 支。

5. 向患儿及家长说明手术目的及方法,解除紧张情绪,必要时签署骨髓穿刺知情同意书。

【操作方法】

1. 准备 备齐用物,洗手,戴帽子、口罩。

2. 部位 根据穿刺部位安排合适体位。

(1)髂前上棘:患儿取仰卧位,穿刺点为髂前上棘后 1~2cm 处。

(2)髂后上棘:患儿取侧卧位,穿刺点在骶骨两侧髂骨上缘下 6~8cm 与脊柱旁开 2~4cm 交点处。

(3)胸骨:患儿取仰卧位,肩背部垫软枕,取胸骨中线与第 2 肋间水平线的交点为穿刺点。

(4)脊柱棘:患儿反坐靠背椅,双臂交叉放在椅背上,背部尽量后突,穿刺点在 1~4 腰椎棘突出处。

(5)胫骨:适用于 2 岁以下患儿。取坐位、仰卧位均可,穿刺侧小腿稍外展,腘窝处稍垫高;穿刺点为胫骨粗隆下 1cm 内侧。

3. 消毒 暴露穿刺部位,常规消毒皮肤,直径 15~20cm,操作者戴无菌手套,铺无菌孔巾。

4. 局麻 以 2% 利多卡因局部麻醉至骨膜。

5. 穿刺 操作者调节骨髓穿刺针的固定器,左手拇指和示指固定穿刺点周围皮肤,右手持穿刺针与骨面垂直刺入,触及骨质时再以旋转方式刺入骨髓腔,当出现阻力顿失的感觉,即为进入骨髓腔,固定穿刺针于骨中而不能摆动,拔出针芯。

6. 标本 10ml 注射器连接穿刺针抽取骨髓液 0.2~0.3ml,同助手涂片。

7. 术后 拔出空针与穿刺针,消毒穿刺点,无菌敷料覆盖,按压 2~3 分钟至不出血为止,用胶布固定。

【注意事项】

1. 有明显出血倾向者或穿刺部位有严重感染者,为骨髓穿刺术禁忌。

2. 穿刺过程中患儿出现面色苍白、出冷汗、脉搏加速、血压下降等表现,应立即停止穿刺。

3. 抽取骨髓时,不能用力过猛,骨髓液取量不应过多,以免骨髓液稀释影响结果判断。

4. 骨髓涂片应薄而均匀。

5. 术后嘱患儿卧床休息 1~2 小时,并观察局部有无出血等现象。

第五节 腹腔穿刺术

【目的】

1. 抽取腹水进行化验或病理检查,以协助诊断。

2. 抽取腹水以缓解症状或腹腔内注射药物治疗。

【适应证】

1. 心、肝、肾等疾患,疑有腹水,需明确腹水性质及原因者。

2. 大量腹水引起严重胸闷、气短者,需适量抽取腹水以缓解症状。

3. 行人工气腹作为诊断和治疗的手段。

4. 需腹腔内注射药物治疗者。

【操作前准备】

1. 腹腔穿刺包 1 个,含无菌手套,7 号、8 号或 9 号穿刺针 1 个等,无菌试管数支。

2. 常规消毒用品若干。

3. 5ml 无菌注射器 1 支；20ml 或 50ml 无菌注射器 1 支。

4. 2% 普鲁卡因 1 支。

5. 测血压、脉搏，量腹围、检查腹部体征。嘱患儿术前排尿，以防刺伤膀胱。

6. 向患儿及家长说明手术目的及方法，解除紧张情绪。必要时签署手术知情同意书。

【操作方法】

1. 体位　一般采取侧卧位、斜坡卧位或平卧位，较大或能够合作的患儿可取坐位或左侧卧位。

2. 穿刺点　多选择左髂前上棘与脐连线的中外 1/3，亦可取脐与耻骨联合连线中点上 1cm、偏左或偏右 1.5cm 处；侧卧位穿刺点常选脐水平线与腋前线或腋中线的延长线相交点，或超声指引下穿刺。

3. 操作者戴口罩、帽子，局部常规消毒，戴无菌手套，铺无菌孔巾。

4. 用 2% 利多卡因做逐层局部浸润麻醉，深达腹膜。

5. 操作者左手固定穿刺处皮肤，右手持针与腹壁呈垂直方向逐层刺入腹壁，待有针尖落空感时，提示进入腹腔，再进针 0.5~1cm 抽吸，若未能抽出液体，则改变进针角度和深度，边退边抽，直至成功。助手持止血钳固定穿刺针并夹持针尾的橡皮管，逐步缓慢放出腹水。

6. 如为诊断性穿刺，用 5ml 或 10ml 注射器抽到液体即可。

7. 穿刺放液结束后，拔出穿刺针，消毒针孔并用无菌敷料覆盖，压迫数分钟后胶布固定。

【注意事项】

1. 术中应密切观察患儿，如发现面色苍白、呼吸急促、发绀等表现者，应立即停止操作，并做相应处理。

2. 放液不宜过多过快，一般每次放液不宜超过 300ml。

3. 在放腹水时若流出不畅，可将穿刺针稍作移动或变换体位即可。

4. 注意无菌操作，以防腹膜腔感染。

第六节　硬脑膜下穿刺术

【目的】

用于硬脑膜下积液、积脓和血肿的诊断与治疗。

【适应证】

1. 前囟未闭的婴儿疑有硬脑膜下积脓或有血肿者。

2. 前囟未闭的化脓性脑膜炎患儿疑有硬脑膜下积液并发症，需明确诊断或排液减压、注药治疗者。

【操作前准备】

1. 腰椎穿刺包 1 个，内有无菌手套、棉签、镊子、孔巾、纱布、2ml 或 10ml 注射器、20~22 号腰椎穿刺针、标本瓶，必要时备脑脊液压力管。

2. 7 号和 8 号针头各 1 个。

3. 常规治疗盘用品若干。

4. 测量血压、心率并作记录，根据病情开放静脉通路。

5. 向患儿及家长说明穿刺目的及意义，消除顾虑，解除紧张情绪。必要时签署手术知情同意书。

【操作方法】

1. 用肥皂温水洗头,选择前囟两侧角最外侧点为穿刺点,剃去前囟及其周围毛发。

2. 将患儿平卧,面部向上。术者位于患儿头顶端;两名助手一名位于患儿右侧,双手固定患儿头部两侧,两肘约束患儿上肢,另一名位于对侧,固定患儿的躯干和下肢。

3. 操作者戴口罩、帽子,按常规消毒前囟及附近皮肤。打开穿刺包,戴无菌手套,覆以无菌孔巾。用22号斜面较短的腰椎穿刺针,或普通斜面较短的7号针头,于前囟侧角最外侧一点穿入,深度0.2~0.5cm,有穿过坚韧硬脑膜的感觉即进入硬脑膜下,应令液自流,切勿抽吸。正常婴幼儿可有几滴澄清液体流出,但不超过1ml,超过2ml则考虑有硬脑膜下积液。如有硬脑膜下血肿,流出液体增多且为黄色或血水。并发硬脑膜下积脓时,流出液可为淡黄色液体或脓液。

4. 必要时可穿刺另一侧,每次穿刺放液总量不超过15ml为宜,以免发生脑水肿。根据需要将体液分送细菌培养、生化及常规检验。

5. 拔出穿刺针,用无菌干棉球压紧该处,1~2分钟后用胶布固定。

6. 穿刺完毕后患儿,去枕平卧24小时,随时注意观察穿刺后患儿病情变化。

【注意事项】

1. 穿刺后应注意观察患儿生命体征,穿刺部位是否有渗出液、是否有感染。

2. 穿刺部位有皮肤感染,为穿刺禁忌证。

3. 操作不当,可导致皮层下损伤,应认真仔细操作。

第七节　心包穿刺术

【目的】

1. 诊断性心包穿刺,明确心包积液的病因,判断积液的性质。

2. 抽取心包积液,以解除心脏压塞症状。

3. 心包腔内注入药物。

【适应证】

1. 心包积液患儿需抽取积液检验,以确定疾病的性质和病原菌。

2. 有明显心脏压塞症状的患儿,需要紧急穿刺抽液减轻症状者。

3. 化脓性心包炎患儿,需穿刺排脓、注入药物治疗者。

【操作前准备】

1. 20号心包穿刺针1个,无菌手套、镊子、止血钳、胶布、纱布、孔巾、量杯和三通等。

2. 无菌治疗盘1个,50ml注射器2个,5ml注射器1个,19号聚乙烯引流导管2条。

3. 培养管及普通化验标本管若干。

4. 2%利多卡因及各种抢救药品,心脏监护仪、除颤器等抢救设备。

5. 术前检查凝血酶原时间(PT)、部分凝血活酶时间(APTT)、血小板计数;测量血压、心率并记录,开放静脉通路。

6. 向患儿及家长说明手术目的及方法,消除紧张情绪,签署手术知情同意书。

【操作方法】

1. 行超声心动图检查,协助确定穿刺点、进针方向及深度。穿刺部位一般可选择:①左心胸穿刺点：左侧第 5 肋间心浊音界以内 1.0~1.5cm 处；②剑突下穿刺点：剑突左缘与左肋缘形成的交角处。

2. 患者取半卧位，由助手扶稳。婴幼儿可骑在助手大腿上，助手用双手固定好患儿。

3. 连接好心电图各肢导联；根据 X 线、B 超及物理检查的心界大小判定积液量的多少，选择合适的穿刺点。

4. 以标定的穿刺点为中心常规皮肤消毒，操作者戴无菌手套、铺无菌孔巾，用 2% 利多卡因在穿刺部位进行麻醉。

5. 操作者在已选好的穿刺点用左手拇指、示指固定，右手持心包穿刺针慢慢刺入。①左心胸穿刺点：在左侧第 5 肋间、第 6 肋骨上缘，心浊音界以内约 1.5cm 处进针，针尖自下而上向内、向后（对脊椎方向）慢慢刺入约 3cm 深。②剑突下穿刺点：针与胸壁成 30°~45°，向后稍向右进针约 3~4cm 深，避免伤及胸膜和横膈。注意进针宜慢，不可用力过猛，如感到穿刺针有搏动感则停止进针。当针头穿过心包时，会有阻力突然消失及落空感，放开止血钳，接上注射器，轻轻抽吸观察是否有液体。由助手将持针器贴紧胸壁，固定穿刺针头。

6. 抽液量 1 次不宜超过 100ml，并送检验。如有必要，可通过金属引导丝插入 19 号聚乙烯引流导管作持续引流。

7. 抽液完毕，如有需要，将事先准备好的药物缓慢注入。

8. 操作完毕，用无菌纱布压住穿刺处，迅速拔针，持续压迫数分钟，用胶布固定纱布。

【注意事项】

1. 进针过程中应密切注意心电图变化，若 ST 段突然升高或期前收缩频频出现，或 T 波突然倒置，说明针尖已触及心肌，应略后退再行穿刺。

2. 抽出液体若为血性，应放于清洁试管内观察 10 分钟，若不凝固，则证明为心包内液体；若液体凝固，则证明血液来自心腔，应停止抽吸并监测动脉血压、CVP 等。

3. 如患儿出现面色苍白、出汗、气急，则应停止穿刺，并让患儿平卧、吸氧或采取其他相应的急救措施。

4. 穿刺后须密切观察生命体征及心电图变化，以及时发现并发症。

第八节　胸腔闭式引流术

【目的】

1. 解除大量胸腔积液、积气引起的胸腔和肺组织压迫症状。

2. 引流胸膜腔脓液，或进行胸膜腔冲洗、注入药物治疗。

【适应证】

1. 张力性气胸，肺受压缩容积 ≥40%。

2. 大量胸腔积液、积脓引起纵隔移位，发生呼吸困难。

3. 胸腔脓液过稠，经穿刺不能抽尽，需要持续引流排脓者。

4. 需进行胸膜腔冲洗或注药者。

5. 需使用机械通气或人工通气的气胸或血气胸者。

【操作前准备】

1. 清洁盘，胸腔闭式引流包，直径 8~10mm、长 25~30cm 的前端多孔硅胶管，水封引流瓶

1套,直径5mm以上的穿刺套管针,止血钳等。

2. 无菌治疗盘,内含5ml注射器及针头各1个、2%碘酒,75%酒精,消毒棉签,无菌棉球,橡皮塞,肝素抗凝剂。

3. 静脉切开包1个,缝合针线若干。

4. 2%利多卡因1支。

5. 向患儿及家长说明手术目的及方法,消除紧张情绪。

【操作方法】

1. 根据体征、X线胸片或超声检查,确定脓胸、气胸位置,选择最佳穿刺点。

2. 患儿取半卧位。术者戴无菌手套,手术野消毒、铺巾,局部浸润麻醉,胸膜层应浸润完全。

3. 在预期引流部位沿下一肋骨上缘,做一长约1.5~2cm、与肋骨平行的横切口,切开皮肤、皮下组织。

4. 用止血钳钝性分离皮下组织后,直接用止血钳刺穿肋间肌及胸膜,此时可观察到大量气体或液体涌出。此时立即沿止血钳指引的方向插入引流导管,然后退出止血钳,并用止血钳暂时钳住引流管外口。引流管伸入胸腔深度不宜超过4~5cm。

5. 在引流管两侧用中号丝线缝合胸壁皮肤切口,并结扎固定引流管,敷盖无菌纱布。打开止血钳,将引流管连接水封瓶,水封瓶置于病床下方不易被碰到的地方,内装入无菌用水300~500ml,令水封瓶的水面高出引流管3~5cm即可。

6. 如遇脓液黏稠不易引流,可使用真空负压吸引瓶,以 $-30\sim-20cmH_2O$ 负压做持续负压引流。

7. 手术完毕应观察引流管内的液体波动情况,正常时应观察到水柱波动。若无水柱波动,应检查导管有无血块、脓块阻塞,并复查胸部正侧位片,以确定导管位置正确与否。

8. 当胸片显示气胸或脓液完全吸收后,用止血钳钳住引流导管出口处并观察24小时,若无不适,则可拔除引流导管。伤口以凡士林纱布条堵塞,无需缝合。

【注意事项】

1. 保持引流管通畅,不使受压、扭转;每日帮助患者起坐及变换体位,使引流充分通畅。

2. 逐日记录引流量及其性质和变化。如系急性脓胸,术中宜取分泌物作常规检验、细菌培养及药物敏感度试验。

3. 24小时更换引流瓶一次,注意无菌操作,防止气体进入胸腔。

4. 定期胸部X线摄片,了解肺膨胀和胸膜腔积液情况。

5. 包裹性脓胸不易穿刺排脓。结核性脓胸为禁忌证。

第九节　常用吸氧疗法

【目的】

通过氧疗,纠正各种原因造成的缺氧状态,提高机体动脉血氧分压(PaO_2)和动脉血氧饱和度(SaO_2),增加动脉血氧含量,促进组织的新陈代谢,维持机体生命活动。因此,依据氧疗的临床指征和血气分析给予正确、有效的氧疗,使血氧浓度保持在合理范围是极为重要的。

【指征】

1. 临床指征

（1）发绀:发绀时患儿 PaO_2 往往在50mmHg以下,SaO_2 在85%以下,故发绀是明确的给氧指征。需注意贫血时发绀与低氧血症程度并不完全一致。

（2）呼吸异常：包括呼吸困难、频繁呼吸暂停、呼吸过快或过慢等。

（3）心血管功能不全：包括心力衰竭、心源性休克、心脏压塞等，应及早吸氧，并尽量提高吸氧浓度。

（4）严重贫血：贫血时由于血红蛋白减少，携带氧的能力减低，血氧含量明显减少，故宜早吸氧。

（5）严重高热：高热时，氧耗量增加，有低氧表现时应适当给氧。

（6）其他：心肺脑复苏、休克、颅内压增高症等。

2. 血气分析指征

（1）动脉血氧分压：$PaO_2 < 60mmHg$ 时应给予吸氧。

（2）氧饱和度：SaO_2 低于 85% 时应吸氧。目前可通过经皮血氧饱和度（$TcSO_2$）来监测，方便、可靠、安全。

【操作前准备】

1. 供氧装置　鼻塞，鼻导管，面罩，无创正压通气设备，各种型号气管插管，呼吸机，中心供氧装置等。

2. 治疗盘 1 个　纱布、棉签、弯盘、胶布、用氧记录单等。

【操作方法】

1. 鼻导管法

（1）备齐用物携至床旁，核对患儿姓名，作好解释，取得患儿合作。

（2）选择一侧或双侧鼻腔，检查鼻腔有无肿痛、有无分泌物堵塞，并用湿棉签清洁该侧鼻孔。

（3）打开氧流量调节阀，确认氧气流出通畅后，调节至所需流量：年长儿 1~2L/min，婴幼儿 0.5~1L/min，新生儿 0.3~0.5L/min。

（4）连接鼻导管。将鼻导管前端放入冷开水中湿润，检查鼻导管是否通畅，将鼻导管轻轻插入鼻腔，插入长度为鼻尖至耳垂的 2/3；观察患儿如无呛咳，用胶布将鼻导管固定于鼻翼及面颊部。

（5）记录用氧时间及流量。

（6）用氧期间加强巡视，观察患儿病情变化及用氧疗效，有无氧疗副作用出现。用氧有效的目标：临床目标为发绀消失、面色好转、安静、呼吸情况有改善；血气目标为 PaO_2 60~85mmHg 或以上，SaO_2 或 $TcSO_2$ 在 90% 以上。

（7）记录停止用氧的时间，清理用物，嘱患儿调节到合适体位。

2. 鼻塞法　鼻塞是一种塑料制成的球状物，有单侧和双侧鼻塞。使用时将鼻塞塞入鼻前庭，代替鼻导管给氧，鼻塞大小以塞住鼻孔为宜，此法对鼻腔黏膜刺激小，患儿感觉舒适，且使用方便，适用于长时间给氧。

3. 面罩法　将面罩轻置于口鼻部，用松紧带略加固定而不封闭。氧气自下端输入，呼出气体从面罩侧孔排出，要求给予足够大的氧流量，6~8L/min，否则会造成 CO_2 潴留。吸氧浓度通过氧流量的大小和面罩的远近（不封闭程度的不同）来调节。相应增大氧流量，可以达到高浓度氧，甚至可得到 90% 以上浓度的氧。此法口腔、鼻腔均能吸入氧气，对气道黏膜刺激性小，简单易行，但缺点是，不易让面罩维持在固定的位置，不便监测血氧和吸氧浓度，同时需要充足的氧源。使用时应注意两点：①面罩绝对不能密闭，要保持开放；②氧流量或空气氧气混合气体流量一定要大。

附贮袋的面罩，是在简单面罩上装配一个乳胶或橡胶制的储气袋，以便为没有气管插管或气管切开的患儿输送高浓度的氧。使用方法同上。

4. 无创持续正压通气给氧（CPAP）

（1）体位要求：半卧位、坐位或平卧位，不论哪种体位，均要使头、颈、肩在同一平面上，头略向后仰，避免枕头过高，使呼吸道狭窄，影响气流通过，降低疗效。

（2）连接顺序：调试好呼吸机设置后，吸氧状态下将鼻或面罩连接好，调整好头带松紧度后，再连接呼吸机管道。

5. 机械通气给氧　严重缺氧、呼吸衰竭的患儿，需建立人工气道行机械通气，即用各种人工呼吸机进行机械通气时，利用呼吸机上的供氧装置进行氧疗。

可根据病情需要调节供氧浓度（21%~100%）。由于治疗的病种和严重程度等因素差异较大，应根据实际情况灵活应用。

【注意事项】

1. 吸氧浓度 >40% 称为高浓度氧，长时间吸入高浓度氧（指连续吸入高浓度氧超过 24 小时）可能会造成新生儿及早产儿不可逆的氧中毒肺损害；在气道不充分通畅时，吸入高浓度氧，还容易造成肺不张，应特别注意。吸氧浓度（%）=21+4× 氧流量（L/min）。

2. 吸氧过程中应监测动脉血氧分压。当动脉血氧分压高于正常时，对于体重 <2000g 的早产儿可造成晶状体后纤维增生甚至视网膜脱离，因而早产儿吸氧时，要监测动脉血氧分压，不能使其长时间高于正常范围。

3. 高浓度氧对气管、支气管黏膜上皮细胞的纤毛运动是有影响的，长时间吸氧应注意加温和湿化，对氧气加温和湿化才能增加和恢复纤毛的摆动频率，使其发挥清除功能。

第十节　光照疗法

光照疗法（phototherapy）是指以波长 420~470nm 的蓝色荧光照射新生儿皮肤，可使其血清及照射部位皮肤的非结合胆红素转变为水溶性异构体，经胆汁及尿排出体外，以降低血清非结合胆红素含量。

【目的】

通过蓝色荧光灯照射，使患儿体内血清的非结合胆红素经光氧化分解为水溶性异构体，从而易于从胆汁和尿液中排出体外，达到治疗的目的。

【适应证】

1. 各种原因所致的非结合胆红素升高为主的新生儿高胆红素血症，如新生儿溶血病等。

2. 对于早产儿及高危新生儿如新生儿窒息、低蛋白血症、酸中毒等，由于血脑屏障不完善、游离胆红素升高等原因，可适当放宽光疗指征。

【操作前准备】

1. 光疗箱　一般采用波长 420~470nm 的蓝色荧光灯最为有效，还可用绿光或白光照射，光亮度 160~320W 为宜。分单面和双面光疗箱，单面光疗可用 20W 灯管 6~8 支，平列或排列成弧形；双面光疗时，上下各装 20W 灯管 5~6 支，灯管与皮肤距离为 33~50cm。

2. 遮光眼罩用不透光的布或纸制成。

3. 其他　长条或丁字形尿布、尿布带、胶布等。

【操作方法】

1. 入箱前准备

（1）清洁光疗箱,保持设备状态良好。水箱内加蒸馏水至 2/3 处（或上下限以内）,接通电源使箱温升至患儿中性温度,相对湿度达 55%~65%。

（2）为患儿测体重、体温。

（3）将患儿裸露,戴眼罩,用长条尿布遮盖会阴部,特别要注意保护男婴生殖器。

（4）用大毛巾将箱周围围好,以防碰伤患儿。

（5）启亮蓝光管,将患儿置于蓝光下,关好边门。灯管与皮肤距离为 50cm。

（6）登记入箱时间。

2. 入箱后观察及护理

（1）每 2~4 小时测体温 1 次,如有异常变化随时测体温,根据体温调节箱温。

（2）观察患儿精神、反应、呼吸、脉搏变化及黄疸进展程度。

（3）观察大便次数及性质。照射中期可有轻度腹泻,解深绿色稀便,泡沫较多,小便深黄色。随着黄疸消退,大便转为黄色,小便转为浅黄色。

（4）光疗过程中,应按医嘱静脉输液,按需喂奶,因光疗时患儿不显性失水比正常小儿高 2~3 倍,故应在两次喂奶之间喂水,观察出入量。

（5）光疗过程中,如出现烦躁不安、皮肤发花、高热、惊厥等情况时应及时报告,找出原因,必要时可调节灯管数目,拉开边门使箱温降低。若情况不见好转,则停止光疗,出箱观察。

（6）单面光照一般应每 2 小时更换 1 次体位,可以仰卧、侧卧、俯卧交替更换。俯卧照射时要有专人看护,以免口鼻受压而影响呼吸。

3. 出箱护理

（1）切断电源。

（2）摘掉眼罩,将患儿衣着整理舒适,测体重。

（3）登记出箱时间。

（4）倒尽水槽中水,用有效消毒溶液擦净蓝光箱,整理完毕后备用。

【注意事项】

1. 光疗应使患儿皮肤均匀受光,并尽量使身体广泛照射,禁止在箱上放置杂物以免遮挡光线。

2. 光疗箱箱温直接影响患儿体温,故必须保持箱温恒定,但要以患儿体温变化为依据。如夏天太热时,患儿有发热,可拉开光疗箱侧窗,如患儿体温仍高,可在水盘中加冰,有条件还可以开空调降温。如在寒冷季节,应提高室温以升高箱温。经上述处理后患儿体温仍过高或过低者,应考虑停止光疗。

3. 观察副作用。光照早期患儿可出现呼吸节律不规则,多能自动转为规则;少数患儿经照射后在胸部、腹部、四肢皮肤可出现一过性皮疹,持续数小时,皮疹消失后也可再度出现,不需作特殊处理。如患儿出现反应低下,单声啼哭或尖叫,抽搐,呼吸减慢或骤停,皮肤黄疸加深或黄疸无明显消退等,应及时进行处理。

4. 蓝光管使用时间过长会使光亮度下降,影响疗效,故应设记录卡,记录光管使用时间,以便按时更换光管。

5. 蓝光可引起视觉损伤,故护理患儿时护理人员要戴茶色眼镜,以阻断蓝光对眼的照射。

（崔明辰）

第三章　儿科常用急救技术

第一节　心跳呼吸骤停

心跳呼吸骤停主要表现为呼吸、心跳突然停止，意识丧失或抽搐，大动脉搏动消失，血压测不出。通常先呼吸骤停，继而心脏停搏，两者伴随出现，互为因果。本症为儿科急危重症，需紧急心肺复苏（cardiopulmonary resuscitation，CPR）抢救，否则很快会危及生命。

【心跳呼吸骤停的病因】

1. 呼吸系统疾病　上呼吸道阻塞、呼吸衰竭。
2. 循环系统疾病　休克、先天性心脏病、心肌炎、心包炎、严重心律失常、心力衰竭。
3. 严重的水、电解质紊乱和酸碱失衡。
4. 中毒与药物过敏　药物中毒、过量、过敏，毒物中毒或麻醉意外等。
5. 中枢神经系统疾病　颅内感染、出血、肿瘤或脑疝。
6. 肌肉神经疾病　重症肌无力、感染性多发性神经根炎、进行性肌营养不良等。
7. 创伤和意外　溺水、窒息、颅脑外伤、胸廓损伤或张力性气胸等。
8. 婴儿猝死综合征。

【诊断要点】

1. 突然出现昏迷。
2. 大动脉搏动消失。
3. 呼吸停止。

【抢救措施】

1. 心肺复苏术（CPR）　心肺脑复苏最关键的部分是现场复苏。

（1）重建循环（circulation，C）

1）胸外心脏按压：将患儿仰卧于硬质平面上。①按压部位：婴儿为乳头连线下方胸骨，儿童为胸骨下半部。②胸骨下陷深度：新生儿为 1.5~2cm，婴儿 3~4cm，儿童 4~5cm，按压频率至少 100 次 / 分（新生儿 120 次 / 分）。

2）胸内心脏按压：儿科仅限于心胸手术中突发心脏停搏。

（2）开放气道（airway，A）：清理呼吸道，使头轻度后仰，保持气道平直通畅，应注意防止舌根后坠所致的上呼吸道阻塞。

（3）人工呼吸（breathing，B）：与心脏按压同时进行。①口对口（口鼻）人工呼吸；②人工复苏囊面罩通气；③气管插管通气（最安全、最可靠的辅助通气方法）。

心脏复苏、重建循环有效的标志为：①可扪及大动脉搏动；②口唇、甲床转红润；③可闻及心音；④扩大的瞳孔缩小，对光反射恢复。

（4）药物治疗（drugs，D）：在心肺复苏的同时，应尽快建立静脉通道，给予药物治疗。

（5）心电图监护（electrocardiography，E）：在心肺复苏的同时，心电图监护有助于明确导致心搏骤停可能的原因和心律失常类型，以便抢救和用药选择。

（6）除颤复律（defibrillation，DF）：可采用药物（利多卡因）和电击除颤。电击除颤首次2J/kg，若无效，需进行第二、三次，剂量为4J/kg或更大（不超过10J/kg或成人剂量）。除颤无效时，要注意纠正酸中毒、低氧血症。

2. 复苏后处理（postresuscitation stabilization，P）

（1）维持有效循环：补充血容量、纠正酸中毒后，应予血管活性药物维持血压和心排血量，改善心肌功能和脏器灌注。常用药物有：肾上腺素 0.05~1μg/（kg·min），多巴胺 5~10μg/（kg·min），多巴酚丁胺 5~20μg/（kg·min），米力农 0.25~0.75μg/（kg·min）。心动过缓者可予山莨菪碱提高心率、改善循环。

（2）维持呼吸功能。

（3）积极脑复苏：①保证脑血流灌注：维持正常的血压，保证脑细胞有充分的氧和能量供应；②亚低温疗法：以降低脑代谢，减轻脑水肿；③减轻脑水肿；④镇静、止痉、降低脑细胞代谢：积极治疗脑缺氧后的惊厥发作，常用药物有地西泮、苯巴比妥等。

（4）其他：治疗原发病，预防控制感染，维持水、电解质和酸碱平衡，控制高血糖，加强支持治疗。

对心肺复苏30分钟以上心跳仍未恢复者，可考虑停止复苏。

第二节　急性呼吸衰竭

急性呼吸衰竭（respiratory failure）是指由于各种原因引起呼吸功能异常，引起通气和（或）换气功能障碍，导致缺氧和（或）二氧化碳（CO_2）潴留。急性呼吸衰竭可分为泵衰竭和肺衰竭两大类。泵衰竭与中枢性、周围性呼吸机制障碍有关，为通气功能障碍，表现为 PCO_2 升高，继之出现低氧血症。肺衰竭主要由肺实质病变引起，为换气功能障碍，表现为低氧血症，后期可因呼吸肌疲劳导致 PCO_2 升高。急性呼吸衰竭多见于儿童，病情进展快，可迅速引起多脏器功能障碍，病死率较高。

【病史采集】

1. 了解有无发热、咳嗽、喘息；有无昏迷、抽搐；有无夜间阵发性呼吸困难，端坐呼吸等。

2. 有无异物吸入。

3. 有无颅脑外伤、胸部外伤和意外（溺水或呼吸道烧伤）。

4. 是否用过抑制呼吸的药物。

5. 有无发生呼吸困难的既往史，有无哮喘或呼吸道过敏史及先天性心脏病病史，有无引起呼吸窘迫的先天畸形（如横膈疝、食管闭锁）。

6. 新生儿注意围生期母亲用药情况，分娩过程是否顺利，有无早产，有无宫内窒息。

【体格检查】

1. 观察患儿意识状态。

2. 观察呼吸困难的程度、类型，有助于判断是中枢性呼吸困难还是周围性呼吸困难；是吸气性、呼气性、还是混合性呼吸困难。

3. 仔细检查双侧呼吸音是否对称、呼气相和吸气相的比例；有无反常或矛盾呼吸；双侧胸廓是否对称、有无皮下气肿；有无腹胀。

4. 监测呼吸、心率、血压、动脉氧饱和度。

【辅助检查】

1. 动脉血气分析。

2. 胸部影像学检查　胸部 X 线检查、CT 和气道重建、放射性核素肺通气/灌注扫描等。

3. 纤维支气管镜检查　兼有诊断和治疗的作用。

4. 肺功能检测。

【诊断要点】

1. 临床表现

（1）呼吸改变：①周围性呼吸衰竭表现为呼吸频率增快,呼吸困难、鼻翼扇动、三凹征、点头呼吸、呻吟等,后期出现呼吸无力或减慢、精神萎靡,提示呼吸衰竭严重,可很快出现呼吸停止。②中枢性呼吸衰竭表现为呼吸节律不齐,可出现潮式呼吸、叹息样呼吸、抽泣样呼吸、呼吸暂停等。

（2）低氧血症：缺氧早期表现为发绀、心率增快、心音低钝、烦躁；严重缺氧时可出现血压下降、心律失常、昏迷、惊厥、肝肾功能损害、消化道出血、肠麻痹等。

（3）CO_2 潴留：早期可出现烦躁不安、多汗、头痛。在 $PCO_2>80mmHg$ 时,出现定向能力减弱、淡漠、嗜睡、谵妄等意识障碍。$PCO_2>120mmHg$ 时,可出现昏迷、抽搐,甚至出现脑疝症状和体征,同时可伴有各种反射抑制、面色潮红、肌肉震颤等。

2. 血气分析诊断标准

（1）在海平面标准大气压下,于静息条件下呼吸室内空气,并排除发绀性心脏病的前提下,取动脉血测定。

呼吸功能不全：$PO_2<80mmHg$, $PCO_2>45mmHg$, $SaO_2<91\%$。

Ⅰ型呼吸衰竭：$PO_2<50mmHg$, $SaO_2<85\%$, PCO_2 正常。

Ⅱ型呼吸衰竭：$PO_2<50mmHg$, $PCO_2>50mmHg$。

（2）在吸氧的条件下,可测定氧合指数（PO_2/FiO_2）作为呼吸衰竭严重程度的指标,若 <250mmHg 可诊断为急性呼吸衰竭。

（3）肺泡动脉氧分压差（$A-aDO_2$）判断有无肺弥散功能障碍和通气/血流比值失调,正常值 5~15mmHg,>15mmHg 提示有肺内分流。

【呼吸衰竭的评估】

1. 呼吸频率　婴儿呼吸困难的首要表现是呼吸增快（气促）。若婴儿呼吸 >80 次/分时,易引起呼吸肌疲劳,而当危重患儿呼吸频率减慢或节律不规则时,常表明病情恶化。

2. 呼吸作功　出现鼻翼扇动、三凹征、点头呼吸、呻吟、吸气性喘息和呼气延长是呼吸做功明显增加的体征。吸气性喘鸣（吸气相高调音）提示上呼吸道阻塞；呼气延长（呼气性喘鸣）是下呼吸道阻塞的体征。

3. 通气　通过观察胸廓扩张和听诊呼吸音来评估潮气量和有效通气量,胸廓扩张减弱可能是通气不足、气道阻塞或肺不张等引起。

4. 皮肤颜色和温度　发绀是低氧血症的主要表现,但当环境温度低和肢端灌注差,皮肤也可出现花纹、发凉。

【治疗措施】

1. 病因治疗。

2. 保持呼吸道通畅,改善通气功能。

3. 氧疗 根据患儿病情和缺氧程度,可采用不同的给氧方式。

(1)鼻导管或鼻塞给氧:FiO_2 可达 30%~40%。

(2)开放式面罩:FiO_2 可达 45%~60%。

(3)氧气头罩:FiO_2 可达 50%~60% 且较恒定。

(4)持续正压给氧(continous positive airway pressure,CPAP):适用于肺内分流增加导致严重低氧血症用普通给氧效果不好的患儿。可以经鼻塞法、面罩法或气管插管进行 CPAP。

4. 气管插管与机械通气 以下情况建议行机械通气:①上呼吸道梗阻;②频繁呼吸暂停或呼吸骤停;③呼吸表浅、微弱,双肺呼吸音降低;④呼吸肌(肋间肌、膈肌)麻痹,不能维持正常呼吸或血氧饱和度;⑤血气分析:$PCO_2>60mmHg$;吸入 $FiO_2 60\%$ 时,$PO_2<60mmHg$。根据年龄大小和病情轻重,选择恰当的机械通气模式和呼吸机参数,根据病情进展和血气分析随时调整。

5. 维持水、电解质和酸碱平衡。

6. 营养支持治疗。

7. 维护脏器功能。

第三节 感染性休克

感染性休克(septic shock)是因机体对侵入的各种病原体及毒素发生的炎症免疫反应失控引发微循环障碍,导致有效循环血容量减少,组织细胞灌注不足而出现的一组临床综合征。主要表现为在原发感染的基础上伴有休克表现(即:面色苍白、皮肤发花或发绀、四肢冷湿、精神烦躁或萎靡、脉搏细速、血压下降、脉压缩小及尿量减少等)。

【病史采集】

1. 了解有无低灌注的表现 有无面色苍白或青灰,口唇、指(趾)端有无发绀,皮肤有无发花,手足有无发凉、湿冷(少数"暖休克"病例早期表现为面色暗红、四肢温暖);详细了解患儿神志,有无烦躁或嗜睡,有无惊厥、昏迷;了解尿量有无明显减少或无尿;有无气促、甚至呼吸节律不整等。

2. 了解有无原发病的表现 有无寒战、高热或体温不升,有无咳嗽、气促、呼吸困难及发绀,有无腹泻、呕吐,有无惊厥、昏迷,皮肤瘀点、瘀斑等。

【体格检查】

1. 仔细检查了解有无皮肤黏膜苍白或青灰,有无皮疹或瘀点、瘀斑等。

2. 手足发凉、湿冷的程度。

3. 精神反应,意识障碍的程度,有无神经系统阳性体征。

4. 检查血压、呼吸、心率、毛细血管再充盈时间、肛(趾)温差。

【辅助检查】

1. 血常规及 C- 反应蛋白(C-reactive protein,CRP)、降钙素原。

2. 病原学检查 在抗菌药物使用前,常规进行血液(或其他体液、渗出液)和脓液培养(包括厌氧菌培养)及药敏试验。

3. 肝、肾功能,心肌酶谱等检查。

4. 血气分析、血乳酸及电解质测定　血乳酸水平及乳酸清除率反映休克时微循环和代谢的状况,对判断预后有意义。

5. 休克难以纠正时,应注意做有关 DIC 的检查。

6. 其他　心电图、X 线检查及超声心动图等按需进行选择。

【诊断要点与鉴别诊断】

1. 诊断要点

(1)感染性休克代偿期:临床表现符合下列 6 项中的 3 项:①意识改变:烦躁不安或萎靡,表情淡漠,意识模糊,甚至昏迷、惊厥;②皮肤颜色改变:面色苍白发灰,唇周、指(趾)发绀,皮肤花纹,四肢凉,如有面色潮红,四肢温暖,皮肤干燥为暖休克;③外周动脉搏动细弱,心率、脉搏增快;④毛细血管再充盈时间≥3 秒(需除外环境温度影响);⑤尿量 <1ml/(kg·h);⑥代谢性酸中毒(除外其他缺血缺氧及代谢因素)。

(2)感染性休克失代偿期:代偿期临床表现伴血压下降:1~12 个月 <70mmHg;1~10 岁 <70mmHg+[2×年龄(岁)];≥10 岁 <90mmHg。

2. 鉴别诊断　需与心源性休克、低血容量休克及过敏性休克等进行鉴别诊断。

【治疗措施】

1. 控制感染　在明确严重脓毒症 1 小时内给予抗生素治疗,病原未明确前联合使用广谱高效抗生素。

2. 液体复苏　迅速建立两条静脉或骨髓输液通道。条件允许者应放置中心静脉导管。

(1)第 1 小时快速补液:常用 0.9% 氯化钠 20ml/kg 于 5~10 分钟经静脉推入,第 1 小时快速输液常常需要 40~60ml/kg 或更多,注意当出现心力衰竭、肺水肿临床体征而血流动力学无改善时,应立即减慢液体输注速度。

(2)继续和维持补液:继续补液可用 1/2~2/3 张液体,6~8 小时内输液速度 5~10ml/(kg·h)。维持补液用 1/3 张液体,24 小时内输液速度 2~4ml/(kg·h)。在保证通气的前提下,根据血气分析结果给予碳酸氢钠,使 pH 达 7.25 即可。

3. 血管活性药物　在早期液体复苏阶段甚至低血容量还未完全纠正时,可用升压药来维持灌注压。必须根据休克的不同阶段和血流动力学特点应用血管活性药物。

(1)液体复苏难以纠正的低血压患儿首选多巴胺:5~10μg/(kg·min)持续泵注,根据血压监测调整剂量,最大不宜超过 20μg/(kg·min)。

(2)冷休克有多巴胺抵抗时首选肾上腺素:0.05~2μg/(kg·min)持续泵注。

(3)暖休克有多巴胺抵抗时首选去甲肾上腺素:0.05~0.3μg/(kg·min)持续泵注。

(4)伴有心功能障碍可用正性肌力药物:常用多巴酚丁胺 5~10μg/(kg·min)持续静脉泵注,最大不宜超过 20μg/(kg·min)。多巴酚丁胺抵抗者,可用肾上腺素。若存在儿茶酚胺抵抗,可选用磷酸二酯酶抑制剂,如氨力农、米力农。

(5)心功能障碍严重且存在高外周阻力,在液体复苏及应用正性肌力药物的基础上,可使用血管扩张药,如硝普钠 0.5~8μg/(kg·min)。

4. 激素治疗　对儿茶酚胺抵抗、可疑或被证实存在肾上腺功能不全的儿童可采用激素治疗。目前主张小剂量、中疗程使用激素。

5. 血糖控制　目前儿童的最佳血糖浓度范围还不明确,治疗中应注意监测血糖浓度。

6. 纠正凝血障碍　早期可给予小剂量肝素 5~10U/kg 皮下注射或静脉输注,每 6 小时

1 次。若已明确有弥散性血管内凝血,则应按常规治疗。

7. 其他　如肾脏替代疗法、体外膜肺(extracorporeal membrance oxygenation , ECMO)。

8. 观察随访　①注意有无呼吸窘迫,严重低氧血症和高碳酸血症等呼吸窘迫综合征之征象;②观察有无少尿或无尿,检测血中尿素氮、肌酐进行性增高,代谢性酸中毒等肾衰竭征象;③注意有无黄疸、腹水、出血倾向和肝性脑病等肝衰竭征象;④观察有无昏迷、抽搐、肢体瘫痪、病理性神经反射、瞳孔不等大等脑水肿和呼吸抑制等征象;⑤检查有无皮肤瘀点、瘀斑、内脏广泛出血等 DIC 表现。

【预防措施】

早期积极控制感染,认识发生休克的高危因素并积极处理,预防休克发生。

第四节　过敏性休克

过敏性休克(anaphylaxis , anaphylactic shock)是外界某些抗原性物质进入已致敏的机体后,在短时间内发生的累及多脏器的综合征。常见的致敏原有:药物、血清制品、蜂毒(蜂蜇伤)、部分海鲜、水果、坚果类食物等。当致敏原进入体内与相应的抗体作用后,释放大量组胺、缓激肽、5–羟色胺和血小板激活因子,致全身毛细血管扩张,通透性增加,血浆渗出,有效循环血量急剧下降,产生休克的一系列临床症状。过敏性休克的表现与程度,与机体反应性、抗原进入量及途径不同有很大差别。常发生突然且很剧烈,若不及时处理,可危及生命。

【病史采集】

1. 检查有无全身各组织脏器低灌注表现(方法同感染性休克)。

2. 详细了解有无接触变应原病史(如用药史或毒虫刺咬等)及出现临床症状的时间。

3. 了解有无过敏的前驱症状。

【体格检查】

1. 仔细检查了解有无皮肤黏膜苍白、青灰,有无皮疹或局限性水肿等。

2. 呼吸困难程度及有无肺水肿,观察唇色、呼吸节律、有无喉喘鸣,肺部听诊有无中细湿啰音等。

3. 注意观察精神反应,意识障碍的程度,有无神经系统阳性体征。

4. 监测血压、呼吸、心率、毛细血管再充盈时间。

【辅助检查】

1. 血常规　白细胞计数正常或增高,嗜酸性粒细胞增多。

2. 血清 IgE 增高。

3. 过敏原检测　应在休克解除后检查。

【诊断要点与鉴别诊断】

1. 诊断要点　有明确的变应原接触病史,很快出现血压下降、意识障碍等休克表现,同时伴有过敏的前驱症状,即可诊断。

2. 鉴别诊断　需与心源性休克、低血容量休克及感染性休克进行鉴别。

【治疗措施】

1. 立即停止使用并清除引起过敏的物质。

2. 肾上腺素　为首选药物, 0.1% 肾上腺素 0.01~0.03mg/kg 静脉注射(也可皮下或肌内注射），每次最大量不超过 0.5mg，必要时 5~10 分钟后可重复使用。

3. 肾上腺皮质激素　地塞米松每次 0.1~0.3mg/kg，静脉推注，或醋酸氢化可的松每次 5mg/kg，静脉滴注，4~6 小时后可重复使用。

4. 异丙嗪　每次 1mg/kg，静脉滴注或肌内注射，必要时可每日 2~3 次。

5. 10% 葡萄糖酸钙 5~10ml，静脉滴注。

6. 给氧，保持呼吸道通畅。

7. 液体复苏、血管活性药物应用可参照感染性休克。

8. 观察随访　①注意呼吸困难程度及有无喉喘鸣，如有喉痉挛或呼吸衰竭、肺水肿，及时气管插管；②注意血压、心音、四肢循环、尿量尿色；③肝肾功能、凝血功能等。

【预防措施】

明确引起本症的过敏原，并进行有效地规避。

第五节　心源性休克

心源性休克（cardiogenic shock）是由于心脏急性排血功能障碍引起组织和器官血液灌流不足而导致的休克，是心脏泵衰竭的极期表现。由于心脏排血功能衰竭，不能维持有效心排血量，进而血压下降，重要脏器和组织供血严重不足，导致全身性微循环功能障碍，出现以缺血、缺氧、代谢障碍及重要脏器损害为特征的病理生理过程。常见病因有先天性心脏病、暴发性心肌炎、严重心律失常、心脏压塞和急性肺梗死等。心源性休克是心脏病最危重的征象之一，病死率极高。

【病史采集】

1. 仔细检查询问，了解有无面色苍白、心悸、心慌、心前区不适；有无活动后气促、发绀，反复呼吸道感染，生长发育落后；有无心动过速，反复晕厥等。

2. 仔细观察，了解有无烦躁不安、面色苍白、皮肤发花、手足发凉、水肿、尿量减少等。

【体格检查】

1. 休克体征（同感染性休克）。

2. 注意呼吸、心率、心音、心前区杂音、双下肢水肿、肝大。

【辅助检查】

1. 心电图　心律失常或心肌缺血。

2. X 线胸片　心脏扩大，肺淤血或肺水肿。

3. 超声心动图　心腔扩大，收缩和（或）舒张功能低下。

4. 其余检查　同感染性休克。

【诊断要点与鉴别诊断】

1. 诊断要点　有严重的基础心脏病（暴发性心肌炎、心脏压塞、心律失常、先天性心脏病等），休克的典型临床表现。

2. 鉴别诊断　需与过敏性休克、低血容量休克及感染性休克进行鉴别。

【治疗措施】

1. 一般治疗　镇静，给氧，必要时机械通气。

2. 原发病治疗　纠正心律失常，处理心脏压塞等。

3. 液体复苏　谨慎扩容,扩容速度≤10ml/(kg·h),出现肺部湿啰音和肝大时应立即停止扩容。

4. 血管活性药物　多巴胺 5~10μg/(kg·min),多巴酚丁胺 5~10μg/(kg·min)持续静脉泵注;磷酸二酯酶抑制剂米力农 0.5~1mg/(kg·min)持续静脉泵注;肾上腺素 0.01~0.1μg/(kg·min)持续静脉泵注;硝普钠 0.5~8μg/(kg·min)持续静脉泵注;如存在心率慢,异丙肾上腺素 0.01μg/(kg·min)启用,剂量调至维持满意心率为止。

5. 改善心肌营养及代谢　大剂量维生素 C,1,6- 二磷酸果糖,磷酸肌酸钠等。

6. 观察随访　警惕有无肺水肿及心力衰竭。

【预防措施】

及时治疗严重心律失常,心包积液,先天性心脏病,避免发生心源性休克。

第六节　急性心力衰竭

急性心力衰竭(acute heart failure, AHF)是指心脏不能提供足够的血氧满足全身代谢需要而出现的综合征,各年龄期均可发生,以婴幼儿期最常见且多呈急性经过。重症病例可发生急性肺水肿及心源性休克,是儿科常见危重症,亦是小儿死亡的重要原因。

【病史采集】

1. 了解有无先天性心脏病、心肌病、心肌炎、心律失常、风湿性心脏病及结缔组织病,肺炎、肾炎、高血压、贫血及输液输注过多过快等。

2. 有无恶心、呕吐、尿少、水肿、体重增加。

3. 有无呼吸困难、咳嗽、咳粉红色泡沫痰。

4. 小婴儿有无喂养困难、多汗、哭声弱、精神萎靡或烦躁、体重增长缓慢。

【体格检查】

1. 注意观察精神状态,重要生命体征(心率、呼吸、血压)。

2. 有无面色发绀、水肿、颈静脉怒张、四肢肢端凉,毛细血管充盈时间。

3. 注意呼吸动度、呼吸音,有无细湿啰音及哮鸣音。

4. 仔细检查心界大小、心音、心律、心脏杂音,有无奔马律。

5. 注意肝脏大小、质地、肝 - 颈静脉反流征、有无腹水。

【辅助检查】

1. 胸部 X 线片　心脏增大 CTR>0.5,肺淤血,肺水肿。

2. 心电图　有助于病因诊断和指导洋地黄的使用。

3. 超声心动图　有助于病因诊断。

4. 脑利钠肽　脑利钠肽(BNP)和氨基末端脑利钠肽前体(NT-proBNP)主要由心室肌细胞分泌。心室扩大、心室壁应力增高是刺激脑利钠肽分泌增多的主要因素,并与心力衰竭严重程度相关。

5. 动脉血气分析。

6. 其他　核素心肌显像、CT 扫描、MRI。

【诊断要点】

1. 心力衰竭的诊断　①呼吸困难,青紫突然加重,安静时呼吸达 60 次/分以上。②安静时心率增快:婴儿 >180 次/分,幼儿 >160 次/分,不能用发热或缺氧解释。③肝大(进行性)

达肋下 3cm,或短时间内增大,不能用横膈下移等原因解释。④心音明显低钝或出现奔马律。⑤突然烦躁、面色苍白或发灰,不能用原有疾病解释。⑥尿少、水肿,除外肾炎、营养不良、维生素 B_1 缺乏等原因。

2. 心力衰竭程度的临床评估

NYHA 分级法:主要按患儿症状和活动能力分为以下 4 级:

Ⅰ级:体力活动不受限制。学龄期儿童能够参加体育课,并且能和同龄儿童一样活动。

Ⅱ级:体力活动轻度受限。休息时无任何不适,但一般活动可引起疲乏、心悸或呼吸困难。学龄期儿童能够参加体育课,但活动量比同龄儿童小。可能存在继发性生长障碍。

Ⅲ级:体力活动明显受限。少于平时一般活动即可出现症状,例如步行 15 分钟就可感到疲乏、心悸或呼吸困难。学龄期儿童不能参加体育活动,存在继发性生长障碍。

Ⅳ级:不能从事任何体力活动,休息时亦有心力衰竭症状,并在活动后加重。存在继发性生长障碍。

【治疗措施】

1. 一般治疗

(1)休息、镇静与体位:目的是减轻心脏负担,减少心肌耗氧量。应卧床休息,保持头高脚低位,必要时使用苯巴比妥、地西泮等镇静剂。

(2)吸氧:有气促、发绀者应予吸氧,以鼻导管或面罩吸入湿化的 40%~50% 氧气。

(3)维持水电解质平衡:严重心力衰竭者应限制液体入量和输注速度。

2. 病因及并发症治疗。

3. 药物治疗

(1)正性肌力药物

1)洋地黄制剂:①地高辛:口服,负荷量(化量)为:未成熟儿 10~20μg/kg,足月新生儿 20~30μg/kg,婴幼儿 30~40μg/kg,年长儿 25~30μg/kg。②毛花苷丙:静注,负荷量为:新生儿 20μg/kg,<2 岁 30μg/kg,>2 岁 40μg/kg。首剂为负荷量的 1/2~1/3,余量分 2~3 次给予,每次间隔 6~8 小时。

2)β 肾上腺素受体激动剂:常用多巴胺、多巴酚丁胺。多巴胺常用剂量为 5~10μg/(kg·min),多巴酚丁胺剂量为 5~20μg/(kg·min),从小剂量开始逐渐调整。

3)磷酸二酯酶抑制剂:氨力农首剂静注 0.75~1mg/kg,之后 5~10μg/(kg·min)持续静脉滴注。米力农首剂 50μg/kg,之后 0.25~0.5μg/(kg·min)持续静脉滴注。

(2)利尿剂:①呋塞米(速尿):静脉注射,1~2mg/kg。②氢氯噻嗪(双氢克尿噻):口服,0.5~1.5mg/kg,每 12 小时一次。③螺内酯(安体舒通):口服,1~2mg/kg,每 12 小时一次。④依他尼酸(利尿酸钠):静脉注射,0.5~1mg/kg,每日 1 次;口服,1~3mg/kg,每日 1 次。

(3)血管扩张剂:急性心力衰竭时常用硝普钠或硝酸甘油。①硝普钠:0.5~8μg/(kg·min)静脉滴注;②硝酸甘油:1~5μg/(kg·min)持续静脉滴注。

(4)心肌能量代谢赋活剂:①磷酸肌酸(CP):静脉注射,1~2g/d,每日 1 次。②果糖二磷酸钠(FDP):静脉注射,80~160mg/(kg·d),每日 1 次,速度约为 10ml/min(75mg/ml)。③辅酶 Q_{10}:口服,每次 10mg,每日 1 次或每 12 小时 1 次。

4. 急性心力衰竭性肺水肿的处理

(1)供氧与通气支持:酒精氧气吸入法,必要时行机械呼吸,呼吸末正压有助于缓解肺水肿。

（2）镇静：烦躁严重者首选吗啡，0.1~0.2mg/kg，静脉注射或肌内注射。

（3）利尿剂：选用襻利尿药，如呋塞米 1~2mg/kg 静脉注射。

（4）洋地黄制剂：静脉滴注毛花苷丙。

（5）血管扩张剂：可选硝酸甘油或硝普钠。

（6）肾上腺皮质激素：常静脉滴注地塞米松。

（王晓林）

第七节　颅内高压综合征

颅内高压综合征（intracranial hypertension syndrome）是因多种病因（以急性感染性疾病最常见）引起的，以剧烈头痛、喷射性呕吐、意识障碍、惊厥、前囟膨隆紧张、瞳孔改变、呼吸障碍、体温调节及循环障碍、高血压、视盘水肿等为主要表现的临床综合征。本症是小儿常见危急症之一。

【病史采集】

1. 了解有无头痛、喷射性呕吐、意识障碍、惊厥、前囟膨隆紧张等临床表现及其发生的时间、持续时间、表现形式等。

2. 了解是否伴发热、咳嗽、腹泻、皮肤瘀点瘀斑、少尿、黄疸等伴随症状。

3. 详细了解有无中毒、外伤及窒息等意外伤害史。

4. 详细了解有无颅内及颅外其他脏器系统（包括心、肺、肝、肾、血液、内分泌、结缔组织等）慢性基础疾病病史及发展经过、治疗情况等。

5. 了解生活环境、生活习惯、卫生习惯、家族史，有无中毒，有无寄生虫、结核、真菌、流行性乙型脑炎病毒等感染的条件。

【体格检查】

1. 注意意识障碍的程度、瞳孔改变、呼吸状态、心率快慢，小婴儿注意有无前囟膨隆紧张。

2. 详细了解肌力、肌张力情况，深浅反射情况、有无脑膜刺激征、病理征，有条件者行眼底检查。

3. 仔细检查有无黄疸、发绀、瘀点、瘀斑、水肿、肝脾淋巴结肿大等伴随体征。

4. 血压高低、肢端循环灌注情况。

5. 注意体格发育、营养状态。

【辅助检查】

1. 颅内压力测定　是确诊颅内高压综合征的重要手段。临床常用的测定方法为脑脊液压力的直接测定，有脑室穿刺或腰椎穿刺测压法。一般新生儿脑脊液压力高于 0.8kPa（80mmH$_2$O），婴幼儿脑脊液压力高于 1.0kPa（100mmH$_2$O），3 岁以上小儿脑脊液压力高于 2.0kPa（200mmH$_2$O）可诊断颅内高压。在有明确颅内高压时为避免脑疝发生，一般不行腰椎穿刺，必要时放出脑脊液要缓慢，不超过 2ml，并在术前使用甘露醇。

2. 电子计算机 X 线断层扫描（CT）和磁共振（MRI）检查　是目前脑水肿临床早期诊断最可靠的方法。影像中颅内出现低密度区即可诊断。MRI 更适合于婴幼儿。

3. B 超　新生儿和婴幼儿前囟未闭，超声扫描可诊断较重脑水肿和脑室变化。

4. 其他检查　包括血常规、血生化等，用于病因诊断。

【诊断要点】

1. 存在导致颅内压增高的原因或原发疾病。

2. 小儿急性脑水肿临床诊断的主要指标和次要指标各有 5 项。具备 1 项主要指标及 2 项次要指标即可诊断。

（1）主要指标：①呼吸不规则；②瞳孔改变；③视乳头水肿；④前囟隆起或紧张；⑤高血压。

（2）次要指标：①昏迷；②惊厥；③呕吐；④头痛；⑤使用甘露醇后症状明显好转。

3. 颅内压力测定。

4. CT、MRI 等提示有脑水肿、颅内占位性病变等。

【治疗措施】

1. 一般治疗 密切监护患儿意识、瞳孔、血压、呼吸、脉搏和体温等生命体征。并注意：①侧卧位，防止胃内容物反流引起窒息。②上半身抬高 20°~30°，以利静脉回流。但对休克未纠正患儿宜采用平卧位以脑灌注压降低，加重脑水肿。移动头部时需极为小心，避免脑疝发生。③体温控制在 35~37℃。④保持气道通畅。昏迷和频繁惊厥者应气管插管。⑤液体入量限于 60~80ml/kg，1/3~1/5 张含钠液，记录尿量，入量应少于出量。

2. 病因治疗。

3. 降低脑水肿及颅内压的药物治疗

（1）脱水治疗：①20% 甘露醇：一般剂量每次 0.5~1g/kg，每 4~6 小时 1 次。脑疝时可加大剂量至 2g/kg。静脉注射后 10 分钟开始生效，30 分钟作用最强，作用可维持 4~6 小时。②10% 甘油果糖：降低颅内压作用起效较缓，持续时间较长，常与甘露醇交替使用。剂量为每次 5~10ml/kg，每天 1~2 次。③呋塞米：与甘露醇合用有协同作用，特别适用于脑水肿并发心力衰竭、肺水肿、肾衰竭者。剂量为每次 1~2mg/kg，肌内注射或静脉注射，2~5 分钟起效，1~2 小时达高峰，持续 4~8 小时，合并低蛋白血症时与白蛋白合用疗效更好。

（2）肾上腺皮质激素治疗：对血管源性脑水肿效果最佳。地塞米松效果较好，剂量 0.5~1mg/kg，每 4 小时 1 次，2~4 次后改为 0.1~0.5mg/kg，每 8 小时 1 次，据病情可用 2~7 天。

抗脑水肿与颅内高压第一线三联药以甘露醇（甘油果糖）+ 呋塞米（白蛋白）+ 地塞米松为首选，当脑水肿患儿并发心衰、肺水肿和肾衰时，以呋塞米 + 白蛋白 + 地塞米松为佳。

4. 抗脑水肿及颅内高压的特殊治疗

（1）液体疗法：脑水肿需脱水治疗，但又要保持酸碱水电解质平衡，维持有效血容量。一般情况下每天 30~60ml/kg，有高热、呕吐和腹泻者酌情补充，使患儿处于轻度脱水状态，如脑水肿合并休克时应先补后脱，或快补慢脱，脑疝合并有效血容量不足时应快脱慢补，脑水肿合并心肾功能不全应慢脱慢补。并据病情严密监测中心静脉压、尿量、尿比重、血钠及血渗透压。

（2）过度换气疗法：适用于机械通气伴颅内高压的患儿。该方法作用快，无反跳，但不持久。机械通气下使 $PaCO_2$ 降至 25~30mmHg，维持 1~2 小时可达治疗目的，但 $PaCO_2$ 不能 <20mmHg，否则可致脑细胞缺血缺氧死亡。

（3）穿刺降压术：通过侧脑室穿刺引流脑脊液，借助颅内压监测控制脑脊液引流速度。颅内占位性病变患儿和腰椎穿刺降压术应慎用，以免发生脑疝。

（4）亚冬眠疗法：近年来在临床广泛应用，特别适用于颅内高压伴高热者。

（5）控制惊厥疗法：常用药物有地西泮、咪达唑仑、苯巴比妥等。

（6）高压氧舱疗法：目前认为高压氧在治疗缺血缺氧性脑病所致的脑水肿疗效显著，且患儿年龄愈小，治疗愈早，效果愈好，但有学者提出，新生儿高压氧治疗后虽可减轻脑损伤，但是否有远期氧中毒研究。

（7）血液稀释疗法　在无明显贫血情况下,血液供氧能力与血液黏度成反比。最佳的血细胞比容为 0.3~0.4,最有利于微循环灌注组织缺氧。白蛋白、血浆和低分子右旋糖酐可提高胶体渗透压,吸收组织水分,降低血液黏度。与甘露醇合用有协同作用。

第八节　溺　水

溺水(near drowning)是指大量水液被吸入肺内,引起人体缺氧窒息的危急病症。溺水是小儿时期常见的意外死亡因素之一。溺水根据水温可分为冷水溺水(水温≤20℃)和热水溺水(水温≥20℃),有的还包括水温≤5℃的极冷水溺水;根据水的性质还可分为淡水溺水和海水溺水。窒息、缺氧、血流动力学及血液生化改变是其基本病理生理基础。

【病史采集】

1. 了解溺水的原因,溺水持续时间,溺水种类,溺水前有无其他疾病,如癫痫发作、心脏疾病,有无服药、酗酒、外伤等。

2. 了解获救时的意识状态,有无自主呼吸、心率、瞳孔大小及对光反射,体温、血压、呼吸道分泌物的量及性质,有无外伤。

3. 了解复苏开始的时间及反应。

【体格检查】

1. 呼吸系统　注意有无低氧血症、有无呼吸节律及频次变化、肺部有无啰音及肺水肿。

2. 神经系统　注意有无瞳孔改变、肌力及肌张力的变化,有无意识障碍等。

3. 循环系统　注意有无心率或心音变化,有无休克表现,有无心力衰竭体征。

4. 其他　注意有无体温变化,有无尿量减少,有无外伤表现等。

【辅助检查】

1. 生化检查　肝肾功能、电解质、心肌酶、血气分析、凝血功能、血常规、必要时查酒精、抗癫痫药物等血药浓度监测。

2. 物理检查　胸片、心电图、头颅 CT,根据具体病情选择胸部 CT、头颅 MRI 等检查以明确相应系统受损程度。

【诊断要点】

有明确淹溺史,结合面色发绀、肢体湿冷、腹胀、意识障碍和心跳呼吸异常甚至骤停的临床表现可作出诊断。

【治疗措施】

1. 院前急救　原则是迅速恢复呼吸、心跳,组织护送医院。若患儿已经严重呼吸障碍或心跳呼吸停止,应立即实施心肺复苏,即胸外心脏按压和口对口人工呼吸,而不是先控水。人工呼吸前应先清除口腔内泥沙、呕吐物等异物。在抢救中注意防止误吸、身体复温和保温。徒手心肺复苏无效者可现场气管插管,给氧,开通静脉通道,使用肾上腺素。送往医院途中监测呼吸、心跳,必要时边转运边实施心肺复苏。因不能明确是否合并颈椎或脊柱损伤,搬运溺水患儿时应避免旋转或弯曲患儿的颈部。

2. 院内救治与监护

所有溺水患儿经现场急救后均应住院治疗,严密监护,溺水较轻者观察至少 6~8 小时。现场急救后呼吸、心跳未恢复,不管淹溺多长时间,到医院后仍应进行正规心肺复苏。

（1）呼吸支持:昏迷者气管插管保持呼吸道通畅,防止胃食管反流。呼吸不规则或无自主呼吸给予机械通气。肺水肿给予呼气末正压通气。

（2）恢复有效循环:维持有效血容量,低血压可用多巴胺,低心排量可用肾上腺素。加强ECG监测,及时发现心律失常并予治疗。

（3）防治脑水肿:头肩部抬高15°~30°。复苏后仍昏迷、循环功能稳定者可给予诱导性低温（34~36℃）疗法,或仅头部低温。控制高血糖,防止低血糖。脑水肿者使用20%甘露醇、呋塞米和糖皮质激素。

（4）体温恢复:溺水者常伴有低体温。体温>32℃者,通过物理升温患儿可自行恢复正常体温;重度低温（<32℃）者,可用体温调节毯,或将输入的液体、氧气加温至37~40℃,或用温热液体灌洗胃,也可采用更快捷的血液透析、体外循环等方法复温。

（5）防治感染:测痰培养及血培养,有细菌感染证据者给予抗生素治疗。吸入脏水者有发生全身曲霉菌感染的可能,河水或水库溺水者有螺旋体感染可能,及时给予相应抗生素治疗。

（6）高压氧治疗:有利于改善脑缺氧、减轻脑水肿、降低颅内压,可能对改善预后有益。

（7）对症支持疗法:①纠正水、电解质及酸碱失衡紊乱;②提供足够能量;③镇静止惊;④大剂量维生素C、维生素E以清除自由基,减轻细胞损伤;⑤保护肝肾功能等。

第九节　亚硝酸盐中毒

亚硝酸盐中毒是由于亚硝酸盐被吸收后使血红蛋白氧化为高铁血红蛋白,从而失去携氧能力,引起组织缺氧所致的中毒。本病的突出表现为皮肤黏膜发绀及其他缺氧表现。

【病史采集】

1. 了解有无食用含有硝酸盐和亚硝酸盐的食物史,如变质的青菜、卤制品等。

2. 了解患儿在进食后30分钟~4小时内有无突发皮肤黏膜青紫,尤其口周和指端,青紫和缺氧是否成比例。

3. 了解患儿有无头晕、头痛、心悸、气短、恶心、呕吐、腹痛、腹泻等,有无呼吸困难、抽搐、昏迷及循环衰竭。

【体格检查】

1. 皮肤黏膜有无发绀。

2. 呼吸有无增快或减慢、有无肺水肿等。

3. 心率、心音、血压、外周循环有无改变。

4. 意识状态、肌力及肌张力、瞳孔有无改变。

【辅助检查】

静脉血呈紫黑色,暴露于空气中不变色,放置5~6小时后才变为鲜红色;用分光计检查在618~630μm有吸收光带,加1%氰化钾数滴后光带立即消失;或取一滴待检液置于白瓷板上,加联苯胺冰醋酸饱和液1滴即出现红棕色。

【诊断要点与鉴别诊断】

1. 诊断要点　有食用含硝酸盐和亚硝酸盐的食物史,皮肤黏膜的特征性改变及高铁血红蛋白还原试验即可作出诊断。

2. 鉴别诊断　需要与心肺疾病引起的发绀及其他获得性高铁血红蛋白血症相鉴别。

【治疗措施】

1. 一般治疗

2. 排出毒物　根据中毒时间、毒物剂量可给予催吐、洗胃和导泻。

3. 使用特殊解毒剂

（1）亚甲蓝：能将高铁血红蛋白还原为低铁血红蛋白。1%亚甲蓝每次 1~2mg/kg，配成 1% 溶液于 15~30 分钟缓慢静脉注射，或每次 2~3mg/kg 口服，若症状不消失或重现，1 小时后可重复以上剂量治疗。

（2）维生素 C：其还原作用较亚甲蓝弱。每日 0.5~1g 加入葡萄糖液中静脉滴注，轻症可口服，每日 1~2g。

4. 对症处理　必要时吸氧，严重中毒者可输血，预防感染。有惊厥、肺水肿、呼吸循环衰竭时给予相应的处理。

5. 观察随访　观察患儿有无呼吸困难、血压下降、心力衰竭、肺水肿、神志不清、抽搐及昏迷发生。

【预防措施】

1. 不吃变坏、变质的青菜、腌菜。

2. 用井水在铁锅内做饭、做汤时避免时间过长。

3. 化学制剂或药品必须标明名称，妥善保管，严防小儿拿到及误用。

4. 加强对肉、鱼类制品生产经营管理，严格按照《食品添加剂使用卫生标准》使用亚硝酸盐，并经检验合格后方可出厂。

第十节　一氧化碳中毒

一氧化碳（CO）中毒亦称煤气中毒，是吸入大量高浓度 CO 气体所致。CO 吸收入血后，与血红蛋白迅速形成不易解离的碳氧血红蛋白（COHb），妨碍氧合血红蛋白的解离，使血液的带氧功能发生障碍而造成低氧血症，引起组织缺氧；CO 与线粒体中的细胞色素氧化酶结合，影响细胞呼吸和氧化过程，造成细胞窒息；CO 与肌红蛋白结合，抑制肌细胞氧化磷酸化过程，导致肌细胞缺血、坏死，尤其心肌细胞受累更突出。CO 可使中枢神经系统发生过氧化损害，尤其是大脑皮质和基底节，导致中枢神经系统不可逆的脱髓鞘病变。

【病史采集】

1. 了解有无使用煤火不当、煤气管道泄漏、煤气灶操作失误、燃气热水器使用不当等病史，有无火灾中吸入大量烟雾情况。

2. 了解患儿有无头痛、头晕、胸闷、心悸、乏力、恶心、呕吐等。

3. 了解患者有无呼吸困难或活动后呼吸困难，有无震颤、视物模糊、步态不稳、神志模糊、精神错乱、晕厥、惊厥及昏迷史。

【体格检查】

1. 仔细观察口唇、指甲、皮肤、黏膜是否呈樱桃红。

2. 有无呼吸频率、节律、呼吸肌功能的改变，有无肺水肿发生。

3. 注意心率、心音、血压及外周循环有无改变。

4. 观察瞳孔、肌张力及肌力、意识改变,有无大脑局灶性损害及锥体或锥体外系损害的体征。

【辅助检查】

1. COHb 测定

(1)定性检测:①血液呈樱桃红色;②取患者血液 1~2 滴,用蒸馏水 3~4ml 稀释后,加 10% 氢氧化钠溶液 1~2 滴,混匀。血液中 COHb 增多时,加碱后血液仍保持淡粉红色不变,正常血液则呈草黄色。

(2)定量检测:可通过血氧定量仪或气相色谱仪测定血 CO 含量。

2. 脑电图及头颅 CT 检查 了解神经系统受损程度。

【诊断要点与鉴别诊断】

1. 诊断要点 有 CO 吸入史,急性中枢神经系统损害的症状及体征,COHb 阳性,即可作出诊断。

2. 鉴别诊断 需与脑血管意外、脑震荡、脑膜炎、糖尿病酮症酸中毒以及其他中毒引起的昏迷相鉴别。

【治疗措施】

1. 一般处理 迅速使患儿脱离现场,吸入新鲜空气,保持呼吸道通畅。注意保暖,避免着凉。已发生呼吸、心跳停止者给予心肺复苏。

2. 尽快以氧合血红蛋白替代碳氧血红蛋白

(1)氧疗:吸氧可促使碳氧血红蛋白解离,增加 CO 排出。有条件的医院应尽早实行高压氧治疗。高压氧能加速碳氧血红蛋白的解离;提高血氧分压及增加血氧含量;使颅内血管收缩,有利于降低颅内压;对 CO 中毒后遗症及其迟发脑病有明显防治作用。

(2)输血或换血疗法:可迅速增加患儿体内的氧合血红蛋白,改善组织缺氧。重症患儿无法进行高压氧治疗时可予输血或换血治疗。

3. 防治脑水肿,改善脑代谢,促进脑功能恢复。

4. 对症治疗,防治并发症及后遗症。

5. 观察随访 监护生命体征,注意有无肺水肿、心力衰竭、心律失常、肾衰及脑水肿的发生,有无高热及惊厥发生,有无迟发性脑病出现。

【预防措施】

1. 宣传室内使用煤火时应有的安全设置,如烟囱、风斗、小通气窗等。宣传煤气中毒的症状及急救知识,强调煤气对小婴儿的危害性及严重性。

2. 加强煤气道及灶具开关的管理。

3. 不使用有安全隐患的燃气热水器(直排式),热水器的安装必须符合安全标准要求。

第十一节 有机磷农药中毒

儿童急性有机磷中毒主要是由于误服、自服、吸入空气中的杀虫剂,接触被有机磷污染的衣物、玩具或滥用有机磷杀虫药而中毒。有机磷农药中毒的机制是有机磷化合物与胆碱酯酶结合,造成乙酰胆碱蓄积,使胆碱能神经元先兴奋后抑制,从而出现一系列中毒表现,严重者可因昏迷和呼吸衰竭而死亡。

【病史采集】

1. 了解有无误服或自服有机磷农药史、有无食入被有机磷污染的食物、有无玩耍被有机磷污染的玩具或玩耍有机磷农药容器、有无用农药灭虱子史。

2. 了解患儿有无恶心、呕吐、腹痛、多汗、大便失禁、流涕、流泪、流涎、尿频、视物模糊、咳嗽、气促、咯血性痰等。

3. 了解有无肌束震颤、胸部麻木、动作不协调、肌无力、瘫痪等。

4. 了解有无头晕、头痛、疲乏、共济失调、烦躁不安,有无意识模糊、癫痫样抽搐或昏迷。

5. 了解有无消化道出血、皮肤损害。

【体格检查】

1. 呼吸系统　注意呼出气有无异味、有无增快或减慢、肺部有无啰音及肺水肿。

2. 神经系统　有无瞳孔改变、肌束震颤、肌力及肌张力的变化,有无共济失调,有无意识障碍等。

3. 循环系统　注意有无心率或心音变化,外周循环、血压有无变化,有无心力衰竭的体征。

【辅助检查】

1. 胆碱酯酶活性测定　是诊断有机磷中毒的特异性试验指标,对中毒的严重程度,疗效判断和预后评估均极为重要。胆碱酯酶活性降低至正常的 90% 以下即有诊断意义。

2. 有机磷化合物的检测　将患儿的呕吐物或初次提取的胃内容物,以及呼吸道分泌物、尿液、被污染皮肤的冲洗液、衣服做有机磷分析,证明有机磷化合物的存在,有诊断意义。

【诊断要点】

有明确接触或服用有机磷农药史。结合临床呼出气中有蒜味、瞳孔针尖样大小、大汗淋漓、腺体分泌增多、肌纤维颤动或意识障碍等有机磷中毒的临床表现,实验室检查提示胆碱酯酶活性降低,即可作出有机磷中毒的诊断。

【治疗措施】

1. 尽早彻底清除毒物　经消化道食入者立即洗胃,洗胃液可选盐水、1% 碳酸氢钠溶液及 1∶5000 高锰酸钾溶液,但须注意有些有机磷农药用碱性液体或高锰酸钾溶液洗胃后其毒性更强,故农药中毒种类不明者,最好用 0.9% 氯化钠洗胃。洗胃溶液的温度不宜过冷或过热,以 32~38℃为宜。皮肤黏膜污染中毒者,应尽快除去污染的衣物,反复冲洗。

2. 特效解毒剂的应用

（1）阿托品:对抗乙酰胆碱对副交感神经和部分中枢神经系统的作用,消除或减轻毒蕈碱样症状,对抗呼吸中枢抑制。但对烟碱样症状和胆碱酯酶活性的复活无作用。使用原则为:早期、足量、反复给药及快速阿托品化,同时应避免阿托品中毒。①轻度中毒:每次 0.02~0.03mg/kg,口服或肌内注射,每 2~4 小时后重复一次,至症状消失为止;②中度中毒:每次 0.03~0.05mg/kg,静脉注射,每 30~60 分钟一次,阿托品化后,逐渐减少药物剂量及延长给药时间;③重度中毒:每次 0.05~0.1mg/kg,静脉注射,特别是危重患者,首次可用 0.1~0.2mg/kg,以后改为每次 0.05~0.1mg/kg,每 10~20 分钟一次,必要时 5 分钟一次。至瞳孔开始散大,肺水肿消退后,改为每次 0.02~0.03mg/kg, 15~30 分钟一次,直至意识开始恢复,改为 0.01~0.02mg/kg,30~60 分钟一次。

阿托品化的特征:瞳孔散大不再缩小,皮肤干燥,颜面潮红,肺部啰音减少或消失,心率增快。意识障碍减轻,有轻度躁动等。

（2）胆碱酯酶复能剂:可使胆碱酯酶活性重新恢复,解除烟碱样症状,但中毒时间较长者磷酰化胆碱酯酶一旦老化，复能剂效果差。主要为解磷定、氯解磷定和双复磷。目前国内推荐使用的复能剂是氯解磷定，水溶性好，发挥作用的时间快，疗效高，副作用小，使用方便，临床应用较多。剂量按轻、中、重中毒，首次量分别为 0~15mg/kg、15~30mg/kg、30mg/kg，一般肌注给药，1~2 分钟开始显效，半衰期 1.0~1.5 小时，根据患儿胆碱酯酶活力、肌颤，可间隔 0.5~2.0 小时重复一次。直到症状消失。

3. 血液净化治疗　包括血液灌流、血浆置换和全血交换等。

4. 对症处理　保持气道通畅、给氧、维持水电解质、酸碱平衡等。有呼吸衰竭时应用人工呼吸机，可保证抢救。

【预防措施】

1. 加强农药管理，专人管理。家中存放应妥善安置，放到孩子拿不到的地方，并教育儿童勿乱动。

2. 禁止用剧毒类农药灭蚊蝇、虱子。

3. 哺乳期妇女不要接触农药。

4. 禁用农药的包装袋放置粮食或食物。

5. 禁食被农药毒死的牲畜和家禽。

第十二节　毒鼠强中毒

毒鼠强是一种对人畜有强烈剧毒的药，具有强烈的致惊厥作用，其主要作用机制为毒鼠强能与 γ- 氨基丁胺（GABA）受体结合，阻止 GABA 与其受体结合，GABA 的作用被毒鼠强抑制后，中枢神经呈现过度的兴奋而导致惊厥。同时毒鼠强可直接作用于交感神经，导致肾上腺素能神经兴奋，抑制体内单胺氧化酶和儿茶酚胺氧位甲基移位酶的活性，使其失去灭活肾上腺素和去甲肾上腺素的作用，共同导致肾上腺素作用增强。急性中毒患者的早期表现为头晕、头痛、乏力、恶心、呕吐，很快发生全身抽搐，甚至呈惊厥持续状态，如不及时治疗，中毒者可因强烈的强直性惊厥迅速呼吸衰竭而死亡。中毒后患者病情反复与体内毒物残留量密切相关。

【病史采集】

1. 了解毒鼠强误用或误服史，或职业接触史。

2. 了解患者有无头痛、头晕、乏力、意识障碍、抽搐（发作形式、持续时间）。

【体格检查】

1. 呼吸节律、频率等有无改变，有无肺部啰音。

2. 心率、血压、外周循环等有无变化。

3. 意识、神志、精神状态、瞳孔、肌张力及肌力有无改变。

【辅助检查】

1. 毒物分析　可在血、尿、胃内容物中发现毒物，用薄层色谱法和气相色谱分析均可检出毒物。

2. 部分患者有不同程度的心律失常出现，心电图显示有 ST-T 改变，心肌酶谱升高，或有不同程度的肝功能损害。

【诊断要点与鉴别诊断】

1. 诊断要点　有毒鼠强接触史，以癫痫样大发作等中枢神经系统兴奋为主要临床表现；

血、尿和呕吐物等生物样品中检出毒鼠强。

2. 鉴别诊断　除外其他以癫痫样大发作为主要临床表现的疾病,如与原发性癫痫、中枢神经系统感染性疾病、脑血管意外、亲神经毒物中毒等鉴别。

【治疗措施】

1. 清除胃内毒物　催吐、洗胃、导泻。惊厥患者应在惊厥控制后洗胃。意识障碍及呼吸衰竭者应在气管插管后洗胃。洗胃完毕后注入活性炭,继以 20% 甘露醇或硫酸镁导泻。

2. 控制抽搐　是抢救成败的关键,可选用苯巴比妥钠,地西泮及咪达唑仑,可重复多次肌内注射或静脉滴注,直到惊厥控制为止。为防止大剂量用药引起的呼吸抑制,可在辅助呼吸控制下进行。加用维生素 B_6 对控制惊厥有帮助。

3. 血液净化治疗　血液净化治疗是目前唯一证实能有效彻底清除体内毒鼠强的方法,宜尽早实施。

4. 防治多脏器功能衰竭　毒鼠强中毒临床上可序贯引起脑、骨骼肌、胃肠、心、肝、肺、脾、肾等多脏器功能不全,其中以脑、胃肠、心、骨骼肌损害相对明显。因此应加强综合治疗,积极防治多脏器功能衰竭。

5. 观察随访　严密观察颅脑损害症状、体征、有无癫痫样大发作,同时注意呼吸功能、心、肝及胃肠功能不全的临床表现。

【预防措施】

1. 加强对制售违禁药物行为的打击力度,防止违禁药物的扩散。

2. 加强鼠药的管理,注意加强小儿的看管,提高防范中毒的意识。

（张　静）

第四章　儿科医患沟通特点与案例分析

根据中华医院管理学会和中国医师协会对众多医疗机构的调查表明,当前 80% 的医患纠纷不是由医疗技术引起,而是因为医患沟通不良和服务不到位所造成的。因此,在构建和谐社会的大环境下如何改善医患关系,提高医疗服务质量,已成为全社会关注的焦点。

第一节　医患沟通与医患关系

一、医患沟通

(一)医患沟通的含义与意义

1. 医患沟通的含义　医患沟通是指医患双方为了治疗患者的疾病,满足患者的健康需求,在诊治疾病过程中进行的一种交流。医患沟通不同于一般的人际沟通,它是在医疗卫生和保健工作中,医患双方围绕疾病诊治、健康及相关因素等主题,以医方为主导,通过各种有特征的全方位信息的多途径交流,使医患双方达成共识并建立信任合作关系,从而科学地引导患者诊疗疾病,达到维护人类健康,促进医学发展和社会进步的目的。

2. 医患沟通的意义

(1)医患沟通是疾病诊治的需要:疾病诊断的前提是对患者疾病的起因、发展过程的了解,病史采集和体格检查就是医患沟通和交流的过程。这一过程的质量,决定了病史采集的可靠性和体格检查的可信度,在一定意义上决定了疾病的诊断正确与否。同时,医患沟通是疾病治疗的需要,医疗活动必须由医患双方共同参与完成。

(2)医患沟通是医学发展的需要:随着现代医学科技的高速发展,临床医师对仪器的依赖性越来越大。因此,要真正体现医学的整体意义和完整价值,实现医学事实与医学价值、医学知识与人性目的的和谐统一,医患沟通比以往任何时间更显得重要。

(3)医患沟通是减少医患纠纷的需要:相当一部分医患纠纷是由于医患相互交流不足和沟通不够,致使患者及其家属对医疗服务内容和方式的理解与医护人员不一致,进而导致信任感下降所致。

(二)医患沟通的目的与原则

1. 医患沟通的目的　医患沟通的目的是通过医患沟通,使患者能够以科学的态度对待疾病;让患者了解其所患疾病的病情及其发病机制;让患者了解疾病的诊疗需要过程和时间;让患者了解所选治疗措施有好的一面,也有可能失败的情况;让患者了解同疾病相比医疗技术和水平还是相对落后;让患者了解医师是人不是神,不可能治愈所有疾病;让患者了解疾病的处治情况及可能存在的个体差异,及时沟通,以取得患者及其家属的配合。

2. 医患沟通的原则

(1)以人为本的原则:现代社会的发展是以人为中心,以满足人的需求为价值取向;现代医学模式是以家庭为中心,最大限度地提高人们的生命质量和生活质量。因此,医患沟通最根本的指导思想是坚持一切从患者出发,以患者为中心的医患沟通。

(2)诚信原则:诚信是一个社会赖以生存和发展的基石,也是医患沟通的基础和根本。在医患沟通中只有坚持诚信,才能建立良好的医患关系,才能赢得患者及其家属的信任,在诊疗过程中才能获得患者及其家属的配合,提高医患双方的满意度。

(3)平等原则:包括3层含义:第一是医患双方人格上的平等,医师不可以救助者自居;第二是对待不同民族、性别、年龄、文化程度、经济状况、生活背景等的患者,应采取一视同仁的态度;第三是公平分配有限的卫生资源。

(4)尊重原则:患者首先是一个平等的社会人,拥有人的尊严,其次才是一个需要帮助的人;因此,在与患者及其家属的交流中,应尊重患者的尊严、价值观、信仰和基本权利(如医疗权、知情权、决定权、隐私权、申诉权等)。

(5)换位原则:医务人员与患者及其家属沟通时,应该尽量站在患者的立场上去考虑问题,想患者及其家属所想,急患者及其家属所急;应该避免只把医务人员认为重要或有必要的信息传达给患者及其家属。

(6)保密原则:在询问病史和体格检查过程中应注意保护患者的隐私,切忌歧视和有不屑的眼神及语言;并且不得与无关人员讨论和泄露患者隐私。

(7)反馈原则:一方面,医务人员在听患者及其家属说话时,要通过语言和非语言反馈"听"的状态,将医务人员所理解的内容及时反馈给患者及其家属;另一方面,医务人员要细心观察患者及其家属的非语言信息反馈,准确解读患者及其家属的非语言行为,使医患沟通更加有效。

(8)共同参与原则:在诊疗活动的全过程中,需要医患双方保持畅通的信息沟通渠道。

(9)儿科医学决策的伦理原则:在我国,16岁以下患儿的医学决策通常由其父母或其他法定监护人决定,导致临床上医生常常在尊重患者自主权时感到困惑;因此,在儿科医学决策时应掌握以下原则:①监护人是否具有法定的选择与决策能力;②是否告知各种选择的益处和风险,并确认患方理解;③如果患方否定某种治疗方案或放弃治疗,应明确了解其原因;④选择是否符合被监护人的利益;⑤对侵害未成年儿童权利的决策应及时向有关部门报告,阻止侵害;⑥注意青春期患者本人的知情同意权。

(三)医患沟通的基础

在医疗市场竞争日趋激烈的社会背景下,加强与患者的沟通,充分尊重患者的知情权和选择权,能使患者积极支持、配合医疗工作,减少不必要的医患纠纷。

1. 患者的权利　患者的权利是指法律上赋予患者的各种权利,患者的权利贯穿于医学教育的整体,体现了医师对患者的尊重。

(1)生命权:是一项独立的人格权利,是自然人的生命安全不受侵犯的权利。在尊重生命的同时,要注意对他人生命的剥夺也可能会构成对剥夺人的一种伤害。

(2)健康权:是强调自然人以其器官及整体功能为内容的人格权,它的客体是人体器官其各系统乃至身心整体的运行,以及功能的正常发挥。

(3)身体权:是自然人对其肢体器官和其他组织的支配权。身体权和健康权有本质区别,身体权的客体并不是组织器官的功能,它的客体是一种器官,它不是强调器官的功能,而是强调这个器官,它更大地体现了一种支配权。而健康权的客体是一种器官的功能,身心的健康。

(4)隐私权:患者的隐私权在我国《民法通则》中没有作明确的规定,但是2004年我国《宪法》提出要保护隐私权;因此隐私权在我国是受法律保护的。

(5)保健权:《宪法》第45条规定,中华人民共和国公民平等享有医疗保健的权利。因此,医务人员如果发现急危重症患者,应该竭尽全力进行抢救。

(6)知情同意权:大多数医疗行为都有一定的创伤性(无论是给患者进行手术,还是药物治疗);因此,医护人员应充分告知患者及其家属,以获得患者及其家属的同意。知情同意的内容与范畴包括:

1)根据《医疗机构管理条例》第26条规定,医疗机构必须将职业许可证、治疗项目、诊疗时间和收费标准悬挂在医院的明显之处。

2)《医疗机构管理条例》第30条规定,医疗机构人员上岗工作,必须佩戴本人姓名、职务或职称的标牌。

3)《医疗机构管理条例》第33条规定,医疗机构实施手术、特殊检查、特殊治疗时,必须征得患者同意,并应当取得家属及其利害关系人的同意。

(7)名誉权:是一项独立的人格权,是指自然人或其他组织就其自身属性和价值所获得的社会评价而依法享有保护维护并不受他人侵犯的一项权利。这项权利特别强调的是一种社会的评价。

(8)肖像权:一般是指自然人对自己的肖像享有利益,并排斥他人侵权的一种权利。肖像权侵权就是以营利为目的,未经他人同意使用他人的肖像。

(9)自主决定权:是指具有行为能力,并处于医疗服务关系中的不被服务对象,在寻求服务的过程中,经过自主思考,就关于自己医疗问题所作出的合乎理性和价值观的决定,并根据决定采取负责的行动。自主决定权是医疗服务活动中权利制衡,是防止医护人员滥用权利的重要因素,也是人道主义的重要内容之一。《执业医师法》对自主决定权的规定如下:

1)患者有权利自主选择医疗单位服务方式和医师,患者有权决定转到其他的医院去治疗,若医师服务态度不好,患者可以向医院的医务部门投诉,而且要求更换医师。

2)患者有权自主决定接受或者不接受任何一项医疗服务(前提是患者作出一种理性的选择)。

3)患者有权利拒绝非医疗活动,如医师向患者推荐某种保健品或健身器材,患者认为对自己的疾病没有作用,有权利拒绝。

4)患者有权决定终止医疗服务,或者转去其他医疗单位治疗,终止和医院之间的医疗服务。

5)患者有权拒绝和接受任何指定的相关产品检查,并有权知道其后果。

6)患者有权自主决定其遗体或器官如何使用。

(10)亲属权:是配偶以外的其他近亲属之间以特定的身份利益为内容的一种具体身份权利,所以医务人员也要注意尊重患者的亲属权。

(11)监护权:是针对未成年人、无行为能力人、限制民事行为能力的精神病患者的一种人身财产及其他一切合法权利依法进行监督和管理的权利。其中,无民事行为能力和限制民事行为能力的监护人是他的法定代理人。但是,如果监护人作出决定明显不利于被监护人,医疗机构不应该按照监护人决定来执行,这是对监护权的一种限制。

2. 医疗机构和医务人员的权利

(1)治疗权:执业医师在医疗活动过程中利用自己的专业知识和技能为患者恢复和维持健康,提供医疗行为,这是医师的基本职业权利。治疗权利包括疾病的调查权、自主诊断权、医学处方权、强制治疗权和紧急治疗权。

(2)特别干预权:在一般情况下,医师的权利要服从于患者的权利;但是在特殊情况下,医师的特别干预权利则对患者的自主权利形成一种限制或者一种优先。医师行使特别干预权是否合乎法律和道德的要求,关键在于运用特别干预权否定患者的自主决定权是否有必要。只有当患者的自主决定权与生命价值原则发生冲突、对患者有利无害的原则发生冲突或与社会公益原则发生冲突的情况下,医师行使特别干预权才是合法的。临床实践中,医师行使特别干预权主要见于以下情况:

1)拒绝治疗:在以下情况医师应当行使特别干预权:①拒绝治疗将给患者带来严重的后果或不可挽回的损失;②拒绝治疗是由无行为能力或限制行为能力人所作出的;③拒绝治疗是在患者的精神情绪处于极不稳定状况或在药物对思维认识能力产生影响作用下所作出的。

2)高危人体试验:人体试验必须经受试者知情同意,这是毫无疑问的。但一些高度危险的试验或可能致死致残的试验,即使患者出于某种目的同意(例如希望通过高风险人体试验使疾病有很好疗效、使某些缺乏有效治疗的疾病获得痊愈,或者纯粹出于经济目的),但医师通过检查认为患者的健康情况不适宜进行这些高度危险的医学试验,医师应当行使特别干预权,以保证患者的利益。

3)善意地隐瞒病情:按照我国现行的法律规定,医师在极其特殊的情况下(即隐瞒病情对患者是有利的),征得家属同意后,可以对患者隐瞒病情。这也属于一种特别的干预权利。

(3)行为限制权利:医师在特定的情况下可以对患者进行一定的行为限制。

(4)其他:医学的研究权利以及人格尊重权利。

3. 医疗机构和医务人员的义务　医护人员同时承担着管理者、沟通者、照顾者、代言者、保护者及教育者等多重角色。因此,医护工作者不仅要有良好的政治素质、心理素质,而且要有高深的专业素质、广博的人文素质,并应用于医疗活动中,达到构建和谐医患关系的目的。

(1)诊疗义务:是指医师根据患者的要求,使用医学技术和技能正确地诊断患者所患疾病,并施以适当的治疗。在特殊情况下,诊疗义务可能会具有一种强制性(也称强制缔约义务)。例如,对于急危重症患者,即使患者身无分文,医师也必须尽到诊疗义务,及时进行抢救。

(2)书写、保存病历的义务

1)书写病历:书写病历要符合病历书写规范。按照《医疗事故处理条例》规定,医疗机构应该建立专、兼职的医疗服务质量监控部门。监控部门的相关人员应该针对病历书写质量进行监督和检查。如果要涂改病历,只能用双横线涂抹,并在其后注明涂改后的内容;如果是上级医生修改下级医生书写的病历,必须要注明修改人和修改时间。病历是绝对不允许恶意进行篡改的,恶意篡改病历,最终将导致整份病历无效。医嘱也不允许涂改,如有错误只能重新书写。

2)保存病历:医疗机构要加强对病历的管理。《医疗机构管理条例》规定:医疗机构门诊病历的保存期不得少于 15 年,住院病历的保存期不少于 30 年。

(3)取得患者有效承诺的说明义务:医务人员为了得到患者的有效承诺或同意,必须进行充分的说明。这项义务和患者的知情同意权是相对应的。

（4）转诊义务:《医疗机构管理条例》第31条对危重患者的转诊作出了如下规定:医院只有建议患者转诊的义务,没有决定转诊的权利。因此,在执行转诊义务时需注意:

1）转诊只限于设备或技术条件方面不能诊治患者的情况下实施转诊,医院没有病床不属于转诊的条件。

2）必须做到及时转诊,不能拖延。有的医院确实没有能力医治患者的疾病,但由于经济利益的驱动,有意拖延患者转诊。如果导致了不良后果,则应当按照违反转诊义务追究医院的责任。

3）医疗机构只有建议转诊权利,患者有自主决定权。但是在患者病情不稳定或随时有生命危险的情况下,无论是否转诊,均应签署一份书面的文书,说明患者是在医师充分告知基础上作出的最终决定。

4）对危重患者必须进行急救处理:《医疗机构管理条例》第31条规定,医疗机构在对极危重患者作适当的急救处理后才可以进行转诊。但是基于医疗机构所承担的注意义务,在极危重患者进行转诊时,医疗机构必须作出相应的急救处理。

5）转诊程序要合法:《医疗机构管理条例》对转诊的程序作出非常详尽的规定。按照《医疗机构管理条例》规定,医疗机构因限于设备和技术条件,对不能诊治的患者,应由科内讨论或由科主任提出,经医务科报经院长或主管业务的副院长批准,并提前与转入医院联系,征得同意后方可转诊。如果估计途中患者病情可能加重或死亡,医疗机构应留院处理,待患者病情稳定后再行转诊。较重患者急需转诊时,应在急救处理后派医务人员护送。患者转诊时,应将病历摘要随患者转诊。

（5）附随义务:在法律上也称为从义务,从义务是和主义务相对而言的。主义务是合同本身所规定的,双方约定的一种义务,或者法律明确规定的义务。从义务是和合同的性质相关,合同不需要约定,双方必须要恪守的义务。在医疗服务合同中,医师和患者之间有主义务、也有从义务。主义务是指医师要提供给患者一种令他满意的、符合国家诊疗常规和法律法规的医疗服务。同时,医疗合同本身的属性又规定了一些从义务,例如医师的保密义务。

（6）注意义务:注意义务包括一般注意义务和特殊注意义务。

1）一般注意义务:①善意注意义务:是指医务人员在医疗服务过程中对患者的生命与健康利益的高度责任心,对患者人格的尊重,对医疗服务工作的敬业忠诚及技术上追求精益求精的一种精神;②安全保障义务:医疗机构具有为患者提供安全保障的义务,作为医疗机构的管理者要尽到这种保障义务,如果没有尽到导致发生人身损害事故,法律将追究医院管理者的责任。

2）特殊注意义务:指在具体的医疗服务过程中,医务人员对每一个环节的医疗行为所具有的危险性应加以注意的具体义务。医务人员对患者具有提供医疗服务的义务,对威胁患者生命的疾病具有预见和防止的义务。

（四）医患沟通技能

医患沟通既有技术层面的交流,也有非技术层面的交流,技术交流是关键和核心所在,非技术性的交流是基础和前提条件,两者既有区别又密不可分。由于医患在技术层面信息的掌握程度不对称,欲在技术交流中达到认识上的高度统一有一定难度。而非技术交流涉及医患双方情感交流,医务人员对生命的关爱、对患方人格的尊重及情感的关注,可以增加患方对医方的信任、理解和依从;同时可以降低因技术层面信息的不对称所致的认识统一的难度。

1. 医患沟通的时间

（1）院前沟通：门诊医师在接诊患者时，应根据患者的主诉、现病史、既往史、体格检查、辅助检查等对疾病作出初步诊断，并安排在门诊治疗，对符合入院指征的可收入院治疗。在此期间，门诊医师应与患者沟通，征求患者的意见，争取患者对各种医疗处置的理解。必要时，应将沟通内容记录在门诊病历上。

（2）入院时沟通：病房接诊医师在接收患者入院时，应在首次病程记录完成时即与患者或家属进行沟通。普通患者的首次病程记录，应于患者入院后8小时内完成；急诊患者入院后，责任医师根据疾病严重程度，综合客观检查，对疾病作出诊断，在患者入院后2小时内与患者或患者家属进行正式沟通，并签署《入院医患沟通记录》。

（3）入院3天内沟通：医护人员在患者入院3天内必须与患者进行正式沟通。医护人员应向患者或家属介绍患者的疾病诊断情况、主要治疗措施以及下一步治疗方案等，同时回答患者提出的有关问题。

（4）住院期间沟通：内容包括患者病情变化时的随时沟通、有创检查及有风险处置前的沟通、变更治疗方案时的沟通、贵重药品使用前的沟通、急危重症患者随疾病转归的及时沟通、术前沟通、术中改变术式沟通、麻醉前沟通（应由麻醉师完成）、输血前沟通、医保目录以外的诊疗项目或药品使用前的沟通、发生欠费且影响患者治疗时的沟通等。其中尤其应注意以下情况的医患沟通。

1）术前沟通：应明确术前诊断、诊断的依据、是否为手术适应证、手术时间、手术方式、手术人员以及手术常见并发症等情况，并明确告之手术风险及术中病情变化的预防措施，签署《手术前医患沟通记录》。

2）麻醉前的沟通：应明确准备采用的麻醉方式、麻醉风险、预防措施以及必要时根据手术情况临时变更麻醉方式等内容，同时征得患者本人或家属的同意并签字确认。

3）输血前的沟通：应明确交代输血的适应证、必要性和可能发生的并发症，在征得患者本人或家属的同意后签字确认。

4）急危重症患者及其他特殊情况下的沟通：谈话医师必须态度严肃认真，本着实事求是的原则，耐心、仔细、详实地向患者及其家属说明患者目前的病情、治疗及预后、可能出现的各种情况，并将下一步的治疗与处理措施做详细的说明，征得患者及其家属的理解和支持，并签署《急危重症患者、特殊情况医患沟通记录》。

5）手术后沟通：术后医师应将手术中的探查发现、手术的主要过程、手术中患者病情的变化、手术可能达到的效果及术后需要继续进行的相应治疗等内容仔细、全面地告知患方，并签署《手术后医患沟通记录》。

（5）出院时沟通：患者出院时，医护人员应向患者或家属明确说明患者在院时的诊疗情况、出院医嘱、出院后注意事项及是否需要定期随诊等内容，并签署《临床治愈患者出院医患沟通记录》或《自动出院患者医患沟通记录》。

2. 医患沟通的内容　医患沟通是现代临床医疗活动顺利进行的前提条件，其内容包括使患者了解自身疾病的病因、检查结果及意义、诊断、并发症与防治措施、治疗方案的利弊、预后等与患者健康有关的各种医疗信息，最终得到患者的理解与合作，科学选择医疗方案，配合完成临床医疗活动。

（1）诊疗方案的沟通：内容主要包括主诉、现病史、既往史、体格检查、辅助检查、初步诊断、诊断依据、鉴别诊断、确定诊断、拟采用的治疗方案及初期预后判断等。

（2）诊疗过程的沟通：医护人员应向患者或家属介绍患者的疾病诊断情况、重要检查的目的及结果、主要治疗措施、某些治疗可能引起的严重后果、药物不良反应、手术方式、手术并发症及防范措施、患者病情变化及预后、医疗费用情况等，并听取患者或家属的意见和建议，回答患者或家属提出的问题，增强患者和家属对疾病治疗的信心。医护人员要加强对目前医学技术局限性、风险性的了解，有的放矢地介绍给患者或家属，使患者和家属心中有数，从而争取他们的理解、支持和配合，以保证临床医疗工作的顺利进行。

（3）患者机体状态综合评估的沟通：根据患者的年龄、性别、病史、遗传因素、所患疾病严重程度以及是否患多种疾病等情况，对患者机体状态进行综合评估，推断疾病转归及预后。

3. 医患沟通方式　患者住院期间，责任医师和分管护士必须对患者的诊断情况、重要检查目的及结果、主要治疗手段、某些治疗可能引起的严重后果、药物不良反应、手术方式、手术并发症及防范措施、医疗费用等情况进行经常性的沟通，并将沟通内容记载在病程记录和护理记录上。

（1）书面沟通：医疗机构在注意履行告知义务、实现患者知情同意权的同时，应把握告知尽可能书面化的原则，如入院须知、医院简介、就医指南、专科技术、医师介绍、病案知情文件、同意书、价格信息、信访答复（包括疾病咨询、调访、投诉）等实施书面告知。在紧急情况下无法实现书面告知时，医务人员或其他相关医疗服务人员应忠实、尽可能详细地进行记录并签字说明，作为医学证明材料。

（2）床旁沟通：首次沟通是在责任医师接诊患者查房结束后，及时将患者病情、初步诊断、治疗方案、进一步检查方案等与患者或家属进行沟通交流，并将沟通情况记录在首次病程记录上。护士在患者入院12小时内，应向患者及其家属介绍住院须知、医院及科室概况，安慰患者卧床休息，并把沟通内容记录在护理记录上。

（3）分级沟通：沟通时要注意沟通内容的层次性。应根据患者病情的轻重、复杂程度和预后好坏，由不同级别的医护人员与患者及其家属进行沟通。同时，要根据患者或家属的文化程度及要求，采取不同方式进行沟通。

1）对于普通疾病患者：应由责任医师在查房时将患者病情、预后、治疗方案等详细情况与患者或家属进行沟通。

2）对于疑难、危重患者：应由患者所在的医疗小组（由主任或副主任医师、主治医师、住院医师和责任护士组成）共同与患者或家属进行正式沟通。

3）对治疗风险较大、治疗效果不佳的患者：应由医疗组长提出，科主任主持召开全科会诊，再由医疗组长和科主任共同与患者或家属进行正式沟通，并将会诊意见及下一步治疗方案向患者或家属说明，征得患者或家属的同意，并在沟通记录中请患者或家属签字确认。必要时可将患者病情上报医务科，由医疗行政人员组织有关人员与患者或家属进行沟通或律师见证，并签订医疗协议书。

（4）集中沟通：对具有共性的常见病、多发病、季节性疾病等，由科主任、责任医师、护士长和护士等共同召集病区患者及家属参加会议，集中进行沟通。集中沟通的内容主要介绍该病发生、发展、疗程、预后、预防及诊治过程中可能出现的情况等，并回答患者及家属的提问。每个病区每月至少组织1次集中沟通会议，并将会议内容记录在科室会议记录本上。沟通地点可设在医护人员办公室或示教室。

（5）出院访视沟通：延伸关怀服务有利于增进患者及其家属与医护人员之间的情感交流。对已出院的患者，医护人员采取电话访视或登门拜访的方式进行沟通，以了解患者出院后恢复情况和对患者进行康复指导；并在出院患者登记本中做好记录。

4. 医患沟通的方法

（1）预防为主的沟通：在医疗活动过程中，如发现可能出现医患矛盾的患者或家属，应立即将其作为重点沟通对象，有针对性地进行沟通；并在交班时将值班中发现的问题和事件作为重要内容进行交班，使下一班医护人员做到心中有数、有的放矢地做好医患沟通与交流工作。

（2）变换沟通者：如责任医师与患者或家属沟通有困难或障碍时，应另换其他医务人员或上级医师及科主任与其进行沟通交流。

（3）书面沟通：临床上对于以下情况的患者应当采用书面形式进行沟通：①丧失语言能力；②需要进行特殊检查、重大手术和特殊治疗的患者；③患者或家属不配合或不理解医疗行为的患者。

（4）集体沟通：当下级医生对某种疾病的解释不肯定时，应当先请示上级医师或与上级医师一起进行集体沟通。

（5）协调统一后沟通：当患者的病情恶化或诊断不明时，应首先进行医生之间、医护之间、护士之间的相互讨论，统一认识后由上级医师对家属进行解释，以避免导致患者及其家属对医护人员产生不信任感。

（6）实物对照讲解沟通：医护人员可以利用人体解剖图谱或实物标本对照进行讲解沟通，以增加患者或家属的感官认识，便于患者或家属对诊疗过程的理解与支持。

5. 医患沟通的要领

（1）一个技巧（倾听技巧）：与患者或家属沟通时应尊重对方，耐心倾听对方的倾诉，关心患者的疾苦，尽量让患者和家属宣泄和倾诉；并本着诚信的原则，对患者的病情尽可能作出准确解释。

（2）两个掌握：①掌握病情、检查结果和治疗情况；②掌握患者医疗费用使用情况及患者和家属的社会心理状况。

（3）三个留意：①留意沟通对象的教育程度、情绪状态及对沟通的感受；②留意沟通对象对病情的认知程度和对交流的期望值；③留意医护人员自身的情绪反应，学会自我控制。

（4）四个避免：①避免使用刺激患者及其家属情绪的语气、语调、语句；②避免压抑患者及其家属的情绪或刻意改变患者及其家属的观点；③避免过多使用患者及其家属不易听懂的专业词汇；④避免强求患者及其家属立即接受医生的意见和建议。

6. 医患沟通记录格式、要求和评价

（1）医患沟通记录格式：每次沟通内容都应在病历中有详细的沟通记录，沟通记录书写在查房记录或病程记录后。记录的内容包括：沟通的时间、地点、参加人员的姓名、沟通的实际内容、沟通结果等，在记录的结尾处应要求患者或家属签署意见并签名，最后由参加沟通的医护人员签名。每一份病历中必须有 4 次以上有实质内容的沟通记录。

（2）医患沟通记录要求：将医患沟通作为病程记录中常规项目，属病案管理内容，随病历归档保存，纳入医院医疗质量考核体系并独立作为质控点。

（3）医患沟通评价：对没有按要求进行医患沟通或医患沟通不当，引发医患纠纷者从重处罚。

二、医患关系

（一）医患关系的含义与本质特征

1. 医患关系的含义　医患关系是指在医疗活动中，通过医患沟通建立起来的一种人际关系。医患关系是一种特殊的人际关系。因此,从角色上,医是指为群众提供医疗卫生保健服务的群体,是包括医生、护士、医技人员、卫生管理人员的统称。患是指来就诊的患者和其他的相关人员(如家属、监护人、亲戚、朋友、同事、领导等),以及健康体检、咨询、采取各种疾病预防措施的人。

2. 医患关系的本质特征　医患关系的本质特征包括:①患方是来求助,医方是提供帮助;②医方有技术,患方没有技术;③医患关系是一种平等的经济关系,具有直接性和主动性。

(二)医患关系模式

1. 主动与被动型　医护人员的作用是为患者诊疗疾病,患者的作用是接受。医生怎么说就怎么做,患者不能够反对或是反对无效,例如:严重外伤、昏迷、手术前麻醉的患者完全处于一种被动状态。

2. 指导合作型　医护人员的作用是告知患者做某事,患者采取一种合作、服从的形式。如,急性感染期的患者,医生告知患者需要服用抗生素,患者配合医生,按时定量服用特定的抗生素。

3. 共同参与型　医护人员的作用是帮助患者自助,患者的作用是积极参与和利用医护人员的帮助。例如大多数慢性疾病的康复,医护人员指导患者在家里应该如何进行康复锻炼,患者按照医护人员的建议,积极主动地进行康复训练。

(三)和谐医患关系的建立

和谐医患关系是医疗活动顺利进行的必要基础,也是医患双方获得尊重、理解和信任的必备条件。

1. 由于医学行业的高技术性和患者就医的心态,因此在和谐医患关系的建立中,医务人员应以患者为中心,主动建立和谐的伙伴式医患关系。

2. 和谐医患关系的建立和维护很大程度上取决于医务人员的职业道德水平、职业化态度、医学价值观和医学伦理原则。因此,要求医务人员以患者利益为第一,提供优良的服务与环境;医务人员在医疗工作中应提供技术帮助和人文关怀;医务人员应注重职业道德和职业技能的培养。

3. 医疗机构应具有相应的医疗设施,并且使其保持在正常的使用状态。各医技科室的关键部门必须配备抢救设备,并保证随时可用。在接到急诊检查申请后必须尽快安排,急诊化验必须在接到标本后 30 分钟内出具结果(个别检查项目除外),急诊患者床旁 X 线检查 10 分钟到位,30 分钟出报告。

4. 责任医师应严格掌握各项辅助检查的适应证,综合分析各种辅助检查结果,妥善保管所有检查资料。

5. 责任医师应合理使用药物,注意药物的配伍禁忌和毒副作用,严禁滥用抗生素和激素。保证药品的正常进货渠道及质量,保证抢救药品及时到位。

6. 各手术科室必须严格按照诊疗常规,严格掌握手术适应证和禁忌证,术前向患者及其家属充分告知。介入治疗使用一次性贵重耗材,医师护士双方签字,并将一份条形码贴到病历中,一份介入治疗室保留。

7. 所有"绿色通道"在开通的同时,必须向患者或家属说明预计医疗费用,要留有充分的余地,并且要履行知情同意,由患者签字;意识障碍或病情危重者由家属签字认可。

8. 注意医学伦理原则、有利于患者的原则(最大利益化)、尊重患者自主权原则、知情同意原则、公正原则、讲真话和保密原则。

9. 保密与特殊情况下的解密　当患者由于某些特殊疾病或精神心理状态不宜或不能向

外界透露,医护人员应注意为其保密。但是在特殊情况下,如果医护人员继续为患者保密,将给患者、家属或社会带来危害,则需要解密。例如,当患者有自杀的念头时,医护人员应及时将这一信息传递给患者的家属。

10. 当已经出现医患纠纷苗头时,科室主任必须亲自参与决定下一步的诊治措施,并由科主任或安排专人接待患者及家属,其他人员不得随意解释病情。

第二节　儿科医患沟通特点与技能

一、儿科医患沟通特点

（一）儿科学特点

1. 疾病发生的种类　儿童疾病发生的种类与成人有非常大的差别,如心血管疾病,儿童主要以先天性心脏病为主,而成人则以冠状动脉粥样硬化性心脏病为多;儿童白血病以急性淋巴细胞白血病占多数,而成人则以粒细胞白血病居多。不同年龄儿童的疾病种类也有很大差异,新生儿疾病常与先天遗传和围生期因素有关,婴幼儿疾病则以感染性疾病占多数。

2. 临床表现特点

（1）起病急、发展快:年龄越小,各器官系统的功能越不成熟,防御疾病能力越差,代偿能力越弱;因此,婴幼儿患病时,常起病急、病情发展快、容易产生各种并发症。例如,婴幼儿患重症支气管肺炎时,除呼吸系统功能改变外,常并发循环系统、神经系统和消化系统功能障碍。

（2）临床表现不典型:年龄越小,临床表现越不典型。年幼儿,特别是新生儿及体弱儿对疾病的反应差,常表现为体温不升、体重不增、不哭、不动、不吃,无明显定位症状和体征,容易造成漏诊和误诊。

3. 疾病诊断特点

（1）病史采集特点:病史询问时,儿童对病情的表述常有困难和（或）不准确;因此,除认真听取患儿（3 岁以上）的陈述外,还必须同时详细倾听家长对病史的陈述。

（2）体格检查特点:体格检查时,儿童（尤其是婴幼儿）常不合作,应根据儿童的特点进行全面准确的体格检查,并结合儿童年龄特点判断阳性和阴性体征的临床价值。

（3）辅助检查的特点:不同年龄儿童其辅助检查的正常值不尽相同,应结合年龄特点判断辅助检查结果的临床意义,并结合病史和体格检查资料进行综合分析,动态观察,及时补充和（或）修正诊断。

4. 治疗特点　儿科疾病的治疗讲究全面性、早期治疗和对因治疗,护理和支持疗法不可忽视,尤其是应注意对患儿及其家长进行心理支持。药物剂量和液体量需按体重计算。

5. 预后特点　儿童疾病往往来势凶猛,但是如能及时处理,度过危重期后,恢复也较快,且较少转成慢性或遗留后遗症。因此,临床的早期诊断和治疗显得特别重要,适时正确的处理不仅有助于患儿的转危为安,也有益于病情的转归和预后。

6. 预防特点　儿科疾病预防的重点是围生期保健、新生儿疾病筛查、计划免疫、儿童常见"四病"的防治和成人疾病儿童期预防。同时,应加强监护和教育,防止儿童意外伤害的发生。

（二）患儿心理特点

1. 自我表达能力差　年龄越小,自我表达能力越差。婴幼儿患病不会通过语言来表达其不适和要求,年长儿患病常不能完整、准确地表达病情,多依靠家长代述,其可靠性差异大。

2. 对外界刺激反应性强　3岁以内的婴幼儿由于处于生长发育初期,其中枢神经系统功能发育不完善,对外界刺激的反应较强,且容易泛化,稍有不适和疼痛即烦躁和哭闹不安。

3. 情感控制能力差　3岁以下儿童缺乏对情感控制的能力,检查和治疗时不易合作。学龄前期和学龄期儿童认识事物时常以自我为中心,情绪变化快,情感控制能力差。

4. 病后易出现心理行为改变　患儿病后常常出现易激惹、易怒、恐惧、不安等情绪变化;学龄前期儿童(尤其是3岁以下的儿童)患病后对母亲的依恋及依赖性增强,如强迫与母亲分离,可出现分离性焦虑;学龄期儿童患病后因学习和功课的压力,常引起患儿睡眠不安、焦虑、抑郁等。

5. 不同年龄段患儿有不同的心理特点　儿童的心理发育随年龄的增长而不断变化和发展。婴儿容易对环境和陌生人产生不信任感,但当其生理需要得到满足时易获得愉悦感;幼儿可进行言语交流,但表达不清楚,常被误解;学龄前期的儿童思维能力进一步发展,自我意识进一步完善,患病时比平时更任性,更依赖父母;学龄期儿童有一定的科学知识和生活经验,具有较强的自尊心,害羞心理明显,患病后自卑感强。

(三)家长的心理特点

1. 紧张和焦虑心理　由于缺乏对疾病的认识,担心患儿的病情及预后,担忧住院后加重经济负担,加之对医院环境感到陌生,从而导致紧张和焦虑;表现为反复询问患儿病情,要求医护人员不断观察,唯恐患儿发生不测,不断打听医护人员情况,希望得到经验丰富的医护人员的诊治,希望得到肯定的答案。

2. 怀疑心理　患儿家长们来自社会的各个阶层,受教育程度、文化背景等千差万别。部分家长由于对疾病相关知识缺乏,导致对治疗方案产生怀疑;表现为拒绝配合医护人员进行治疗,擅自找来许多书籍、或从网络上查阅、在不同医师间反复咨询,以对医师的诊断进行对比。部分家长对部分医务人员由于年龄、性别、言语、着装、肢体语言等外在条件和表现的不满,进而演化为对医护人员技术水平的不信任。部分家长对医疗设施和治疗环境的局限感到不满,从而产生对医院治疗水平和条件的怀疑,表现为挑剔住院环境和设施,要求转院等。

3. 自责与溺爱心理　孩子生病后部分家长认为是自己照顾不周造成的,患儿病情重是未及时就诊引起的,从而陷入自责心理;并且一味迁就患儿的无理要求,过分地照顾和溺爱,甚至夸大病情,以期引起医护人员的重视。

4. 缺乏安全感　家长对患儿疾病的预后、侵袭性的检查和诊疗措施等缺乏安全感,尤其是急危重症患儿的家长更加明显;甚至拒绝谈论关于死亡的问题,拒绝接受相关的检查和治疗,以致影响诊疗工作的正常开展。

5. 迁怒心理　儿童是整个家庭的中心,家长对患儿疾病的恢复和预后寄予过高的期望值,对医护人员诊疗技术的期望值亦过高,希望医护人员有回天之术。一旦患儿病情恶化,便难以接受,对医护人员横加责难甚至打骂,造成不必要的医患纠纷。

二、儿科医患沟通技能

(一)善用言语和非言语沟通技能

1. 言语沟通技能

(1)言语表达技能:语言是交流的工具,是建立良好医患关系的重要载体之一。善于运用语言艺术可以使人际关系更和谐,医患沟通更有效。

　　1）得体的称呼：称呼语是人际交往最初的言语接触，是建立和谐关系的重要环节。得体的称呼体现了对人的尊重，为以后的交往建立起互相尊重和信任的基础。

　　2）言语的正确表达：医护人员过于专业化的语言常使患儿及其家属难以理解，需要采用通俗易懂的语言进行交流。言语的正确表达包括选择适当的词语、适当的语速和语调、清晰简洁的词汇、完整的语义等。

　　3）善用美好的言语：善于运用安慰性语言、鼓励性语言、劝说性语言、积极的暗示性语言，可以起到安慰情绪、增强信心、激励意志等心理支持作用。

　　4）避免伤害性言语：医疗工作中无论有意或者无意地使用了伤害性言语，均可影响医患关系，甚至可能加重患儿的病情和引发医患纠纷。

　　（2）倾听技能：运用倾听技能能够帮助医护人员建立良好的医患关系，能从整体上全面地对患儿和家长进行了解与理解，以获得诊断疾病的信息和患儿及其家长对疾病认识方面的信息。倾听时应注意：①发挥医务人员的主动性，不仅要听清楚说话者所说内容，还要透过其言语来分析说话者的身份背景、要表达的情感及对患儿所患疾病的认识、对医务人员的态度等；②对于患儿及其家属的陈述应积极应答，可简单地以"哦"或"嗯"回应，或者简单地重复其原话，让患儿及其家属感到你在听，且听懂了或重视他所说的话；③避免就某个问题或事实进行直接争论；④给予说话者尊重与肯定，不要轻易打断患儿及其家长的叙述，让其完整表述。

　　2. 非言语沟通技能

　　（1）非言语沟通的作用：非言语沟通是指通过身体动作、面部表情、目光、声音、触觉和空间距离进行人际交流，常常与言语沟通同步进行。非言语信息往往是说话人自然流露的信息，而言语信息则更容易为说话人有意识地控制，当一个人所发出的言语信息与非言语信息不一致时，人们更倾向于相信其非言语动作所传递的信息。因此，医务人员应重视对非言语沟通技能的培养和运用。

　　（2）非言语性沟通技巧：要与患儿及其家长进行有效地沟通，医务人员不仅自己要善于应用非言语性沟通技巧，还要善于捕捉并理解患儿和家长的非言语信号，尤其是婴幼儿的体态语言，并及时作出回应，使患儿和家长获得感情上的抚慰和心理上的舒适感，从而有效地缩短彼此间的心理距离。同时，医护人员还应注意有意抑制不恰当的非言语信号，以避免对沟通产生负面影响。例如，医师只管埋头写病历不注视患儿一眼、反复看手表或手机、不时接听电话等行为均会使患儿或家长感到不被尊重，从而对医师产生不信任感。

　　（二）根据患儿的特点进行沟通

　　1. 不同年龄患儿　根据不同年龄患儿的特点，有针对性地使用言语和非言语沟通技能。

　　（1）新生儿：易哭闹、反应低下；医护人员接触患儿时应动作轻巧、敏捷、熟练，以减少刺激，并用语言和抚触给予细心的关爱和呵护。

　　（2）婴儿：患病后常缺乏安全感，表现出恐惧、孤独和分离性焦虑；医护人员接触患儿时应动作轻柔，眼神中充满关爱，语言温和。

　　（3）学龄前期儿童：患病时比平时更任性，更依赖父母，医务人员应给予他们耐心、细致、周到的关怀和呵护，言语沟通时选择适于其发育阶段的语言，尽量用患儿熟悉的言语，并允许母亲或其他照料者陪住，允许他们携带自己喜爱的玩具和物品在身边。

　　（4）学龄期儿童：患病后情绪波动明显，容易出现抑郁、焦虑、恐惧、悲观、自责等心理改变，易与家长和医护人员发生摩擦，不依从医嘱。因此，医护人员接触时语言应温和、友好、平等，使用拟人或比喻的方法传达沟通信息易于理解；使用非言语沟通技能沟通时，不仅注意医务人员自身的面部表情和肢体动作,还要善于捕捉患儿因害羞或自卑而未能用语言表达出的心理活动,以真正做到治病救人。

2. 不同病情患儿　对不同病情的患儿,需采取不同的方式进行医患沟通。例如,对病情危重的患儿多采用非言语沟通的技巧,关心和安抚患儿;对病情较轻或处于恢复期的患儿多采用鼓励性的语言,促使其早日恢复,并及时融入到正常的学习和生活中。

(三)与患儿家长进行有效沟通

1. 在与患儿家长沟通时,应本着以患儿利益为中心的原则,充分体谅患儿父母及亲属的心情。

2. 医护人员应合理运用言语沟通和非言语沟通技巧,采用的言语沟通方式应针对患儿或家长的文化程度和心理需求,应通俗易懂,避免使用医学术语和专业性太强的语言,导致家长不能理解或误解。

3. 医护人员向患儿或家长解释患儿疾病的诊断、发展变化、治疗方案及预后时,应富有爱心、同情心和耐心。

4. 因医学科学的复杂性,避免因同情或宽慰患儿及家长而随意向其保证,如"没问题,过几天就好了",以免引起医患纠纷。

5. 医护人员通过与家长进行有效沟通,促进其积极配合医疗活动,并主动帮助医务人员,使患儿易于接受各项医疗活动,以保障医疗计划得以顺利实施。

(四)医患沟通贯穿在医疗活动全过程

1. 就诊或入院时的沟通　详细询问病情,根据患儿病史和体格检查情况,告知患儿和(或)家长患儿的病情、需要进一步做的检查,使患儿和(或)家长对患儿病情有所了解。

2. 治疗过程中的沟通　医务人员应尊重患儿和(或)家长对患儿疾病的病情、诊断、治疗的知情同意权,如实向患儿和(或)家长介绍病情,包括患儿所患疾病的诊断、性质、程度、可能发生的并发症、治疗效果、治疗方法和使用药物的副作用等。

3. 病情发生变化时的沟通　患儿病情有可能加重时,医务人员应及时告知患儿和(或)家长目前患儿的状况,并向他们解释疾病的发生、发展及其转归的过程,消除患儿和(或)家长的顾虑和疑问,同时将告知的内容记入病历中。

4. 拒绝检查或治疗时的沟通　当患儿和(或)家长拒绝进行一些必需的检查或治疗时,应当向其说明拒绝检查或治疗后可能会对生命和健康产生的危险性,若经劝说仍然拒绝检查或治疗,责任医师应当将告知内容记入病历中,由患儿家长签字确认。

5. 离院或出院时的沟通　患儿离院或出院时,责任医师必须告知离院或出院后的相关注意事项,随访时间及内容,对预后不良或有可能出现后遗症的情况应告知并记录在病历中。

6. 其他　如特殊药物使用前、特殊检查或诊疗操作前、手术前、麻醉前,均应进行医患沟通并记录在病程记录中。

第三节　儿科医患沟通案例分析

【病史摘要】

患儿,男,生后3天,因发现皮肤黄染2天入院。患儿系 G_2P_1,孕39周顺产,出生体重3.2kg,出生时无窒息抢救史。出生后24小时内面部皮肤出现黄染,进行性加重,表现为不吃、少动、哭声低,无双眼凝视、尖叫、抽搐等表现。母亲为"A"型血,母亲孕期无感冒及其他疾病史,家族史无特殊。

入院体格检查:T 36.7℃,P 130 次/分,R 45 次/分,体重 3.2kg,身长 50cm,头围 34cm,胸围 32cm,前囟 1.5cm×1.5cm,嗜睡,反应低下,全身皮肤及巩膜黄染,颈部无抵抗,两肺呼吸音清晰,未闻及干湿啰音,心率 130 次/分,心律整齐,心音有力,未闻及心脏杂音,腹软,肝右肋下 2cm,脾左肋下未触及,四肢肌张力无明显增高,握持反射和拥抱反射减弱。

入院后辅助检查:①血常规:WBC $13.2×10^9$/L,N 0.61,L 0.59,RBC $4.2×10^{12}$/L,Hb120g/L,PLT $218×10^9$/L,RCT 0.09;②总胆红素 325.0μmol/L,未结合胆红素 185.0μmol/L。

【病史特点】

1. 患儿系 G_2P_1,足月顺产儿,无窒息抢救史。母亲血型为"A"型。

2. 临床表现 出生后 24 小时内面部皮肤出现黄染,进行性加重,表现为不吃、少动、哭声低,无双眼凝视、尖叫、抽搐等表现。入院时体格检查发现:嗜睡,反应低下,全身皮肤及巩膜黄染,颈部无抵抗,心肺未见异常,肝脾不大,四肢肌张力正常,握持反射和拥抱反射减弱。

3. 辅助检查 RBC 和 Hb 降低,RCT 升高,总胆红素和未结合胆红素明显增高。

【入院诊断】

1. 病理性黄疸 新生儿溶血病(Rh 溶血病)?

2. 溶血性贫血?

3. 胆红素脑病?

【处理措施】

1. 进一步检查 母子血型(包括 ABO 和 Rh 血型)、改良直接抗人球蛋白试验、抗体释放试验、游离抗体试验、新生儿神经功能评定、脑干诱发电位、头部磁共振等。

2. 治疗

(1)光照疗法:采用光疗箱照射,照射时间 3~4 天。

(2)药物治疗:①肝酶诱导剂:苯巴比妥 5mg/(kg·d),分 2~3 次口服,共用 4~5 天;②输白蛋白或血浆:每次白蛋白 1g/kg 或血浆 10~20ml/kg;③静脉用免疫球蛋白:采用一次性大剂量疗法 1g/kg,于 6~8 小时内静脉滴注。

(3)换血疗法:选用 AB 型血浆和 O 型红细胞的混合血,换血量一般为患儿血量的 2 倍(150~180ml/kg)。

(4)其他治疗:防止低体温、低血糖、低血钙,纠正缺氧、贫血、水肿、电解质紊乱及心力衰竭等。

【沟通内容及注意事项】

1. 诊断沟通

(1)首先告知患儿家长患儿黄疸为病理性,考虑为新生儿 Rh 溶血病。新生儿溶血病是由于母子血型不合刺激母亲产生抗胎儿红细胞的抗体,引起胎儿或新生儿红细胞破坏所致。为了明确诊断,需要进一步完成母子血型(包括 ABO 和 Rh 血型)、改良直接抗人球蛋白试验、抗体释放试验、游离抗体试验等检查。

(2)目前患儿黄疸重,是否已发生胆红素脑病,需要进行新生儿神经功能评定、脑干诱发电位检查和头部磁共振检查,以协助诊断。

(3)溶血性贫血是由于患儿红细胞破坏明显增多引起,需多次随访外周血象,以了解贫血程度变化。

2. 治疗沟通

（1）立即光照疗法以消除黄疸：告知家长光照疗法是消除黄疸有效而经济的方法，光照疗法起效需要一定的时间，一般需要 24~72 小时或以上。胆红素降到正常水平后停止光照疗法，但部分患儿停止光照疗法后黄疸可能反弹，需要再度光照疗法。此外，部分患儿可出现与光照疗法相关的发热、腹泻、皮疹和青铜症等，一旦停止光照疗法后上述表现会逐渐消失。光照疗法超过 24 小时可引起患儿维生素 B_2 减少，因此，光照疗法时需要补充维生素 B_2，每日 3 次、每次 5mg，光照疗法后每日 1 次，每次 5mg，连服 3 日。

（2）肝酶诱导剂的应用：可增加结合胆红素的生成和肝脏摄取未结合胆红素的能力，以减轻未结合胆红素对患儿大脑的损害。

（3）白蛋白或血浆使用：以增加与未结合胆红素的联结，以减轻未结合胆红素对患儿大脑的损害。

（4）静脉用免疫球蛋白：可以减少红细胞的破坏，减少胆红素的产生，早期使用临床效果较好，但是，费用相对较高。

（5）换血治疗：该患儿年龄小，黄疸重，已有胆红素脑病的早期表现，需要立即进行换血治疗，以尽快降低患儿血中胆红素水平，减轻未结合胆红素对患儿大脑的损害，纠正贫血。但是，换血治疗费用相对较高，且有一定的危险性，包括输血制品的危险性和少数患儿可引起心力衰竭、出血不止、电解质紊乱等。对于溶血严重患儿有可能再次换血。

（6）单纯新生儿溶血病疗程一般需要 7~10 天。合并胆红素脑病的患儿疗程需要 2 周甚至更长，同时需要加用营养脑细胞的药物和脑功能训练；新生儿期后需要长期进行神经系统功能随访和康复治疗。

3. 预后沟通

（1）新生儿溶血病的危害性：新生儿血 – 脑脊液屏障发育不成熟，红细胞破坏引起血中未结合胆红素增高，容易通过血 – 脑脊液屏障进入脑内损害新生儿的神经系统，严重可引起脑瘫和智力障碍，希望患儿家长重视。

（2）该患儿已有胆红素脑病警告期的表现，告知家长现在积极治疗可以减轻患儿的脑损害；如果进入痉挛期将不可避免地留下后遗症，如不同程度的手足徐动、眼球运动异常、听觉障碍、智力障碍、脑瘫、牙釉质发育不全等，需要长期进行康复治疗和随访。

（3）溶血性贫血一般预后较好，部分患儿因其红细胞抗体持续存在，也可于出生后 3~6 周发生晚期贫血。

4. 预防沟通　目前常用的方法是在 RhD 阴性孕妇分娩 RhD 阳性胎儿 72 小时内肌内注射抗 RhD IgG 300μg。Rh 阴性妇女在流产、羊膜穿刺、产前出血、宫外孕、输过 Rh 阳性血时，应尽早注射相应的抗 Rh 免疫球蛋白，以中和进入母血的 Rh 抗原。

5. 费用沟通　该患儿黄疸重，需要换血治疗，费用较高。

（林 梅）

第五章

儿科常见疾病的案例分析和练习题

第一节 案 例 分 析

一、蛋白质 – 能量营养不良

【病史摘要】

患儿,男,18 个月,因"体重不增 6 个月"入院,平日喂养以面条为主、偶有牛奶,但量少,数月来生长迟缓,体重不增,易感冒咳嗽,既往体健,否认药物和食物过敏史。

入院体格检查:消瘦貌,皮肤黏膜松弛、干燥,肌张力低下,腹部皮下脂肪厚度为 0.3cm。

入院后辅助检查:血常规:WBC 5.5×10^{12},Hb 95g/L,白蛋白 17.1g/L,血糖:3.7mmol/L。

【病史特点】

1. 患儿,男,18 个月,平日喂养以面条为主、偶有牛奶,但量少。

2. 临床特点 体重不增 6 个月,平日喂养以面条为主、偶有牛奶,但量少,数月来生长迟缓,体重不增,易感冒咳嗽,既往体健,否认药物和食物过敏史。消瘦貌,皮肤黏膜松弛、干燥,肌张力低下,腹部皮下脂肪厚度为 0.3cm。

3. 辅助检查 血常规:WBC 5.5×10^{12},Hb 95g/L,白蛋白 17.1g/L;血糖:3.7mmol/L。

【诊断与诊断依据】

1. 诊断 蛋白质 – 能量营养不良(中度)。

2. 诊断依据 体重不增 6 个月,数月来生长迟缓,体重不增,腹部皮下脂肪厚度为 0.3cm。

入院体格检查:消瘦貌,皮肤黏膜松弛、干燥,肌张力低下,腹部皮下脂肪厚度为 0.3cm。

【治疗要点】

1. 加强护理 做好食具、皮肤及口腔清洁卫生。保证充分睡眠,安排适当户外活动,定期进行生长监测,每周测体重 1 次,每月测身高 1 次。

2. 祛除病因 积极治疗腹泻病、改进喂养方法。

3. 调整饮食

(1)能量供给:在原有膳食基础上从小量开始,逐步调整饮食。按患儿实际体重计算,从 165~230kJ(40~55kcal)/(kg·d)开始,以满足基础代谢需要。待体重接近正常时,再调整恢复到正常生理需要量。

(2)饮食选择:应选择易消化、高能量、高蛋白质(每日 2~3g/kg 或更多)的食物,并补充适量的各种维生素与矿物质。

4. 促进消化及代谢功能 口服各种消化酶如胃蛋白酶等以助消化。

二、儿童单纯性肥胖症

【病史摘要】

患儿,男,5岁,因"体重增长较快伴疲劳1年"就诊。平时活动少,久坐,喜食油腻,喜饮含糖饮料。

入院体格检查:神志清楚,应答好,精神可,体重为33kg。体型较胖,皮下脂肪丰满,腹部和大腿皮肤可见皮纹,心肺未查见异常,肝脏未触及。

入院后辅助检查:血常规:WBC 8.1×10^9/L, Hb 122g/L, PLT 182×10^9/L,血糖、糖耐量显著升高,低密度脂蛋白、甘油三酯、胆固醇增高肝脏超声波检查有脂肪肝。

【病史特点】

1. 患儿,男,5岁,体重增长较快1年。平时活动少,久坐,喜食油腻,喜饮含糖饮料。
2. 临床特点　体重为33kg,体型较胖,皮下脂肪丰满,腹部和大腿皮肤可见皮纹。
3. 辅助检查　血糖、糖耐量显著升高,低密度脂蛋白、甘油三酯、胆固醇增高,肝脏超声波检查有脂肪肝。

【诊断与鉴别诊断】

1. 诊断及诊断依据
（1）诊断:儿童单纯性肥胖症（中度）。
（2）诊断依据:患儿5岁,体重增长较快。现体重33kg。平时活动少,久坐,喜食油腻,喜饮含糖饮料。体型较胖,腹部和大腿皮肤可见紫色条纹。血糖、糖耐量显著升高,血清胰岛素水平增高,肝脏超声波检查有脂肪肝。

2. 鉴别诊断
（1）Prader-Willi综合征:呈周围型肥胖体态、身材矮小、智能低下、手脚小、肌张力低,外生殖器发育不良。本病可能与位于15q12的SNRPN基因缺陷有关。
（2）垂体及下丘脑病变引起的肥胖性生殖无能综合征:又称脑性肥胖症,表现为身材矮小,脂肪主要积聚于腰部及下腹部,性发育迟缓,可伴眼底异常和尿崩症。
（3）其他继发性肥胖症:各具有原发病的临床特点,可资鉴别。

【治疗要点】

1. 控制饮食　原则是既要满足儿童不断生长发育的基本需要,又不能过量。蛋白质供应不少于2g/（kg·d）,以瘦肉、鱼、豆制品为主。主食量逐渐减少,多吃些蔬菜、水果和杂粮。避免高糖、高脂肪、高能量的食物。

2. 运动疗法　根据儿童的年龄和各自不同的身体条件、选择适当的运动项目和运动时间,循序渐进,避免因运动量猛烈加大、引起食欲亢进而不能达到控制饮食的目的。

3. 行为矫正和心理治疗　纠正儿童不良的饮食习惯,父母应关心、鼓励患儿,帮助其树立决心和信心,同时严格监督并发挥其主观能动性。

三、维生素D缺乏性佝偻病

【病史摘要】

患儿,男,5个月,因"反复睡眠不安3个月"就诊,3个月前患儿出现反复睡眠不安,伴夜惊、哭闹、多汗、烦躁不安,尤以睡前明显。当地医院按"腹痛"治疗无好转,且呈进行性加重。近1个月睡眠过程中出现惊跳,频繁惊醒,发生时间无规律。G_1P_1,36周顺产,出生体重2.7kg。

出生在冬季。生后母乳喂养至今,未添加辅食及维生素。母乳期及哺乳期体健,未服用钙剂及维生素制剂,否认肌肉抽搐史。

入院体格检查:身长 65cm,体重 7.6kg,头围 42.8cm,前囟 2.5cm×2.5cm,头发稀少、黄、枕秃明显,双侧枕骨部及顶骨边缘乒乓球样感,无方颅、未出牙,胸廓对称,肋骨外翻,可见赫氏沟,四肢骨骼无异常,其他系统检查正常。

入院后辅助检查:左手 X 线检查,尺骨远端骨质密度降低,骨皮质变薄,骨小梁稀疏,钙化带变薄不规则、模糊,见杯口状改变,边缘毛糙。

【病史特点】

1. 患儿,男,5 个月,生后母乳喂养至今,未添加辅食及维生素。

2. 临床特点　近 1 个月睡眠过程中出现惊跳,频繁惊醒。前囟 2.5cm×2.5cm,肋骨外翻,可见赫氏沟。

3. 辅助检查 X 线检查　尺骨远端骨质密度降低,骨皮质变薄,骨小梁稀疏,钙化带变薄不规则、模糊,见杯口状改变,边缘毛糙。

【诊断与鉴别诊断】

1. 诊断及诊断依据

(1)诊断:维生素 D 缺乏性佝偻病(激期)。

(2)诊断依据:患儿,5 个月,出生在冬季。生后母乳喂养至今,未添加辅食及维生素。均提示有维生素 D 缺乏史。近 1 个月来有神经精神症状,前囟 2.5cm×2.5cm,有激期骨骼畸形的表现(肋骨外翻、赫氏沟)。X 线检查:尺骨远端骨质密度降低,骨皮质变薄,骨小梁稀疏,钙化带变薄不规则、模糊,见杯口状改变,边缘毛糙。

2. 鉴别诊断

(1)黏多糖病:黏多糖代谢异常时,常伴多器官受累,可出现多发性骨发育不全,如头大、头型异常、脊柱畸形、胸廓扁平等体征。除了临床表现外,诊断主要依据骨骼 X 线变化及尿中黏多糖的测定作出诊断。

(2)甲状腺功能低下:生后 2~3 个月开始出现甲状腺不足现象,如生长发育迟缓、出牙迟、前囟大且闭合晚、体格明显矮小等与佝偻病相似,但患儿智力明显低下,有特殊外貌,血清 TSH 测定可资鉴别。

(3)软骨营养不良:是一遗传性软骨发育障碍,出生时头大、前额突出、长骨骺端膨出、胸部易见串珠、腹大等与佝偻病相似,但四肢及手指短粗,五指齐平,腰椎明显前凸,臀部后凸。血钙、磷正常。X 线可见长骨短粗和弯曲,干骺端变粗,呈喇叭口状,但轮廓仍光整,有时可见部分骨骺埋入扩大的干骺端中。

(4)肾性佝偻病:本病影响机体正常发育,易导致侏儒状态。骨干和骨盆出现纤维囊性变化。应用一般剂量的维生素 D 治疗无效,应用 1,25-(OH)$_2$D$_3$ 0.04μg/(kg·d)可收到明显疗效。

(5)脑积水:生后数个月起病者,头围与前囟进行性增大。因颅内压增高,可见前囟饱满紧张,骨缝分离,颅骨叩诊有破壶音,严重时两眼向下呈落日状。

(6)肝性佝偻病:肝功能不良可能使 25-(OH)D$_3$ 生成障碍。若有胆道阻塞,不仅影响维生素 D 吸收,而且由于钙皂形成,进一步抑制钙的吸收。急性肝炎、先天性肝外胆管缺乏或其他肝脏疾病时,循环中的 25-(OH)D$_3$ 可明显降低,可出现低血钙、抽搐和佝偻病体征。

【治疗要点】

1. 活动期治疗　补给维生素 D,以口服为主,一般剂量为 2000~4000U(50~100μg/d),或者 1,25-(OH)$_2$D$_3$ 0.5~1.0μg,1 个月后改预防量 400U/d。用维生素 D 治疗期间同时补给钙剂,每次 0.5~1g,每日 2~3 次。

2. 合理营养　供给富含蛋白质、维生素 D 和钙的食物,每天到户外活动,多晒太阳。注意衣服应宽松,不要让儿童过早、过久就地坐与立,但可训练其俯卧、抬头、展胸与爬行等动作。

四、维生素 D 缺乏性手足搐搦症

【病史摘要】

患儿,男,5 个月。因"全身抽搐 6 次"就诊。其主要表现为突然发生四肢抽动,双眼上窜,面肌颤动,神志不清,发作停止后意识恢复,精神萎靡而入睡,醒后活泼如常。发作 6 次,每次持续数秒至数分钟不等。无发热、咳嗽、呕吐,无外伤史。二便正常。既往健康,无肝炎、结核接触史。预防接种均按时进行。生后母乳喂养,未添加辅食。家庭中无抽搐病例。

入院体格检查:T 36.6℃,P 140 次/分,R 36 次/分。发育良好,营养中等,自动体位,神志清楚,查体哭闹。皮肤及浅表淋巴结无异常。头呈方颅,前囟 2.0cm×2.0cm,张力不高。双瞳孔等大同圆,直径 4mm,光反射灵敏。心肺未见异常。腹软,肝脏肋下 2cm,质软。四肢活动自如,肌力及肌张力正常。神经系统检查双侧膝腱反射正常,脑膜刺激征阴性,双侧巴氏征阴性。

入院后辅助检查:血常规 WBC 7.5×10^9/L,Hb 112g/L。尿常规无异常。血清总钙 1.5mmol/L。

【病史特点】

1. 患儿,男,5 个月。既往健康,无肝炎、结核接触史。预防接种均按时进行。生后母乳喂养,未添加辅食。家庭中无抽搐病例。

2. 临床特点　突然发生四肢抽动,双眼上窜,面肌颤动,神志不清,发作停止后意识恢复,精神萎靡而入睡,醒后活泼如常。发作 6 次,每次持续数秒至数分钟不等。头呈方颅,前囟 2.0cm×2.0cm,张力不高。双瞳孔等大同圆,光反射灵敏。

3. 辅助检查　血清总钙 1.5mmol/L。

【诊断与鉴别诊断】

1. 诊断及诊断依据

(1)诊断:维生素 D 缺乏性手足搐搦症。

(2)诊断依据:患儿,男,5 个月,生后母乳喂养,未添加辅食。家庭中无抽搐病例。表现为突然发生四肢抽动,双眼上窜,面肌颤动,神志不清,发作停止后意识恢复,精神萎靡而入睡,醒后活泼如常。发作 6 次,每次持续数秒至数分钟不等。辅助检查血清总钙 1.5mmol/L。

2. 鉴别诊断

(1)低血糖症:多发生于清晨空腹时,常有进食少、腹泻史,可出现惊厥、昏迷。血糖常低于 2.2mmol/L(40mg/dl)。

(2)婴儿痉挛症:于婴儿期发作,发作时突然头及躯干前屈,上肢前屈内收握拳,下肢屈曲至腹部,伴意识障碍,每次发作数秒致数十秒自停,往往反复连续发作,智力迅速减退。血清钙正常。

(3)低镁惊厥:当血清镁低于 0.58mmol/L(1.4mg/dl)时即可出现低镁惊厥,表现为知觉过敏,触觉及听觉的刺激可引起肌肉震颤、痉挛,甚至惊厥及心律失常。

(4)原发性甲状旁腺功能减退:多见于较大儿童,主要特点为低血钙、高血磷、碱性磷酸酶正常或降低。临床表现为间歇性惊厥或手足搐搦,常数天或数周发作一次。

（5）急性喉炎：喉痉挛应与急性喉炎鉴别,后者多因病毒感染引起炎症,表现为声音嘶哑伴犬吠样咳嗽,吸气性呼吸困难,常夜间发作,伴发热,无其他低钙症状和体征,血钙正常,钙剂治疗无效。

（6）中枢系统感染：脑膜炎、脑炎、脑脓肿等大多伴有发热和感染中毒症状,精神萎靡,食欲差等。体弱年幼儿反应差,有时可不发热。有颅内压增高体征及脑脊液改变。

【治疗要点】

1. 急救处理

（1）迅速控制惊厥或喉痉挛：静脉注射地西泮,每次 0.1~0.3mg/kg；或肌内注射苯巴比妥钠,每次 5~8mg/kg。

（2）氧气吸入：喉痉挛者除止惊外,先将舌尖拉出,进行人工呼吸或加压给氧,必要时可行气管插管。

2. 钙剂治疗　可用 5~10ml 葡萄糖酸钙加入 10% 葡萄糖溶液 10~20ml 稀释后静脉注射,或缓慢静脉注射（需 10 分钟以上）,不可皮下或肌内注射钙剂,以免造成局部坏死。

3. 维生素 D 治疗　急诊情况控制后,按照维生素 D 缺乏性佝偻病给予维生素 D 治疗。

（张春雨）

五、新生儿溶血病

【病史摘要】

患儿,男,生后 3 天,因皮肤黄染 2 天入院。患儿系 G_1P_1,孕 38 周顺产,出生体重 3250g,无胎膜早破、宫内窘迫及产后窒息,生后 1 分钟 Apgar 评分 9 分。生后 3 小时开奶,第 2 天家长发现患儿颜面部皮肤出现黄疸,巩膜发黄,并逐渐加重,无双眼凝视、尖叫、抽搐等表现。患儿生后第 1 天已排胎便及小便。无"蚕豆黄"及"肝炎"家族史。

入院体格检查：T 36.8℃,P 120 次 / 分,R 42 次 / 分,WT 3.2kg,身长 50cm,头围 34cm,胸围 32cm,前囟 1.6cm×1.6cm。神志清楚,反应稍差,哭声较响,口唇红,全身皮肤及巩膜黄染,无水肿。颈无抵抗,心率 120 次 / 分,律齐,心音有力,未闻及心脏杂音,两肺呼吸音清晰,未闻及啰音,腹软,肝右肋下 1cm,脾左肋下未触及,四肢肌张力正常,神经系统（-）。

入院后辅助检查：①血清胆红素测定：总胆红素 307.8μmol/L（18mg/dl）,未结合胆红素 239.4μmol/L（14mg/dl）；②血常规：RBC $5.2×10^{12}$/L,Hb 120g/L,WBC $12.1×10^9$/L,N 0.52,L 0.48,PLT $198×10^9$/L,患儿血型为"A"型,母亲血型为"O"型。

【病史特点】

1. 患儿系 38 周顺产足月儿,无胎膜早破、宫内窘迫及产后窒息史。

2. 临床表现　生后第 2 天出现皮肤、巩膜黄疸,并逐渐加重,无双眼凝视、尖叫、抽搐。入院时体格检查发现：神志清楚,反应稍差,全身皮肤及巩膜黄染,颈无抵抗,心肺（-）,肝脾不大,四肢肌张力正常,神经系统（-）。

3. 辅助检查　总胆红素和未结合胆红素明显升高,Hb 降低,患儿血型为"A"型,母亲血型为"O"型。

【诊断与鉴别诊断】

1. 诊断及诊断依据

（1）诊断：病理性黄疸、新生儿溶血病（ABO 溶血病）。

（2）诊断依据：①患儿系足月儿,无胎膜早破、宫内窘迫及产后窒息史；②临床表现为生后第 2 天出现黄疸,进展快,程度重;③体格检查发现:神志清楚,反应稍差,全身皮肤及巩膜黄染,颈无抵抗,心肺(−),肝脾不大,四肢肌张力正常,神经系统(−);④辅助检查:总胆红素和未结合胆红素明显升高,Hb 降低,患儿血型为"A"型,母亲血型为"O"型。

2. 鉴别诊断

(1)生理性黄疸:ABO 溶血病可仅表现为黄疸,易与生理性黄疸混淆,血型不合和溶血三项试验可助鉴别。

(2)新生儿贫血:双胞胎的胎 − 胎输血或胎 − 母输血可引起新生儿贫血,但无重度黄疸、血型不合及溶血三项试验阳性。

(3)先天性肾病:有全身水肿、低蛋白血症及蛋白尿,但无病理性黄疸和肝脾大。

【治疗要点】

1. 光照疗法　是降低血清未结合胆红素的有效方法。

2. 药物治疗　①肝酶诱导剂:常用苯巴比妥 5mg/(kg·d),分 2~3 次口服,连用 4~5 天;②输白蛋白或血浆:每次白蛋白 1g/kg 或血浆 10~20ml/kg,以增加与未结合胆红素的联结,预防胆红素脑病的发生;③碳酸氢钠:纠正酸中毒,以利于未结合胆红素与白蛋白的联结;④静脉用免疫球蛋白(IVIG):采用一次性大剂量疗法 1g/kg,可阻断单核 − 吞噬细胞系统 Fc 受体,抑制吞噬细胞破坏已被抗体致敏的红细胞。

3. 换血疗法　选用 AB 型血浆和 O 型红细胞的混合血,换血量一般为患儿血量的 2 倍(150~180ml/kg),多采用外周动、静脉同步换血。

4. 其他治疗　防止低血糖、低血钙、低体温,纠正缺氧、贫血、水肿、电解质紊乱及心力衰竭等。

六、新生儿肺透明膜病

【病史摘要】

患儿,女,生后 10 小时,因生后进行性呼吸困难 7 小时入院。患儿系 G_1P_2,双胎之小,孕 33 周,出生体重 1700g,因"胎盘脱落、双胎"行剖宫产娩出,产前未使用激素。Apgar 评分:1 分钟 6 分,5 分钟 8 分,10 分钟 9 分,经清理呼吸道及面罩给氧后,一般情况好转。生后 3 小时开始出现呼吸不规则,并逐渐出现进行性加重的呼气性呻吟、吸气性三凹征、发绀。

入院体格检查:T 35℃,P 136 次 / 分,R 72 次 / 分,W 1700g。早产儿貌,反应差,口唇青紫,气促,呼气性呻吟,鼻翼扇动,吸气性三凹征,两肺未闻及啰音,心率 136 次 / 分,律齐,未闻及心脏杂音,腹软,肝脾未触及,四肢肌张力低,原始反射减弱。

入院后辅助检查:血气分析示 pH 7.21,PO_2 46.5mmHg,PCO_2 58.2mmHg,HCO_3^- 15.8mmol/L,SaO_2 85.2%。

【病史特点】

1. 患儿系 G_1P_2,双胎之小,33 周早产,产前未使用激素。

2. 临床表现　生后 3 小时开始出现进行性呼吸困难。入院时体格检查发现:早产儿貌,反应差,口唇青紫,气促,呼气性呻吟,鼻翼扇动,吸气性三凹征,四肢肌张力低,原始反射减弱。

3. 辅助检查　血气分析示 pH、PO_2、HCO_3^-、SaO_2 下降,PCO_2 升高。

【诊断与鉴别诊断】

1. 诊断及诊断依据

(1)诊断:新生儿肺透明膜病。

（2）诊断依据：①患儿系双胎之小，33 周早产，产前未使用激素；②临床表现为生后 3 小时开始出现进行性呼吸困难；③体格检查发现：早产儿貌，反应差，口唇青紫，气促，呼气性呻吟，鼻翼扇动，吸气性三凹征，四肢肌张力低，原始反射减弱；④辅助检查：血气分析示 pH、PO_2、HCO_3^-、SaO_2 下降，PCO_2 升高。

2. 鉴别诊断

（1）湿肺：又称新生儿暂时性呼吸增快，多见于足月儿，系肺液清除延迟而影响气体交换的一种自限性疾病。生后数小时内出现呼吸增快（>60~80 次 / 分），重者可有发绀、呻吟等，但哭声响亮、吃奶及反应好。听诊呼吸音减低，可闻及湿啰音。胸部 X 线以肺泡、间质、叶间胸膜积液为特征。一般对症治疗即可，2~3 天症状缓解消失。

（2）膈疝：表现为阵发性呼吸急促和发绀。腹部凹陷，患侧胸部呼吸音减弱甚至消失，可闻及肠鸣音。胸部 X 线可见患侧胸部有充气的肠曲或胃泡影及肺不张，纵隔向对侧移位。

（3）B 组链球菌肺炎：是由 B 组链球菌败血症引起的宫内感染性肺炎。母亲妊娠晚期多有感染、羊膜早破或羊水有异味史，母血或宫颈拭子培养有 B 组链球菌生长；病程与新生儿呼吸窘迫综合征不同，抗生素治疗有效。

【治疗要点】

1. 一般治疗　保暖、监测生命体征和动脉血气、保证液体和营养供应、纠正酸中毒等。

2. 氧疗和辅助通气　①吸氧：选择适宜吸氧方式，使 PO_2 维持在 50~80mmHg（6.7~10.7kPa）、SaO_2 维持在 90% ~95% ；②辅助通气：持续气道正压通气（CPAP）和常频机械通气（conventional mandatory ventilation，CMV）。

3. PS 替代治疗　临床应用 PS 分为天然型 PS、改进的天然型 PS、合成 PS 及重组 PS 四类，首次剂量 100~200mg/kg，再次给予 100mg/kg，经气管内给药，应用越早，效果越好。

4. 关闭动脉导管　①限制液量，使用利尿药；②吲哚美辛：首次剂量 0.2mg/kg，静脉给药，用药后 12 小时、24 小时再重复 1 次，每次 0.1mg/kg；③布洛芬：首次剂量 10mg/kg，口服给药，用药后 24 小时、48 小时再重复 1 次，每次 5mg/kg；④手术治疗：药物治疗无效者可考虑手术结扎。

七、新生儿败血症

【病史摘要】

患儿，男，生后 10 天，因体温不升、拒乳、少哭、皮肤黄疸 2 天入院。患儿系 G_1P_1，孕 39 周顺产儿。患儿生后吃奶、反应良好，第 5 天沐浴时不慎将脐部敷料浸湿，第 7 天脐带脱落后见脐周红肿、脐部有脓性分泌物，2 天前开始患儿出现体温不升、拒乳、少哭、皮肤黄疸，遂至医院就诊。

入院体格检查：T 35.2℃，P 128 次 / 分，R 42 次 / 分，WT 3.5kg，身长 52cm，头围 35cm，胸围 33cm，前囟 1.8cm×1.8cm。神志淡漠，反应差，颜面、躯干部皮肤及巩膜黄染，脐周红肿，脐窝有较多脓性分泌物，心率 128 次 / 分，律齐，心音稍低钝，心前区未闻及心脏杂音，两肺呼吸音清晰，未闻及啰音，肝右肋下 2.5cm，神经系统检查（−）。

入院后辅助检查：血常规示 WBC $25×10^9$/L，N 0.85，L 0.15；血清胆红素 222.3μmol/L（13mg/dl）。

【病史特点】

1. 患儿，男，生后 10 天，系 39 周顺产儿，生后第 5 天沐浴时有脐部敷料浸湿史。

2. 临床表现 生后第 7 天脐带脱落后见脐周红肿、脐部有脓性分泌物，2 天前开始患儿出现体温不升、拒乳、少哭、皮肤黄疸。入院时体格检查发现：神志淡漠，反应差，颜面、躯干部皮肤及巩膜黄染，脐周红肿，脐窝有较多脓性分泌物，心音稍低钝，肝右肋下 2.5cm，神经系统检查（－）。

3. 辅助检查 血常规示 WBC 和 N 升高，血清胆红素升高。

【诊断与鉴别诊断】

1. 诊断及诊断依据

（1）诊断：新生儿败血症。

（2）诊断依据：①患儿系 39 周顺产儿，生后第 5 天沐浴时有脐部敷料浸湿史；②临床表现为生后第 7 天脐带脱落后见脐周红肿、脐部有脓性分泌物，2 天前开始患儿出现体温不升、拒乳、少哭、皮肤黄疸；③体格检查发现：神志淡漠，反应差，颜面、躯干部皮肤及巩膜黄染，脐周红肿，脐窝有较多脓性分泌物，心音稍低钝，肝右肋下 2.5cm，神经系统检查（－）；④辅助检查：血常规示 WBC 和 N 升高，血清胆红素升高。

2. 鉴别诊断 新生儿缺氧缺血性脑病：可出现少吃、少哭、少动等表现，但有明显缺氧窒息史，而无原发感染病灶、肝大、WBC 和 N 升高。

【治疗要点】

1. 抗菌治疗 抗菌药物使用原则：①早期、足量、足疗程、联合、静脉用药，疗程至少为 10~14 天；②选用敏感、杀菌、易透过血 - 脑脊液屏障的抗生素；③注意药物毒副作用。

2. 清除局部感染灶 如脐炎、脓疱疮、口腔炎等。

3. 并发症治疗 ①休克时每次输新鲜血浆 10ml/kg 或白蛋白 1g/kg，多巴胺或多巴酚丁胺 5~15μg/（kg·min）静脉滴注；②纠正酸中毒；③纠正低氧血症；④减轻脑水肿。

4. 免疫治疗 ①静脉注射免疫球蛋白 300~500mg/（kg·d），每天 1 次，连用 3~5 天；②重症患儿可行换血疗法，换血量为 100~150ml/kg；③中性粒细胞明显减少者可每次输粒细胞 1×10^9/kg；④血小板减少者可输注血小板 0.1~0.2U/kg。

八、新生儿寒冷损伤综合征

【病史摘要】

患儿，男，生后 4 天，因双侧小腿硬肿 1 天入院。患儿系 G_1P_1，胎龄 35 周，于 2013 年 2 月 6 日出生，出生体重为 2.3kg，产时无窒息史。1 天前母亲发现其双侧小腿有硬肿，吃奶减少，哭声较低弱。体格检查：T 34℃，P 122 次 / 分，R 40 次 / 分，精神萎靡，反应差，四肢动作少，无呻吟及发绀，四肢皮肤凉，双侧小腿有硬肿，皮肤呈暗红色，心肺（－），腹软，脐带干燥未脱，神经系统检查（－）。

【病史特点】

1. 患儿，男，4 天，系 35 周早产儿，于寒冷季节出生。

2. 临床表现 生后第 3 天双侧小腿出现硬肿，吃奶减少，哭声较低弱。入院时体格检查发现：T 34℃，精神萎靡，反应差，四肢动作少，四肢皮肤凉，双侧小腿有硬肿，皮肤呈暗红色，心肺（－），神经系统检查（－）。

【诊断与鉴别诊断】

1. 诊断及诊断依据

（1）诊断：新生儿寒冷损伤综合征。

（2）诊断依据：①患儿系 35 周早产儿，于寒冷季节出生；②临床表现为生后第 3 天双侧小腿出现硬肿，吃奶减少，哭声较低弱；③体格检查发现：T 34℃，精神萎靡，反应差，四肢动作少，四肢皮肤凉，双侧小腿有硬肿，皮肤呈暗红色，心肺（－），神经系统检查（－）。

2. 鉴别诊断

（1）新生儿水肿：①局限性水肿：常发生于女婴会阴部，数天内可自愈；②早产儿水肿：常见下肢凹陷性水肿，有时延及手背、眼睑或头皮，大多可自行消退；③新生儿 Rh 溶血病或先天性肾病：水肿较严重，并有其各自的临床特点。

（2）新生儿皮下坏疽：多见于寒冷季节，有难产或产钳分娩史，常发生于身体受压或受损部位。表现为局部皮肤变硬、略肿、发红、边界不清并迅速蔓延，病变中央初期较硬以后软化，先呈暗红色以后变为黑色，重症可有出血和溃疡形成，亦可融合成大片坏疽。

【治疗要点】

1. 复温　是治疗的关键，应逐渐复温、循序渐进。可根据患儿情况，因地制宜选择复温措施，如用热水袋、电热毯、母亲怀抱、暖箱等，有条件者首选暖箱复温。

2. 补充热量和液体　热量供给从每日 210kJ/kg（50kcal/kg）开始，迅速增至 418~502kJ/kg（100~120kcal/kg）。喂养困难者可给予部分或完全静脉营养。液量按 0.24ml/kJ（1ml/kcal）给予，有明显心、肾功能损害者应严格控制输液量及速度。

3. 控制感染　根据血培养和药敏结果选用抗生素。

4. 纠正器官功能紊乱　及时治疗心力衰竭、休克、DIC、肺出血、肾衰竭等。

（洪　昆）

九、21－ 三体综合征

【病史摘要】

患儿，男，2 岁，因智力低下、生长发育落后 2 年就诊。患儿出生后生长发育较同龄儿明显落后，表情呆滞，张口伸舌，1.5 岁才出牙，尚不能独走、不会讲话。患儿系母亲 40 岁时妊娠分娩。

入院体格检查：T 36.5℃，P 116 次 / 分，R 26 次 / 分，身长 75cm，前囟未闭。眼距宽，眼裂小，眼外眦上斜，鼻梁低平，耳廓小，舌伸出口外，头小而圆，通贯手。心率 116 次 / 分，律齐，心音稍低钝，心前区可闻及Ⅱ~Ⅲ收缩期杂音，两肺呼吸音清晰，未闻及啰音，腹膨隆，触诊软，肝脾未触及，四肢肌张力低。

入院后辅助检查：无。

【病史特点】

1. 患儿，男，2 岁，有生长发育落后史，母亲为高龄产妇。

2. 临床表现　生后生长发育较同龄儿明显落后，表情呆滞，张口伸舌，1.5 岁才出牙，尚不能独走、不会讲话。入院时体格检查发现：身长 75cm，前囟未闭，表情呆滞，眼距宽，眼裂小，眼外眦上斜，鼻梁低平，耳廓小，舌伸出口外，头小而圆，通贯手，心音稍低钝，心前区可闻及Ⅱ~Ⅲ收缩期杂音，四肢肌张力低。

【诊断与鉴别诊断】

1. 诊断及诊断依据

（1）初步诊断：21－ 三体综合征。

（2）诊断依据：①患儿 2 岁，有生长发育落后史，母亲为高龄产妇；②临床表现为生后生长发育较同龄儿明显落后,表情呆滞,张口伸舌,1.5 岁才出牙,尚不能独走、不会讲话;③体格检查发现:身长 75cm,前囟未闭,表情呆滞,眼距宽,眼裂小,眼外眦上斜,鼻梁低平,耳廓小,舌伸出口外,头小而圆,通贯手,心音稍低钝,心前区可闻及 Ⅱ ~ Ⅲ 收缩期杂音,四肢肌张力低;④染色体检查确诊并分型。

2. 鉴别诊断　应与先天性甲状腺功能减退症相鉴别,后者出生时即可有嗜睡、哭声嘶哑、喂养困难、便秘、腹胀、生理性黄疸消退延迟,舌大而厚,皮肤粗糙,黏液性水肿,但无本病的特殊面容,可检测 T₄、TSH 及染色体核型分析进行鉴别。

【治疗要点】

目前尚无有效治疗方法,应采取综合措施,包括提供医疗和社会服务,对患儿进行长期耐心的教育及训练。如伴发畸形可考虑手术矫治。

十、苯丙酮尿症

【病史摘要】

患儿,女,1 岁,智力低下半年、反复抽搐 1 个月入院。患儿自生后 6 个月左右开始出现兴奋、忧郁、多动、智力低下,并逐渐加重,尿液及汗液有鼠尿臭味,近 1 个月来出现反复抽搐。体格检查:T 36.3℃,P 116 次 / 分,R 30 次 / 分,表情呆滞,毛发枯黄,皮肤白皙,两肺呼吸音清,未闻及啰音,心率 116 次 / 分,律齐,未闻及心脏杂音,腹软,肝脾未触及,四肢肌张力正常。

辅助检查:无。

【病史特点】

1. 患儿,女,1 岁。

2. 临床表现　生后 6 个月开始出现兴奋、忧郁、多动、智力低下,并逐渐加重,尿液及汗液有鼠尿臭味,近 1 个月来出现反复抽搐。入院时体格检查:表情呆滞,毛发枯黄,皮肤白皙,肝脾未触及,四肢肌张力正常。

【诊断与鉴别诊断】

1. 诊断及诊断依据

(1)诊断:苯丙酮尿症。

(2)诊断依据:①患儿,女,1 岁;②临床表现为生后 6 个月开始出现兴奋、忧郁、多动、智力低下,并逐渐加重,尿液及汗液有鼠尿臭味,近 1 个月来出现反复抽搐;③体格检查:表情呆滞,毛发枯黄,皮肤白皙,肝脾未触及,四肢肌张力正常。

2. 鉴别诊断

(1)21- 三体综合征:有智力低下、张口伸舌、流涎不止等表现,有眼距宽、眼裂小、鼻梁低平、耳廓小、头小而圆、通贯手等特殊外貌,但无反复抽搐、皮肤白皙,尿液及汗液无鼠尿臭味。可检测染色体核型分析进行鉴别。

(2)先天性甲状腺功能减退症:有智力落后、生长发育迟缓和生理功能低下等表现,但无反复抽搐、皮肤白皙,尿液及汗液无鼠尿臭味。可检测 T₄、TSH 进行鉴别。

【治疗要点】

一旦确诊,应立即治疗。

低苯丙氨酸特殊饮食是目前治疗 PKU 的主要方法,需个体化治疗。在饮食治疗中,应根据相应年龄段儿童每天蛋白质需要量、血 Phe 浓度、Phe 的耐受量、饮食嗜好等调整治疗方法。对 BH₄ 反应型 PKU 患者,尤其是饮食依从性差者,可采用 BH₄ 治疗,提高 Phe 耐受性,适当放松天然蛋白质的限制,甚至完全普食,改善生活质量及营养等。还应配合对家长的宣教和对患儿的心理辅导。

十一、性早熟

【病史摘要】

患儿,女,7岁。因"乳房肿大10天"就诊。10天前发现左乳房肿大,未予诊治,3天前出现右乳房肿大。无外伤史。无误服雌激素病史。近来无服药史。

体格检查:T 36.5℃,HR 90次/分,R 22次/分,H 123cm。神志清楚,精神好,全身皮肤未见牛奶咖啡斑,双乳晕颜色正常,双乳房 B_2 期,可触及乳核。心肺腹部无异常,未见阴毛、腋毛。外阴未见分泌物。

辅助检查:骨龄9.1岁。盆腔B超:子宫大小20mm×9mm×12mm,左右卵巢大小约18mm×10mm×16mm、19mm×11mm×15mm。左卵巢可见直径≥4mm卵泡3个,右卵巢可见≥4mm卵泡4个。雌二醇45pg/ml戈那瑞林激发试验峰值(化学发光法):FSH 8.0IU/L LH 6.0IU/L。

【病史特点】

1. 患儿,女,7岁。

2. 临床特点 乳房肿大10天。查体:双乳晕颜色正常,双乳房 B_2 期,可触及乳核。

3. 辅助检查 骨龄9.1岁。盆腔B超:子宫大小20mm×9mm×12mm,左右卵巢大小约18mm×10mm×16mm、19mm×11mm×15mm。左卵巢可见直径≥4mm卵泡3个,右卵巢可见≥4mm卵泡4个。雌二醇45pg/ml戈那瑞林激发试验峰值(化学发光法):FSH 8.0IU/L,LH 6.0IU/L。

【诊断与鉴别诊断】

1. 诊断及诊断依据

(1)诊断:中枢性性早熟。

(2)诊断依据:①患儿,女,7岁;②临床表现为双乳房肿大;③体格检查:双乳晕颜色正常,双乳房 B_2 期,可触及乳核;④骨龄9.1岁。盆腔B超:左右卵巢大小约18mm×10mm×16mm、19mm×11mm×15mm。左卵巢可见直径≥4mm卵泡3个,右卵巢可见≥4mm卵泡4个。雌二醇45pg/ml戈那瑞林激发试验峰值(化学发光法):FSH 8.0IU/L,LH 6.0IU/L。

2. 鉴别诊断

(1)外周性性早熟:误服含雌激素药物可导致外周性性早熟,患儿表现乳房肿大,尚可有乳房大小与乳晕的深着色不相称,伴外阴着色和阴道分泌物,无卵巢增大。患儿无雌激素摄入病史,且临床表现、盆腔B超、性激素均与本病不符,可排除。此外,尚需注意与肾上腺皮质肿瘤所致外周性性早熟鉴别,可查肾上腺B超及相关激素协助鉴别。

(2)McCune-Albright综合征:可表现皮肤咖啡斑、多发性骨纤维性发育不良和性早熟。盆腔B超表现卵巢囊肿或大卵泡,本病例仅表现性早熟,无其他相关表现,且发病初期即有卵巢增大、戈那瑞林激发试验提示中枢性性早熟,可鉴别。

(3)单纯乳房早发育:多见于2岁以下,除乳房发育外无其他副性征呈现。血清雌二醇和FSH基础值常轻度增高,GnRH刺激试验中FSH峰值明显升高。患儿B超见卵巢增大,GnRH刺激试验LH升高为主,LH>5.0IU/L,LH峰值/FSH峰值>0.6,可排除。

3. 治疗

(1)病因治疗:肿瘤引起者予手术治疗或者化疗、放疗。

（2）药物治疗：GnRH 类似物（GnRHa）是当前主要的治疗药物,但并非所有的特发性中枢性性早熟都需要治疗。儿童常用的 GnRHa 制剂有曲普瑞林和亮丙瑞林的缓释剂。国内推荐缓释剂首剂 3.75mg,此后剂量为 80~100μg/（kg·4 周）,或采用通常剂量 3.75mg,每 4 周 1 次肌肉或皮下注射（视制剂而定）,疗程至少 2 年,目前建议应用至患者骨龄达 12 岁（女）~13 岁（男）。

十二、先天性甲状腺功能减退症

【病史摘要】

患儿,男,2 岁 4 个月,因身材矮小、发育迟缓伴智力落后 2 年余就诊。患儿生后 1 个月左右开始出现反应低下,安静少动,吃奶少,腹胀,便秘,黄疸不退。服用 1 个月中药治疗后,黄疸消退,但身高、生长发育及智力明显落后于同龄儿,前囟 2 岁闭合,至今仅能发单音,可扶站,不能独走,少哭吵,无发热、抽搐、吐泻等。体格检查:T 35.8℃,P 85 次/分,R 24 次/分,WT 10kg,身长 78cm,头围 45cm。神志清楚,反应低下,面色苍黄,颜面肿,全身皮肤粗糙,鼻梁低,舌大唇厚,心率 85 次/分,心音低钝,未闻及心脏杂音,两肺呼吸音清晰,未闻及啰音,腹膨隆,肝右肋下 3cm,脾左肋下未触及,四肢短,"O"形腿,肢端凉。

辅助检查:暂无。

【病史特点】

1. 患儿,男,2 岁 4 个月。

2. 临床表现 生后 1 个月左右开始出现智力落后、生长发育迟缓和生理功能低下等表现。就诊时体格检查:神志清楚,反应低下,面色苍黄,颜面肿,全身皮肤粗糙,鼻梁低,舌大唇厚,心率 85 次/分,心音低钝,腹膨隆,肝右肋下 3cm,四肢短,肢端凉,"O"形腿。

【诊断与鉴别诊断】

1. 诊断及诊断依据

（1）诊断:先天性甲状腺功能减退症。

（2）诊断依据:①患儿 2 岁 4 个月,有生长发育和智力发育落后史;②临床表现为生后 1 个月左右开始出现智力落后、生长发育迟缓和生理功能低下等表现;③体格检查:神志清楚,反应低下,面色苍黄,颜面肿,全身皮肤粗糙,鼻梁低,舌大唇厚,心率 85 次/分,心音低钝,腹膨隆,肝右肋下 3cm,四肢短,肢端凉,"O"形腿。

2. 鉴别诊断

（1）21-三体综合征:患儿智力和运动发育迟缓,有眼距宽、眼裂小、眼外眦上斜、鼻梁低平、外耳小、张口伸舌等特殊面容,但皮肤及毛发正常、无黏液性水肿,染色体核型分析有助鉴别。

（2）先天性巨结肠:患儿生后即出现便秘、腹胀,常有脐疝,但面容、精神反应及哭声均正常,钡灌肠可见结肠痉挛段与扩张段。

（3）佝偻病:患儿有生长发育落后、动作发育迟缓等表现,但智力和皮肤正常,有佝偻病体征,血生化和 X 线片有助鉴别。

（4）骨发育障碍性疾病:如骨软骨发育不良、黏多糖病等,均有生长发育迟缓,骨骼 X 线片和尿中代谢物检查有助鉴别。

【治疗要点】

1. 一旦确诊,应立即给予甲状腺素终身替代治疗。

2. 目前治疗首选左旋甲状腺素（L-T$_4$）。新生儿期初始治疗剂量为每日 10~15μg/kg,每日一次口服。FT$_4$ 最好在治疗 2 周内,TSH 在治疗 4 周内达到正常。伴严重先天性心脏病的患儿初始治疗剂量应减少。治疗后 2 周复查血 TSH、FT$_4$，并据其浓度调整治疗剂量。在随后的随访中，维持剂量应个体化。血 FT$_4$ 应维持在平均值至正常上限范围内，TSH 应维持在正常范围内。治疗过程中应定期复查随访并于 1 岁、3 岁、6 岁时进行智力发育评估和体格发育评估。

十三、皮肤黏膜淋巴结综合征

【病史摘要】

患儿，男，1 岁，发热 6 天，皮疹 3 天。6 天前突然出现发热，热峰达 40.1℃，3 天前胸背部出现红色皮疹，应用克林霉素治疗仍反复发热，皮疹无减轻。

体检：T 40.1℃，神志清楚，胸背部可见弥漫针头大红色小丘疹，压之褪色。左颈部触及多个淋巴结，直径约 1~1.5cm、质较硬、有压痛。双眼结膜稍充血，口唇红、皲裂，草莓舌。颈部无抵抗，心肺腹部无异常，双手指端红肿，神经反射无异常。

辅助检查：血常规：WBC 18×10^9/L，N 88%，Hb 105g/L，PLT 330×10^9/L。ESR 60mm/h，CRP 75mg/L。冠状动脉超声心动图检查可见冠状动脉扩张。

【病史特点】

1. 患儿，男，1 岁。

2. 临床特点　发热 6 天，皮疹 3 天。应用克林霉素治疗无效。查体：T 40.1℃，胸背部可见弥漫针头大红色小丘疹，压之褪色。左颈部触及多个淋巴结，直径约 1~1.5cm、质较硬、有压痛。双眼结膜稍充血，口唇红、龟皲裂，草莓舌。双手指端红肿。

3. 辅助检查　外周血白细胞计数增高，以中性粒细胞为主，轻度贫血，血小板稍高；ESR 增快，CRP 增高；冠状动脉超声心动图检查可见冠状动脉扩张。

【诊断与鉴别诊断】

1. 诊断及诊断依据

（1）诊断：皮肤黏膜淋巴结综合征。

（2）诊断依据：1 岁患儿，不明原因发热 5 天以上，抗生素治疗无效，伴有胸背部皮疹，颈部淋巴结肿大，双手指端红肿，双眼结膜充血，口唇红、皲裂，杨梅舌。外周血白细胞增高，以中性粒细胞为主，ESR 增快，CRP 增高；冠状动脉超声心动图检查可见冠状动脉扩张，提示有冠状动脉损害。

2. 鉴别诊断

（1）渗出性多形性红斑：皮疹广泛、大片，有水疱和结痂。口唇、眼角多处黏膜糜烂，常有脓性分泌物。无典型的肢端硬性水肿。本例有典型的肢端硬性水肿，无水疱、结痂、口唇、眼角黏膜糜烂，可除外本病。

（2）幼年型类风湿关节炎全身型：皮疹随体温升降而时隐时现，指（趾）以关节为中心的梭型肿胀，无眼结合膜充血，无口唇发红、皲裂，无指趾端膜状脱皮，无冠状动脉损害。与本病例不符，可排除。

（3）猩红热：皮疹多于发热当日或次日出现，为全身皮肤充血发红及密集、粟粒样小丘疹，疹间无正常皮肤，后期皮疹退后，皮肤有糠样脱屑，发病年龄普遍大于 3 岁，无明显指趾肿胀及口唇皲裂。青霉素治疗有效。本例患儿为发热后 3 天出现皮疹，有手指端红肿及口唇皲裂，可排除。

【治疗要点】

1. 阿司匹林　发热时 30~50mg/（kg·d），分 2~3 次服用，热退后 2~3 天根据血小板数、血凝状态调整剂量至 5mg/（kg·d）或 10mg/（kg·d），8~12 周后减至 3~5mg/（kg·d）直至冠状动脉恢复正常。注意复查肝功能，葡萄糖 –6– 磷酸脱氢酶（G–6–PD）缺乏者用其他药代替。

2. 静脉注射用丙种球蛋白（IVIG） 宜发病早期（10 天内）应用，单剂静脉滴注丙种球蛋白（2g/kg）于 10~12 小时静脉缓慢输入。若首剂给予 IVIG 2g/kg 后 36 小时发热不退，可再追加 IVIG 2g/kg。

3. 糖皮质激素 IVIG 治疗无反应的患儿，在首剂 IVIG 2g/kg 后 36 小时发热不退，再追加 IVIG 2g/kg，36 小时仍发热时，除外感染及有效控制高凝状态同时，可考虑短程中、小剂量皮质激素治疗或甲泼尼松龙冲击治疗。

4. 双嘧达莫 每日 3~5mg/kg，强化抗血小板聚集的作用。

5. 其他治疗 乌司他丁、肝素、法华林、肿瘤坏死因子拮抗剂、血浆置换、细胞毒性药物等缺乏足够经验，在 IVIG 无反应川崎病慎重应用。

6. 溶栓治疗 急性期很快发生冠状动脉或心外动脉血栓者可用尿激酶或蝮蛇抗栓酶治疗。

十四、过敏性紫癜

【病史摘要】

患儿，男，6 岁，因"双下肢红色皮疹 10 天，左踝肿痛 3 天"就诊。体格检查：T 37.0℃，BP 95/70mmHg。双下肢见对称性分布大小不等的红色皮疹，稍高出皮肤，压之不退色。咽部充血，扁桃体大。心肺正常，肝脾不大，左踝关节肿胀，局部压痛，活动受限，神经系统正常。

辅助检查：WBC $15 \times 10^9/L$，N 0.78，Hb120g/L，PLT $230 \times 10^9/L$。

【病史特点】

1. 患儿，男，6 岁。

2. 临床特点 双下肢红色皮疹 10 天，左踝肿痛 3 天。体检：双下肢对称分布大小不等的红色皮疹，略高出皮肤，压之不退色，左踝关节肿胀，局部压痛，活动受限。

3. 辅助检查 血小板计数正常。

【诊断与鉴别诊断】

1. 诊断及诊断依据

（1）诊断：过敏性紫癜。

（2）诊断依据：患儿，男，6 岁。双下肢红色皮疹 10 天，左踝肿痛 3 天。体检：双下肢及臀部对称性分布大小不等的红色皮疹，略高出皮肤，压之不退色，左踝关节肿胀，局部压痛，活动受限。血小板计数正常。

2. 鉴别诊断

（1）特发性血小板减少性紫癜：多为针尖大小的皮内或皮下出血点、瘀斑和紫癜，分布不均，以四肢和易于碰撞部位多见，无血管神经性水肿，血小板减少。患儿血小板正常，可排除。

（2）风湿性关节炎：本病可表现关节炎，但无出血性皮疹，常伴有心脏炎临床表现等，可鉴别。

【治疗要点】

1. 一般治疗 进食少渣易消化食物。

2. 抗感染治疗 急性期呼吸道感染可适当给予抗感染治疗。

3. 皮疹治疗 皮疹很少需要治疗，目前尚无证据证明糖皮质激素治疗对皮疹的消退及复发有效,但有报道糖皮质激素用于皮肤疱疹和坏死性皮疹治疗有效,但疗效需进一步证实。

4. 关节症状治疗 非甾体抗炎药可很快缓解关节痛。口服泼尼松[1mg/(kg·d),2 周后减量]可降低关节疼痛程度及持续时间。

（张 静）

十五、麻疹合并肺炎

【病史摘要】

患儿,男,4 岁 3 个月,因"发热、咳嗽 4 天,加重伴颜面皮疹 1 天"入院。患儿入院前 4 天无明显诱因出现发热,体温达 39.0℃,无寒战及抽搐,伴咳嗽、流涕、流泪、畏光等症状,无呕吐、腹泻,在家给予口服感冒药治疗(具体不详)后体温可降至正常,但易反复,1 天前患儿体温渐升至 40.0℃左右,咳嗽加剧,烦吵不安,耳后出现红色皮疹,疹间皮肤正常,不伴瘙痒,逐渐蔓延至颜面部,部分融合成片。既往否认特殊病史,家族史无特殊,已按计划接种疫苗。

入院体格检查:T 39.8℃,R 32 次/分,HR 126 次/分,WT 16kg,神志清楚,精神欠佳,颜面部见散在红色斑丘疹,部分融合成片,疹间皮肤正常,不伴瘙痒,无明显出血点,颌下可触及 3 枚黄豆大小淋巴结,活动度好,轻压痛。结膜充血,畏光,伴流泪,无脓性分泌物,双侧颊黏膜可见灰白色小点,约 1mm 大小,周围有红晕,咽充血,两肺呼吸音稍粗,可闻及痰鸣音及肺底部吸气末细湿啰音,心音有力,律齐,心前区及各瓣膜听诊区未闻及杂音,腹部平软,未见肠型及蠕动波,肝脾肋下未触及肿大,肠鸣音 3~5 次/分,四肢温暖,肌张力及肌力正常,生理反射存在,病理反射未引出。

入院后辅助检查:外周血象 WBC 3.9×10^9/L, N 0.43, L 0.55, Hb 128g/L, RBC 4.2×10^{12}/L, PLT 218×10^9/L; CRP 3.2mg/L;心肌酶谱、肝肾功能、电解质、血气分析正常范围。胸片:双肺纹理增粗、模糊,双下肺可见少许斑片状阴影。心脏彩超示:心脏形态结构及瓣膜活动未见异常,左心室收缩功能正常范围。心电图正常。

【病史特点】

1. 患儿为学龄前儿童。

2. 临床表现 有反复高热,伴咳嗽、流涕、流泪、畏光等上呼吸道卡他症状,发热 3 天后出疹,皮疹首发颜面部;入院查体:精神欠佳,颜面部见散在红色斑丘疹,部分融合成片,疹间皮肤正常,不伴瘙痒,无明显出血点,结膜充血,畏光,伴流泪,无脓性分泌物,颊黏膜有灰白色小点,约 1mm 大小,周围有红晕,咽充血,两肺呼吸音稍粗,可闻及痰鸣音及肺底部吸气末细湿啰音,心腹部检查无异常体征。

3. 辅助检查 白细胞计数降低;CRP 不高;心电图及心脏彩超未见明显异常。胸片:双肺纹理增粗、模糊,双下肺可见少许斑片状阴影。

【诊断与鉴别诊断】

1. 诊断及诊断依据

（1）诊断:麻疹合并肺炎。

（2）诊断依据:①患儿为学龄前期儿童;②临床表现有反复高热,伴咳嗽、流涕、流泪等上呼吸道卡他症状,发热 3 天后出疹,皮疹首发颜面部;③体格检查发现:精神欠佳,颜面部见散在红色斑丘疹,部分融合成片,疹间皮肤正常,不伴瘙痒,结膜充血,畏光,伴流泪,无脓性分泌物,颊黏膜有灰白色小点,约 1mm 大小,周围有红晕,此为麻疹黏膜斑,对早期诊断具有特异性。咽充血,可闻及痰鸣音及肺底部吸气末细湿啰音,此为肺炎典型体征;④辅助检查:白细胞计数降低,CRP 不高,支持病毒感染改变。心电图及心脏彩超未见明显异常。胸片:双肺纹理增粗、模糊,双下肺可见少许斑片状阴影,此为肺炎典型 X 线改变。

2. 鉴别诊断

(1)幼儿急疹:主要见于婴幼儿,发热 3~5 天后,患儿体温降至正常范围,全身出现淡红色密集斑丘疹,以头面部及躯干部多见,1 天出齐,次日开始消退,符合热退疹出的规律。发热期间患儿一般情况好。

(2)猩红热:患儿有发热、咽痛、呕吐、杨梅舌、环口苍白圈、颈部淋巴结肿大等临床表现,发热 1~2 天后出疹,出疹时高热,表现为皮肤见弥漫性充血,上有密集针尖样大小丘疹,伴有痒感,疹退后可出现糠麸样脱屑。

【治疗要点】

1. 一般治疗　卧床休息,房内保持适当的温度、湿度和空气流通,有畏光症状时房内光线要柔和;给予容易消化的富有营养的食物,补充足量水分及维生素,尤其是维生素 A 和 D;保持皮肤、眼、鼻、口腔清洁。

2. 对症治疗　高热时可用小量退热药,忌用大剂量骤然退热致皮疹隐退;烦躁、惊厥可适当给予苯巴比妥等镇静药;剧烈咳嗽时可用镇咳祛痰药;继发喉炎可静脉或者雾化吸入肾上腺皮质激素;继发细菌感染可给予抗生素;体弱病重患儿可早期静脉注射丙种球蛋白;维持水、电解质平衡。

十六、手足口病

【病史摘要】

患儿,男,3 岁,托幼儿童。因手、足、口腔疱疹 2 天入院。患儿入院前 2 天出现手、足、口腔疱疹,伴有发热,体温 38℃左右,流涎,饮食差。无咳嗽、流涕、呕吐、腹痛等不适。近期患儿所在托幼机构有多例类似发病情况。

入院体格检查:T 37.7℃,R 26 次/分,HR 112 次/分,BP 80/55mmHg,WT 15kg。神志清楚、精神可,面色红润,手、足、臀部、膝部皮肤可见斑丘疹及疱疹,无抓痕。疱疹长径与皮纹走向一致。口腔黏膜可见疱疹,部分破溃形成浅表溃疡,周围有红晕。双肺未闻及干、湿啰音,心前区无隆起,心律齐,心前区及各瓣膜听诊区未闻及杂音,腹软,肝、脾肋下未触及,四肢温暖。神经系统检查未见异常。

入院后辅助检查:外周血象 WBC 5.8×10^9/L,N 0.34,L 0.66,Hb 118g/L,RBC 4.5×10^{12}/L,PLT 260×10^9/L;CRP 4mg/L。

【病史特点】

1. 患儿,男,3 岁,托幼儿童;近期患儿所在托幼机构有多例类似发病情况。

2. 临床表现　手、足、口腔疱疹,伴有发热,流涎,饮食差。体格检查发现,手、足、臀部、膝部皮肤可见斑丘疹及疱疹,无抓痕。疱疹长径与皮纹走向一致。口腔黏膜可见疱疹,部分破溃形成浅表溃疡,周围有红晕,心肺腹检查未发现阳性体征。

3. 辅助检查　白细胞计数正常,淋巴细胞为主,CRP 正常。

【诊断与鉴别诊断】

1. 诊断及诊断依据

(1)诊断:手足口病。

(2)诊断依据:①患儿,男,3 岁,托幼儿童;近期患儿所在托幼机构有多例类似发病情况;

②临床表现为手、足、口腔疱疹,伴有发热,体温 38℃左右,流涎,饮食差;③体格检查发现手、足、臀部、膝部皮肤可见斑丘疹及疱疹,无抓痕。疱疹长径与皮纹走向一致。口腔黏膜可见疱疹,部分破溃形成浅表溃疡,周围有红晕;④辅助检查:白细胞计数正常,淋巴细胞为主,CRP 正常,提示病毒感染。

2. 鉴别诊断　水痘:可有发热、全身不适、咽痛、恶心、呕吐等不适。皮疹首先出现于头面部、躯干部,并逐渐增多,最后达四肢;皮疹呈向心性分布;瘙痒明显。高峰期可见各期皮疹同时存在。眼结膜、口腔及外阴部等黏膜有皮疹,为丘疹、水疱及溃疡。

【治疗要点】

1. 一般治疗　加强消毒隔离,避免交叉感染。适当休息,多饮温开水。饮食宜清淡、易消化、含维生素丰富。口腔有糜烂时进流质食物,禁食刺激性食物。

2. 对症治疗　发热、呕吐、腹泻者给予相应处理。

3. 病因治疗　手足口病目前还缺乏特异、高效的抗病毒药物。

4. 重症病例的治疗　除上述治疗外,应根据重症病例脏器受累情况采取相应的对症治疗,并严密观察病情变化。

(1)神经系统受累

1)控制颅内高压:限制入量,给予甘露醇每次 0.5~1.0g/kg;隔 4~8 小时一次,每次静脉注射 20~30 分钟,据病情调整给药间隔时间及剂量。

2)静脉注射免疫球蛋白:总量 2g/kg,分 2~5 天给药。

3)酌情应用糖皮质激素:甲泼尼龙每天 1~2mg/kg;氢化可的松每天 3~5mg/kg;地塞米松每天 0.2~0.5mg/kg。病情凶险进展快者,可加大剂量。病情稳定后,尽早减量或停用。

4)其他对症治疗:如降温、镇静、止惊等。

(2)呼吸、循环衰竭的治疗:①保持呼吸道通畅,吸氧。呼吸功能障碍时,及时气管插管,使用机械通气;②在维持血压稳定的情况下,限制液体入量;③根据血压、循环的变化选用米力农、多巴胺、多巴酚丁胺等血管活性药物;④保护重要脏器功能,维持内环境稳定;⑤监测血糖变化,严重高血糖时可使用胰岛素;⑥应用西咪替丁、奥美拉唑等抑制胃酸分泌;⑦抗生素防治继发肺部细菌感染。

十七、水痘

【病史摘要】

患儿,女,3 岁 5 个月,因"全身皮疹 4 天"入院。患儿于入院前 4 天无明显诱因出现头面部及躯干部少许皮疹,初为红色,继之变为水疱疹,伴有痒感,予"炉甘石洗剂"外擦治疗,皮疹渐增多,逐渐累及四肢。患儿近期在幼儿园有类似病接触史,既往无特殊病史,否认"遗传"病史,否认食物及药物过敏史。

入院查体:T 36.8℃、R 30 次/分、HR 116 次/分、WT 13kg,神志清楚,精神欠佳,营养中等,发育可,全身见散在红色斑疹、丘疹、水疱疹,疱疹部分破溃、结痂,以颜面部及躯干部为甚。浅表淋巴结未扪及肿大,颈软,眼睑无水肿,咽稍红,双肺呼吸音稍粗,未闻及啰音,心音有力,律齐,心前区及各瓣膜听诊区未闻及杂音,腹平软,肝脾肋下未触及,肠鸣音正常,四肢肌张力正低,病理征阴性。

入院后辅助检查:血常规:WBC 6.75×10^9/L, N 0.21, L 0.65, M 0.13, RBC 4.32×10^{12}/L, Hb 109g/L、PLT 208.0×10^9/L;CRP<5mg/L;肝、肾功能正常。心电图正常。胸片正常。

【病史特点】

1. 患儿为学龄前儿童,发病前在幼儿园有类似病接触史。

2. 临床表现 4天前出现全身皮疹,伴痒感,以头部及躯干为主,入院查体全身见散在红色斑疹、丘疹、水疱疹,疱疹部分破溃、结痂,心肺及神经系统未见明显异常。

3. 辅助检查 白细胞计数正常范围,淋巴细胞为主;CRP不高,心电图正常。胸片正常。

【诊断与鉴别诊断】

1. 诊断及诊断依据

（1）诊断:水痘。

（2）诊断依据:①学龄前儿童,发病前在幼儿园有类似病接触史;②临床表现为全身散在皮疹,为斑丘疹、疱疹、痂疹同时存在;③体格检查发现:全身见散在红色斑疹、丘疹、水疱疹,疱疹部分破溃、结痂,皮疹向心性分布,心肺及神经系统未见明显异常;④辅助检查:白细胞数正常范围,淋巴细胞为主;CRP不高,提示病毒感染表现。

2. 鉴别诊断

（1）荨麻疹:主要表现为皮肤出现风团。常先有皮肤瘙痒,随即出现风团,风团的大小和形态不一,发作时间不定,呈鲜红色或苍白色、皮肤色,少数患者有水肿性红斑,风团逐渐蔓延,融合成片,由于真皮乳头水肿,可见表皮毛囊口向下凹陷,风团持续数分钟至数小时,少数可延长至数天后消退,不留痕迹。皮疹反复成批发生。

（2）手足口病:手足口病是由肠道病毒引起的传染病,多发生于5岁以下儿童,急性起病,发热,口腔黏膜出现散在疱疹,手、足和臀部出现斑丘疹、疱疹,疱疹周围可有炎性红晕,疱内液体较少,皮疹呈离心性分布,可伴有咳嗽、流涕、食欲缺乏等症状。多在1周内痊愈,预后良好。少数患儿可引起心肌炎、肺水肿、无菌性脑膜脑炎等并发症。

【治疗要点】

1. 一般治疗 严密隔离,轻者给予清淡易消化食物及补充水分,重者可静脉输液。发热患儿应卧床休息,保持水、电解质平衡。保持皮肤清洁,防止继发感染。皮肤瘙痒可局部给予炉甘石洗剂擦拭,疱疹破裂可涂甲紫或抗生素软膏。

2. 抗病毒治疗 首选阿昔洛韦,在水痘发病后24小时内应用效果最佳,口服每次20mg/kg（<800mg）,每日4次;重症者需静脉给药,每次10~20mg/kg,每8小时给药一次。

3. 防止并发症 继发细菌感染者可给予抗生素治疗,并发脑炎时应适当应用脱水药,但对水痘患儿不宜应用肾上腺皮质激素,以免病毒扩散。

十八、流行性腮腺炎合并脑膜脑炎

【病史摘要】

患儿,男,12岁10个月,因"发热、双侧耳垂肿痛5天,头痛、呕吐1天"入院。患儿入院前5天无明显诱因出现发热,无寒战及抽搐,双侧耳垂肿痛,咀嚼食物时明显,在当地某卫生院住院治疗5天（具体药物不详）,患儿腮腺肿痛较前减退,仍有反复发热,入院前1天患儿出现头痛,以前额为甚,伴呕吐,为胃内容物,非喷射状,无咖啡样物,病程中,患儿精神、饮食欠佳,无视物模糊,无咳嗽、咳痰,无腹痛,大小便未见异常。患儿所在学校近期有类似疾病发病情况;既往无特殊病史,否认"药物、食物"过敏史,已按计划接种疫苗。

入院体格检查:T 37.3℃,R 20次/分,HR 100次/分,WT 40kg,神志清楚,精神欠佳,全身皮肤未见皮疹及出血点,全身浅表淋巴结未触及肿大,双侧腮腺可触及肿大,以耳垂为中心,边界不清,压痛明显,颈强 2 指,口腔黏膜光滑,腮腺导管开口未见红肿,咽稍充血,双侧扁桃体未触及肿大,两肺呼吸音稍粗,无啰音,心音有力,腹部平软,脐周无压痛及反跳痛,未见肠型及蠕动波,肝脾肋下未触及肿大,肠鸣音 3~5 次 / 分,四肢温暖,肌张力及肌力正常,四肢肌力及肌张力正常,克氏征（±）,布氏征（+）。肛周无红肿,睾丸无肿胀触痛。

入院后辅助检查:血常规示:WBC 7.23×10^9/L、RBC 5.39×10^{12}/L、N 0.37、L 0.55、PLT 186.0×10^9/L、Hb 153.00g/L;CRP<5mg/L;ESR 18mm/h;肝肾功能、电解质、心肌酶、免疫全套、大便常规未见明显异常。脑脊液常规:蛋白定性（-）、无凝块、清亮、无色、有核细胞计数 300×10^6/L;脑脊液生化:蛋白 0.30g/L、氯化物 115.2mmol/L、葡萄糖 3.4mmol/L、腺苷脱氨酶 5U/L;脑脊液细胞检查报告示:镜下偶见淋巴细胞,未见其他异常细胞。心电图示:窦性心律不齐,电轴无偏,心电图大致正常。彩超示:双侧腮腺稍大于正常,回声不均——考虑腮腺炎;双侧颌下腺未见明显异常;双侧睾丸、附睾未见异常;双侧精索静脉未见曲张;肝、胆、胰、脾未见明显异常。胸片未见明显异常。头颅 CT 平扫未见明显异常。

【病史特点】

1. 学龄期患儿,发病前有类似疾病接触史。

2. 临床表现　患儿有发热及腮腺肿大,头痛、呕吐,精神、饮食欠佳;入院查体:前额阵发性头痛,无视物模糊,双侧腮腺可触及肿大,以耳垂为中心,边界不清,压痛明显,口腔黏膜光滑,腮腺导管开口未见红肿。颈强 2 指,克氏征（±）,布氏征（+）。

3. 辅助检查　白细胞计数正常范围,淋巴细胞为主;CRP 不高;脑脊液常规:蛋白定性（-）、无凝块、清亮、无色、有核细胞计数 300×10^6/L;脑脊液生化:蛋白 0.30g/L、氯化物 115.2mmol/L、葡萄糖 3.4mmol/L、腺苷脱氨酶 5U/L;脑脊液细胞检查报告示:镜下偶见淋巴细胞,未见其他异常细胞。彩超示:双侧腮腺稍大于正常,回声不均,考虑腮腺炎。

【诊断与鉴别诊断】

1. 诊断及诊断依据

（1）诊断:流行性腮腺炎合并脑膜脑炎。

（2）诊断依据:①学龄期患儿,发病前有类似疾病接触史;②临床表现为有发热及腮腺肿大,头痛、呕吐,精神、饮食欠佳等;③体格检查发现:双侧腮腺可触及肿大,以耳垂为中心,边界不清,压痛明显,口腔黏膜光滑,腮腺导管开口未见红肿,颈强 2 指,克氏征（±）,布氏征（+）;④辅助检查:白细胞计数正常范围,淋巴细胞为主;CRP 不高;脑脊液示有核细胞计数 300×10^6/L;脑脊液细胞检查报告示:镜下偶见淋巴细胞,未见其他异常细胞。彩超示:双侧腮腺稍大于正常,回声不均,考虑腮腺炎。

2. 鉴别诊断　化脓性腮腺炎:有高热、寒战,白细胞计数升高、中性粒细胞比例明显上升,核左移,可出现中毒颗粒等,患侧腮腺区红肿明显,腮腺坚硬且有触痛,其上方皮肤出现红斑和水肿,压迫腮腺可有脓液从腮腺管流出。病原学有助于鉴别。

【治疗要点】

1. 一般护理　隔离患儿,卧床休息。急性期避免刺激性食物,多饮水,保持口腔卫生。高热患儿可采用物理降温及解热药,严重头痛或并发睾丸炎者可使用止痛药,此外,可采用中药内外兼治,常用普济消毒饮加减内服及青黛散醋调后局部外敷。氦氖激光局部照射腮腺炎,对止痛、消肿有一定疗效。

2. 抗病毒治疗　此病为病毒感染,但无特效抗病毒药物。

3. 对症治疗

（1）并发胰腺炎时应禁食,补液,维持水、电解质平衡。

（2）并发心肌炎时应卧床休息,以减轻心脏负担和组织损伤,必要时亦可用氢化可的松或地塞米松,静脉给药。

（3）并发睾丸炎时可用棉花及丁字带将睾丸托起,局部冷敷以减轻疼痛。

（4）并发脑膜脑炎时主要采用对症治疗,及时控制高热、惊厥,伴有颅内压增高者可用脱水疗法。

十九、传染性单核细胞增多症

【病史摘要】

患儿,女,5岁1个月,因"发热10天"入院。患儿于入院前10天无明显诱因出现发热,体温最高39℃,无寒战、抽搐及潮热、盗汗,有鼻塞,无流涕。病程中出现躯干部皮疹,呈红色斑丘疹,不伴痒感,病程第3天到当地医院就诊,予以抗过敏药物服用后皮疹于当日消失,但仍反复发热。既往无特殊病史,否认"药物、食物"过敏史,否认"传染病"密切接触史。

入院体格检查:T 37.2℃,R28次/分,HR 102次/分,WT 18.5kg,全身皮肤未见皮疹及出血点,颈部及双侧腹股沟可触及数枚蚕豆大小淋巴结,质韧,无触痛,活动可,双眼结膜无充血,口唇红润,无皲裂,口腔黏膜光滑,咽充血,扁桃体Ⅱ度肿大,其上可见灰白色假膜样物附着。颈软,胸骨无压痛,两肺呼吸音稍粗,无啰音,心音有力,律齐,各瓣膜区未闻及病理性杂音,腹部平软,肝右肋缘下3cm处可触及,质韧边钝,脾左肋下肋缘下2cm处可触及,质韧边钝,肠鸣音正常,四肢温暖,四肢远端无硬肿。

入院后辅助检查:血常规示WBC 18.4×10^9/L, N 0.23, L 0.67, M 0.07, RBC 4.09×10^9/L, Hb110g/L, PLT 340×10^9/L;CRP5.0mg/L;外周血象见异型淋巴细胞约18%,可见幼稚型淋巴细胞;EB病毒VCA-IgM抗体(+);肝功能ALT 118U/L, AST 168U/L, torch全套(-),抗O(-)。骨髓细胞学检查:髓象增生明显活跃,早幼粒细胞偏高,巨核细胞增高,易见异型淋巴细胞,其他未见明显异常。胸片示:双肺纹理稍增粗、模糊,未见明显实变;腹部彩超示肝脾增大。

【病史特点】

1. 患儿为学龄前期儿童。

2. 临床表现　反复发热10天,病程中伴有躯干部皮疹,呈红色斑丘疹,不伴痒感,查体:颈部及双侧腹股沟可触及数枚黄豆大小淋巴结。咽充血,扁桃体Ⅱ度肿大,其上可见灰白色假膜样物附着。肝脾大,四肢远端无硬肿。

3. 辅助检查　外周血白细胞计数升高、以淋巴计数升高为主;异型淋巴细胞>10%,可见幼稚型淋巴细胞;EB病毒VCA-IgM抗体(+);肝功能ALT 118U/L, AST 168U/L,腹部彩超示肝脾大。

【诊断与鉴别诊断】

1. 诊断及诊断依据

（1）诊断:传染性单核细胞增多症。

（2）诊断依据:①患儿为学龄前期儿童。②病程中有发热、皮疹。③查体:颈部及双侧腹股沟可触及数枚黄豆大小淋巴结,咽充血,扁桃体Ⅱ度肿大,其上可见灰白色假膜样物附着。肝脾大,四肢远端无硬肿。④辅助检查:外周血白细胞计数升高、以淋巴计数升高为主;异型淋巴细胞>10%,可见幼稚型淋巴细胞;EB病毒VCA-IgM抗体(+);肝功能ALT 118U/L, AST

168U/L,腹部彩超示肝脾大。

2. 鉴别诊断 川崎病：有发热、球结膜出血、口唇皲裂、杨梅舌,多形性红斑,肝脾及浅表淋巴结肿大,四肢指端硬肿及膜性蜕皮,肛周蜕皮等典型临床表现,冠状动脉彩超示冠状动脉有扩张,可诊断。

【治疗要点】

1. 对症治疗 本病的治疗为对症性,疾病大多能自愈;高热患者酌情补液;脾大者,应避免剧烈活动,防止脾破裂。

2. 抗病毒治疗 可用阿昔洛韦、更昔洛韦等药物。干扰素亦有一定的治疗作用。

3. 肾上腺皮质激素治疗 可用于重症患者,如咽部、喉头有严重水肿,出现神经系统并发症,心肌炎、心包炎等,可改善症状,消除炎症,及时应用尚可避免气管切开;但一般病例不宜采用。

4. 丙种球蛋白 可使临床症状改善,缩短病程,重症患者早期给药效果更好。

二十、中毒型细菌性痢疾

【病史摘要】

男孩,4岁,8月中旬发病,因"发热、腹痛半天,抽搐一次"入院。患儿半天前发热伴畏寒、腹痛,呕吐2次,半小时前突然抽搐,表现为意识丧失,双眼凝视,口吐白沫,四肢强直,大小便失禁,持续约10分钟缓解,缓解后嗜睡。追问病史,该患儿病前有不洁饮食史。平时身体健康。

入院体格检查:T 39℃,R 36次/分,HR 158次/分,BP 50/30mmHg,WT 18kg。昏迷状态,面色苍白,皮肤花斑,全身未见皮疹及出血点。脉快而弱,颈软,双肺未闻及干、湿啰音,心前区无隆起,心律齐,心前区及各瓣膜听诊区未闻及杂音,腹软,肝、脾肋下未触及,肠鸣音活跃,四肢冷,末梢发绀。

入院后辅助检查:外周血象 WBC 15.8×10^9/L, N 0.94, L 0.06, Hb 116g/L, RBC 4.7×10^{12}/L, PLT 245×10^9/L;CRP 102mg/L,入院后灌肠粪便检查提示黏液脓血便,吞噬细胞(+),白细胞(+++),红细胞(++)。

【病史特点】

1. 患儿,男,4岁,8月中旬发病,病前有不洁饮食史。平时身体健康。

2. 临床表现 发热、畏寒、腹痛、呕吐,抽搐,起病迅速。查体昏迷状态,面色苍白,皮肤花斑,呼吸、心率增快,血压下降,循环不良,休克表现。

3. 辅助检查 外周血象白细胞总数及中性分类明显增高,CRP增高,提示细菌感染。粪便检查提示黏液脓血便,吞噬细胞(+),白细胞(+++),红细胞(++)。

【诊断与鉴别诊断】

1. 诊断及诊断依据

(1)诊断:中毒型细菌性痢疾。

(2)诊断依据:①患儿,男,4岁,8月中旬发病,病前有不洁饮食史。②发热、畏寒、腹痛,呕吐,抽搐,起病迅速。③体格检查发现:昏迷状态,面色苍白,皮肤花斑,呼吸、心率增快,血压下降,循环不良,休克表现。④辅助检查:外周血象白细胞总数及中性分类明显增高,CRP增高,粪便检查提示黏液脓血便,吞噬细胞(+),白细胞(+++),红细胞(++)。

2. 鉴别诊断 流行性乙型脑炎:发生于夏季,起病急,体温急剧上升至39~40℃,伴头痛、恶心、呕吐、抽搐、昏迷,多无休克表现。外周血象也可表现为白细胞总数及中性分类明显增高,但 CRP 不增高,粪便检查无黏液脓血便。

【治疗要点】

1. 降温止惊 可综合使用物理、药物降温或亚冬眠疗法。惊厥不止者,可用地西泮 0.3mg/kg 静脉注射(每次最大剂量≤10mg);或用水合氯醛 40~60mg/kg 保留灌肠;或肌内注射苯巴比妥钠,每次 5~10mg/kg。

2. 感染性休克的治疗 扩充血容量,纠正酸中毒,维持水与电解质平衡。在充分扩容的基础上应用东莨菪碱、酚妥拉明、多巴胺或间羟胺等血管活性药物改善微循环。疗程 3~5 天。

3. 防治脑水肿和呼吸衰竭 保持呼吸道通畅,给氧。首选 20% 甘露醇降颅内压,剂量为每次 0.5~1g/kg 静脉注射,每 6~8 小时 1 次,疗程 3~5 天,或与利尿药交替使用,可短期静脉推注地塞米松。若出现呼吸衰竭,应及早使用呼吸机。

4. 抗菌治疗 为迅速控制感染,通常选用两种痢疾杆菌敏感的抗生素静脉滴注。可选用含有酶抑制剂的第三代头孢菌素和碳青霉烯类等药物。

二十一、原发型肺结核合并结核性脑膜炎

【病史摘要】

患儿,男,3 岁 10 个月;因"发热、咳嗽 10 余天,抽搐 1 次"入院。患儿于 10 天前无明显诱因出现发热,最高 39℃,每日 1 次体温高峰,多于下午发热,用退热药物后体温可降至正常,伴阵发性咳嗽,少痰,无喘息,伴寒战,无抽搐,饮食差,夜间汗多,无皮疹及出血点,在当地医院行胸片示右上肺感染性病变,遂按"肺炎"予以"头孢类"抗感染治疗 7 天,疗效不明显,住院第 7 天出现抽搐 1 次,表现为意识丧失,双眼凝视,口吐白沫,四肢强直,无大小便失禁,立即予以地西泮止惊后转院。患儿来自农村,预防接种史不详,患儿奶奶有肺结核病,目前正在服药治疗,患儿与之共同生活。

入院体格检查:T 37.6℃,R 30 次/分,HR 110 次/分,WT 11kg,神志清楚,表情淡漠,全身皮肤未见皮疹及出血点,浅表淋巴结未扪及肿大,卡疤(−),颈强 2 指,双侧瞳孔等大等圆,对光反射迟钝,咽无充血,双肺呼吸音粗,可闻及少许干啰音,心脏音有力,律齐,无杂音,腹平软,肝脾肋下未触及肿大,四肢肌力及肌张力正常,克氏征(±),布氏征(+)。

入院后辅助检查:血常规 WBC 13.1×10^9/L,N 0.65,L 0.30,Hb 115g/L,RBC 4.2×10^{12}/L,PLT 200×10^9/L;CRP 14mg/L;抗结核抗体(−);72 小时 PPD 试验(−);肺部 CT 右上肺团块状稍高密度影,边缘稍模糊。脑脊液检查:外观稍混浊,细胞数 680×10^6/L,分类淋巴细胞 76%,蛋白定性阳性;蛋白定量 1.5g/L;糖 1.5mmol/L;氯化物 108mmol/L;ADA 40U/L。头颅 CT 未见明显异常。

【病史特点】

1. 3 岁患儿,有结核病密切接触史,其奶奶有肺结核病史。

2. 临床表现 患儿反复咳嗽、发热、盗汗、乏力、消瘦结核中毒症状,抗生素治疗无效。病情进行性进展,出现抽搐,意识障碍等神经系统病变。查体消瘦,体重 11kg,神志清楚,表情淡漠,卡疤(−),颈强 2 指,双肺呼吸音粗,可闻及少许干啰音,心音有力,律齐,无杂音,腹平软,肝脾肋下未触及肿大,四肢肌力及肌张力正常,克氏征(±),布氏征(+)。

3. 辅助检查 脑脊液检查:外观稍混浊,细胞数 680×10^6/L,分类淋巴细胞 76%,蛋白定性阳性;蛋白定量 1.5g/L;糖 1.5mmol/L;氯化物 108mmol/L;ADA 40U/L。肺部 CT 右上肺团块

状稍高密度影,边缘稍模糊。头颅 CT 未见明显异常。

【诊断与鉴别诊断】

1. 诊断及诊断依据

(1) 诊断:①原发型肺结核;②结核性脑膜炎。

(2) 诊断依据:①患儿有结核病密切接触史(其奶奶有肺结核),结核接种史不详;且无卡疤;②临床表现咳嗽、发热、盗汗、乏力、消瘦等结核中毒症状,抗生素治疗无效,病情进展,出现抽搐、意识障碍等神经系统受累表现;③查体:消瘦,表情淡漠,双肺呼吸音粗,可闻及干啰音,克氏征(±),布氏征(+);④肺部 CT 右上肺团块状稍高密度影,边缘稍模糊。脑脊液外观稍混浊,细胞数增多,分类淋巴细胞为主,蛋白定量高于正常;糖和氯化物降低,系结脑的典型改变;ADA 增高。

2. 鉴别诊断

(1) 病毒性脑膜炎:急性起病,主要有发热、恶心、呕吐、嗜睡的临床表现,一般很少有严重意识障碍及惊厥。通过脑脊液检查可以鉴别。

(2) 化脓性脑膜炎:急性起病,伴有反复惊厥、意识障碍,有感染中毒症状。同时伴有脑膜刺激征。通过脑脊液可以鉴别。抗生素治疗有效。

(3) 隐球菌性脑膜炎:新型隐球菌性脑膜炎起病更缓慢,病程更长,病初多无明显发热,颅内高压症状明显,头痛剧烈,与脑膜炎其他表现不平行;视力障碍和视盘水肿明显。脑脊液呈蛋白细胞分离,糖显著降低,墨汁染色涂片或真菌培养见新型隐球菌,结核菌素试验阴性,抗结核治疗无效。

【治疗要点】

1. 一般治疗　卧床休息,加强营养。

2. 抗结核治疗　联合用药分阶段治疗

(1) 强化治疗阶段:疗程为 3~4 个月。INH、RFP、PZA 和 EMB 联合使用,其中 INH 剂量为 10~15mg/(kg·d)(总量 ≤300mg/d),RFP 剂量为 10~20mg/(kg·d)(总量 ≤600mg/d),PZA 剂量为 30~40mg/(kg·d)(总量 ≤750mg/d),EMB 剂量为 15~25mg/(kg·d),开始治疗的 1~2 周,将 INH 全日量的一半加入 10% 的葡萄糖中静脉滴注,余量口服,待病情好转后改为全日量口服。

(2) 巩固治疗阶段:继续使用 INH、RFP,9~10 个月。抗结核药物总疗程不少于 12 个月,或脑脊液恢复正常后继续治疗 6 个月。

3. 降低颅内压

(1) 脱水剂:20% 甘露醇每次 0.5~1g/kg,30 分钟内静脉滴注,4~6 小时 1 次,2~3 日后减量,7~10 日后停用。

(2) 利尿药:脑水肿明显者可加用呋塞米。

(3) 抑制脑脊液产生:乙酰唑胺是碳酸酐酶抑制剂,可减少脑脊液产生从而降低颅内压,慢性脑积水可使用,可在停用甘露醇前 1~2 天口服该药,20~40mg/(kg·d)(总量 <0.75g/d),分次服用,数周至数月。

(4) 侧脑室穿刺引流:适用于急性脑积水患儿其他降颅内压措施无效或疑有脑疝形成时。

(5) 腰椎穿刺减压及鞘内注药:适应证为颅内压较高,应用肾上腺皮质激素及甘露醇效果不明显者;脑膜炎控制不好以致颅内压难以控制者;脑脊液蛋白量大于 3g/L。3 岁以上每次注入 INH 20~50mg 及地塞米松 2mg,3 岁以下剂量减半,开始为每日 1 次,1 周后根据病情改为隔日 1 次,1 周 2 次或 1 周 1 次,2~4 周为 1 疗程。

（6）分流手术:脑底脑膜粘连发生梗阻性脑积水时。

4. 肾上腺皮质激素　能抑制炎症渗出,减轻中毒症状及脑膜刺激征,有利于脑脊液循环,减少粘连。泼尼松 1~2mg/（kg·d）（小于 45mg/d）,1 个月后逐渐减量,疗程 8~12 周。

5. 对症治疗

（1）惊厥处理:发作时地西泮 0.3~0.5mg/kg 缓慢静脉推注,或者苯巴比妥钠 3~5mg/（kg·d）,分 1~2 次。

（2）维持水、电解质平衡。

二十二、蛔虫病

【病史摘要】

患儿,男,5 岁,来自农村。“阵发性脐周疼痛、咳喘 1 周”入院,伴有食欲缺乏、恶心,喜食报纸、木屑,喜腹部按摩。既往有呕吐蛔虫病史。

入院体格检查:消瘦,颜面可见淡色白斑,呼吸稍促,两肺可闻及少量哮鸣音,无湿啰音。腹部触及柔软,可触及不固定的包块,无触痛。

入院后辅助检查:胸部 X 线考虑为支气管炎。外周血白细胞计数 10.0×10^9/L,N 0.30,L 0.25,E 0.45。

【病史特点】

1. 患儿,男,5 岁,来自农村。

2. 临床表现　阵发性脐周疼痛、咳喘 1 周入院,伴有食欲缺乏、恶心,喜食报纸、木屑,喜腹部按摩。既往有呕吐蛔虫病史。体格检查:消瘦,颜面可见淡色白斑,呼吸稍促,两肺可闻及少量哮鸣音,无湿啰音。腹部触及柔软,可触及不固定的包块,无触痛。

3. 辅助检查　X 线考虑为支气管炎。外周血嗜酸性粒细胞显著增高。

【诊断与鉴别诊断】

1. 诊断及诊断依据

（1）诊断:蛔虫症。

（2）诊断依据:①患儿,男,5 岁,来自农村。②临床表现阵发性脐周疼痛、咳喘 1 周入院,伴有食欲缺乏、恶心,喜食报纸、木屑,喜腹部按摩。既往有呕吐蛔虫病史。③体格检查发现:消瘦,颜面可见淡色白斑,呼吸稍促,两肺可闻及少量哮鸣音,无湿啰音。腹部触及柔软,可触及不固定的包块,无触痛。④辅助检查:X 线诊断为支气管炎,外周血嗜酸性粒细胞显著增高。考虑蛔虫卵移行于肺引起的蛔幼性肺炎和蛔虫性嗜酸性粒细胞肺炎。

2. 鉴别诊断　急腹症:如胃、十二指肠溃疡穿孔、阑尾炎等,可表现剧烈腹痛,腹痛部位与原发病有关。腹部体征明显,拒按。进一步彩超、X 线等检查可助鉴别。

【治疗要点】

最根本是驱虫治疗,并积极处理并发症。

1. 驱虫治疗,选用以下任意一种

（1）甲苯达唑:用于 2 岁以上的儿童,是治疗蛔虫病的首选药物之一,为广谱驱虫药。剂量为 200mg 顿服,或每次 100mg,每日 2 次,连服 3 天。虫卵转阴率可达 90%~100%。未愈者可于 3 周后重复第二疗程。

（2）枸橼酸哌嗪:适用于有并发症的患儿。剂量每日 150mg/kg（最大剂量不超过每日

3g),分 2 次口服,或者睡前顿服,连服 2 天。有怀疑并发肠梗阻者,最好不用,以免引起蛔虫骚动。

（3）阿苯达唑:用于 2 岁以上的儿童,本品阻断虫体对多种营养和葡萄糖的吸收,并阻止 ATP 的产生,使寄生虫无法生存和繁殖。剂量 0.4g,睡前顿服,治愈率可达 96%,如需要,10 日后再服一剂。副作用有轻微头昏、恶心、腹泻等。

（4）左旋咪唑:起效快,服药 30 分钟即达峰浓度,由肠道排泄,无蓄积中毒,剂量每日 2~3mg/kg。

2. 并发症治疗

（1）胆道蛔虫病:治疗原则为解痉、止痛、驱虫、控制感染及纠正脱水、酸中毒、电解质紊乱。并发感染时,可选择控制肝胆系统感染的抗生素,如氨苄西林、头孢哌酮,胆系感染并发中毒性休克者或蛔虫性肝脓肿时,可考虑外科手术治疗。

（2）蛔虫性肠梗阻:不完全性肠梗阻时可采用禁食、胃肠减压或温生理盐水灌肠,解痉、止痛,抗感染,纠正水电解质及酸碱平衡紊乱等处理。腹痛缓解后再给予驱虫治疗。完全性肠梗阻时应及时手术治疗。

（3）蛔虫性阑尾炎或胰腺炎:一旦确诊及早手术。

二十三、蛲虫病

【病史摘要】

患儿,女,3 岁 3 个月,托幼儿童,因肛周、外阴瘙痒,睡眠不安 1 个月余入院。患儿近 1 个月来肛周、外阴瘙痒,食欲减退,偶有恶心、呕吐、腹痛,大便稀,无黏液脓血,病程中有尿频、尿急,多次于医院行尿常规检查均未见异常。每到夜间睡眠不安,喜搔抓外阴部。查体:外阴皮肤发红,肛周皮肤稍红,心肺腹未见异常体征。

【病史特点】

1. 患儿,女,3 岁 3 个月,托幼儿童。

2. 临床表现　因肛周、外阴瘙痒,睡眠不安 1 个月余入院。患儿近 1 个月来肛周、外阴瘙痒,食欲减退,偶有恶心、呕吐、腹痛,大便稀,无黏液脓血,病程中有尿频、尿急,多次于医院行尿常规检查均未见异常。每到夜间睡眠不安,喜搔抓外阴部。查体:外阴皮肤发红,肛周皮肤稍红,心肺腹未见异常体征。

3. 辅助检查　血常规:WBC 8.0×10^9/L, N 0.4, L 0.55, E 0.05。

【诊断与鉴别诊断】

1. 诊断及诊断依据

（1）诊断:蛲虫病。

（2）诊断依据:①患儿,女,3 岁 3 个月,托幼儿童。②临床表现为肛周、外阴瘙痒,睡眠不安 1 个月余。患儿近 1 个月来肛周、外阴瘙痒,食欲减退,偶有恶心、呕吐、腹痛,大便稀,无黏液脓血,病程中有尿频、尿急,多次于医院行尿常规检查均未见异常。每到夜间睡眠不安,喜搔抓外阴部。③体格检查发现:外阴皮肤发红,肛周皮肤稍红,心肺腹未见异常体征。④辅助检查:外周血嗜酸性粒细胞百分比增高。

2. 鉴别诊断　泌尿道感染:蛲虫病伴有尿频、尿急者需与泌尿道感染鉴别。后者尿频、尿急、尿痛的尿路刺激症状明显,可伴有发热、寒战、腹痛等。排尿时哭闹、尿恶臭,小婴儿可因尿频而致顽固性尿布皮炎,年长儿夜间原无遗尿而出现遗尿。体检可见肾区叩击痛、肋脊角压痛,尿常规及尿培养检查可协助鉴别。

【治疗要点】

最根本是驱虫治疗,并积极处理并发症。

1. 驱虫治疗 可选择以下任意一种药物:

(1)恩波吡维铵(扑蛲灵):是治疗蛲虫感染的首选药物,5mg/kg(最大量0.25g),睡前一次顿服,2~3周可重复治疗一次。

(2)甲苯达唑:100mg,一次顿服。

(3)阿苯达唑:200mg,顿服。

(4)复方阿苯达唑:2岁以上儿童1.5片,一次顿服。

2. 局部治疗 入睡前用专用洁具清洗会阴和肛门,局部涂搽蛲虫软膏(含百部浸膏30%、甲紫0.2%),或用噻嘧啶栓剂塞肛,连用3~5天,可杀虫止痒。

为巩固疗效,最好间隔2周左右重复治疗一次,期间充分清理环境,清洗衣物,家庭及幼儿机构的成员也应同时接受治疗。

(向二英)

二十四、重症肺炎、呼吸衰竭、多器官功能损害

【病史摘要】

患儿,女,6个月,因"发热、咳嗽2天"于2015年3月15日4时7分入院。入院前2天患儿无明显诱因出现发热、咳嗽,伴痰响,稍气促,伴面色及口唇发绀。院外予口服药物治疗,用药不详,病情无明显好转。入院查体:心率90次/分,呼吸促,氧饱和度50%左右,面色及口唇发绀,予气囊面罩加压给氧等处理后心率升至130次/分左右,以"①支气管肺炎;②呼吸衰竭"收入院。自发病以来,患儿精神、食欲、睡眠欠佳。

入院体格检查:体温36.5℃,P 132次/分,R 35次/分,体重7kg。神志清楚,精神、面色青灰。轻微点头样呼吸,口唇发绀。呼吸稍促,可见三凹征,双肺呼吸音粗,闻及较多中细湿啰音,各瓣膜听诊区未闻及杂音,腹软,肝脾无大,双下肢无水肿。神经系统:阴性。

入院后辅助检查:血常规:WBC 45.29×10^9/L;PLT 403×10^9/L;N 0.22;L 0.71;生化:ALT 136.9U/L;AST 359.6U/L;心肌损伤标志物:Tn Ⅰ 2.139ng/ml,CK-MB 12.70ng/ml。DIC:PT17.8秒;APTT 56.0秒;电解质:K^+ 3.95mmol/L,Na^+ 144.7mmol/L。胸部CT:右肺、左肺下叶片状高密度影,部分内见支气管气象。头颅CT平扫未见异常。

【病史特点】

1. 患儿系6个月婴儿,起病急,病程短。

2. 临床表现 入院前2天出现咳嗽,伴痰响,稍气促,伴面色及口唇发绀,至急诊科时心率90余次/分,呼吸促,氧饱和度50%左右,面色及口唇发绀,予以气囊面罩加压给氧等处理后心率及氧饱和度恢复。查体精神、面色欠佳,间断呻吟。可见轻微点头样呼吸,呼吸稍促,可见三凹征,双肺呼吸音粗,闻及中细湿啰音,各瓣膜听诊区未闻及杂音。

3. 辅助检查 血常规示白细胞总数显著升高,以淋巴细胞为主;肝酶、心肌酶谱升高;DIC检查明显异常;胸部CT:右肺、左肺下叶片状高密度影。

【诊断与鉴别诊断】

1. 诊断及诊断依据

(1)诊断:①重症肺炎;②呼吸衰竭;③多器官功能损害。

（2）诊断依据

1）重症肺炎：患儿系 6 个月婴儿，以咳嗽为主要表现，伴痰响、呻吟、气促。①查体：精神差，点头样呼吸，可见三凹征，双肺呼吸音粗，未闻及中细湿啰音，无胸膜摩擦音。②辅查：谷丙转氨酶 136.9U/L；谷草转氨酶 359.6U/L；超敏肌钙蛋白 I 2.139ng/ml。③胸部 CT：右肺、左肺下叶片状高密度影，故诊断。

2）呼吸衰竭：患儿反复出现呼吸暂停，鼻导管吸氧下指脉氧饱和度波动在 50%~95%，血气分析示动脉血 pH 6.86，PCO_2 52mmHg，HCO_3^- 8.8mmol/L。故诊断。

3）多器官功能损害（肝、心、血液系统）：超敏肌钙蛋白 I 明显升高提示心肌损害；谷丙转氨酶 136.9U/L；谷草转氨酶 359.6U/L 提示肝功能受损；凝血功能障碍：PT17.8 秒，APTT 56.0 秒；故诊断。

2. 鉴别诊断　气管异物：患儿以咳嗽、气促、发绀为主要表现，但家属否认有异物吸入史，查体双肺呼吸音对称，胸部 CT 未提示，故不考虑。

【治疗要点】

1. 休息，吸氧，雾化吸入，以维持呼吸道通畅。

2. 无创呼吸机辅助呼吸。

3. 抗感染治疗　哌拉西林 – 舒巴坦 100~200mg/（kg·d），分两次静脉滴注。

4. 呼吸中枢兴奋剂　氨茶碱每次 2~4mg/kg，每 12 小时静脉滴入。

5. 抗 DIC　予新鲜冷冻血浆及肝素钠 10~20U/kg，分 2~3 次静脉滴注。

6. 保护脏器　予环磷腺苷、维生素 C、异甘草酸镁注射液等。

7. 退热、纠酸、增强免疫力等对症支持治疗。

二十五、支气管哮喘

【病史摘要】

患儿，女，5 岁，因咳嗽、喘息 3 小时，加重伴气促 1 小时于 2013 年 4 月 10 日入院。入院前 3 小时，患儿在油菜花田地中玩耍后出现喷嚏，咳嗽，咳嗽阵阵发作，随之出现喘息，并感胸闷，乏力，病程中无发热，无呕吐及腹泻。既往有类似发作史 3 次，婴儿期面部有湿疹病史。患儿外婆有反复喘息发作病史。入院时查体：急性病容，精神差，面色苍白，呼吸促，45 次 / 分，有鼻翼扇动，唇周发绀，咽充血，双肺闻及大量哮鸣音及少许粗湿啰音，心率 150 次 / 分，律齐，心音有力，腹软，肝于右肋下 2cm，剑下 1.5cm。神经系统查体：双侧病理征阴性，肌张力正常。入院后辅助检查：血常规：WBC 10×10^9/L；N 0.65；L 0.32；胸部 X 线拍片：双肺透亮度增高及肺门血管阴影增重。

【病史特点】

1. 患儿系 5 岁女孩，起病急，病程短。

2. 明显诱因　患儿在油菜花田地中玩耍后出现喷嚏，咳嗽，咳嗽阵阵发作，随之出现喘息，并感胸闷，乏力，既往有类似发作史 3 次，婴儿期面部有湿疹病史。患儿外婆有反复喘息发作病史。

3. 临床表现　院前 3 小时，出现喷嚏，咳嗽，咳嗽阵阵发作，随之出现喘息，并感胸闷，乏力，病程中无发热，无呕吐及腹泻。查体：急性病容，精神差，面色苍白，呼吸促，45 次 / 分，有鼻翼扇动，唇周发绀，咽充血，双肺闻及大量哮鸣音及少许粗湿啰音，心率 150 次 / 分，律齐，心音有力，腹软，肝于右肋下 2cm，剑下 1.5cm。神经系统查体：双侧病理征阴性，肌张力正常。

4. 辅助检查 血常规示白细胞正常;胸部 X 线:双肺透亮度增高及肺门血管阴影增重。

【诊断与鉴别诊断】

1. 诊断及诊断依据

（1）诊断:支气管哮喘

（2）诊断依据

1）病史:患儿系 5 岁女孩,起病急,病程短。既往有类似发作史 3 次,婴儿期面部有湿疹病史。患儿外婆有反复喘息发作病史。

2）临床症状:患儿在油菜花田地中玩耍后出现喷嚏,咳嗽,咳嗽阵阵发作,随之出现喘息,并感胸闷,乏力;院前 3 小时,出现喷嚏,咳嗽,咳嗽阵阵发作,随之出现喘息,并感胸闷,乏力。

3）查体:急性病容,精神差,面色苍白,呼吸促,45 次 / 分,有鼻翼扇动,唇周发绀,咽充血,双肺闻及大量哮鸣音及少许粗湿啰音。

4）上述症状自行可缓解。

5）辅助检查:血常规示白细胞正常;胸部 X 线:双肺透亮度增高及肺门血管阴影增重。排除其他疾病引起的喘息、咳嗽、气促、胸闷。

2. 鉴别诊断 典型的支气管哮喘与气管异物、肺结核、毛细支气管炎鉴别。如患儿以咳嗽、气促为主要表现,但家属否认有异物吸入史,查体双肺呼吸音对称,故不考虑。

【治疗要点】

治疗原则为长期、持续、规范和个体化治疗。急性发作期治疗重点为抗炎、平喘,以快速缓解症状。

1. 休息,必要时吸氧,以维持呼吸道通畅。

2. 哮喘急性发作期治疗 首选吸入型速效 β_2 受体激动剂,严重哮喘发作时第 1 小时可每 20 分钟吸入 1 次,以后每 2~4 小时可重复吸入。剂量:每次沙丁胺醇 2.5~5.0mg 或特布他林 5~10mg,疗效可维持 4~6 小时。病情较轻时也可选择短期口服沙丁胺醇和特布他林等。

3. 糖皮质激素 病情较重者应给予口服泼尼松短程治疗（1~7 天）,1~2mg/（kg·d）,分 2~3 次。吸入型糖皮质激素（ICS）对儿童哮喘急性发作有一定治疗作用,可选用雾化吸入布地奈德悬液,每次 0.5~1mg,每 6~8 小时 1 次。

4. 氨茶碱 每次 2~4mg/kg,每 12 小时静脉滴入,主张将其作为哮喘综合治疗方案中的一部分,而不单独应用。需注意其不良反应,长时间应用最好监测血药浓度。

5. 健康教育 应避免接触变应原,去除各种诱发因素（油菜花、呼吸道感染、吸烟和气候变化等）。对患儿及家长进行哮喘基本防治知识的教育,教会患儿及家属正确使用儿童哮喘控制测试（C-ACT）等问卷,以判断哮喘控制水平。

（李 蕾）

二十六、胃食管反流病

【病史摘要】

患儿,男,6 岁 4 个月,反复咳嗽 2 年余,加重 20 天。患儿于入院前 2 年余,无明显诱因出现反复咳嗽,痰少,不能咳出,无发热、消瘦、盗汗、流涕、发绀,无反酸、胃灼热、腹痛、腹胀及腹泻,不伴皮疹、关节疼痛及头晕,咳嗽症状持续存在,冬季加重,夏季好转,夜间明显,与进食无关,无呛咳。曾多次就诊,查血常规曾有白细胞升高（具体不详）,胸片提示两肺纹理增多,按"支气管炎"应用头孢类抗生素等药物后症状可稍有好转。入院前 20 天,患儿咳嗽较前加重,于我院门诊就诊,间断给予头孢孟多静脉用药 10 天,但咳嗽无明显好转。

入院体格检查:T 36.5℃,R 23 次 / 分,P 95 次 / 分,BP 90/60mmHg,体重 20kg。营养发育正常,神志清楚,精神反应好,呼吸平稳,未见皮疹,左上臂卡疤阳性。浅表淋巴结未触及肿大。鼻窦区无压痛,口唇红润,无发绀,无龋齿,无口腔溃疡,咽无充血,双侧扁桃体无肿大,喉发音无嘶哑。气管居中,胸廓对称,无畸形,无三凹征,双侧呼吸运动对称,呼吸节律整齐,双肺叩诊清音,呼吸音粗糙,未闻及干湿啰音。心界不大,心律齐,心音有力,各瓣膜听诊区未闻及杂音。腹部、四肢及神经系统未见异常,无关节红肿及杵状指。肛门、生殖器未见异常。

入院后辅助检查:血常规:WBC 5.8×10^9/L,N 0.418,L 0.518,M 0.064,Hb 119g/L,PLT 620×10^9/L。胸部正位片:双肺纹理增多、模糊,肺内未见实质浸润,心影丰满。心脏彩超:心内结构未见明显异常。胸部增强 CT 加气管、血管重建:右侧锁骨下动脉迷走,绕行气管食管后方,未对气道造成明显压迫,未见气道发育畸形,肺内未见病变。

【病史特点】

1. 6 岁 4 个月男童,慢性病程。

2. 主要症状为反复、迁延不愈的咳嗽,冬季加重,夏季好转,夜间明显,与进食无关,无呛咳。经抗炎治疗效果不佳。

3. 主要体征为双肺呼吸音粗糙,未闻及干湿啰音。心界不大,心律齐,心音有力,各瓣膜听诊区未闻及杂音。

4. 患儿无发热、消瘦、盗汗,左上臂卡疤阳性,浅表淋巴结未触及肿大。鼻窦区无压痛,咽无充血,双侧扁桃体无肿大。无关节红肿及杵状指。

5. 胸部正位片显示双肺纹理增多、模糊,肺内未见实质浸润,心影丰满。24 小时食管 pH 监测显示 Boix-Ochoa 评分大于 11.99,存在病理性胃食管反流。

【诊断与鉴别诊断】

1. 诊断及诊断依据

(1)诊断:胃食管反流病。

(2)诊断依据:①反复、迁延不愈的咳嗽 2 年余,抗生素治疗无效。②双肺呼吸音粗糙,胸部正位片示双肺纹理增多、模糊,按"支气管炎"治疗效果不佳。③心界不大,心律齐,心音有力,各瓣膜听诊区未闻及杂音。左上臂卡疤阳性,浅表淋巴结未触及肿大。胸部增强 CT 肺内未见病变。④24 小时食管 pH 监测显示 Boix-Ochoa 评分大于 11.99,存在病理性胃食管反流。

2. 鉴别诊断

(1)支气管肺炎:婴幼儿多见。多为急性起病,发病前数日多先有上呼吸道感染,主要临床表现为发热、咳嗽、气促、肺部固定的中细湿啰音。咳嗽较频繁,早期为刺激性干咳,极期咳嗽反而减轻,恢复期咳嗽有痰。胸部 X 线显示早期肺纹理增强,以后两肺下野、中内带出现大小不等的点状或小斑片状影。多数抗生素治疗有效。

(2)支气管炎:以咳嗽为主要症状,但大多先有上呼吸道感染症状,开始为干咳,以后有痰。常有发热。双肺呼吸音粗糙,可有不固定的散在的干啰音和粗中湿啰音。一般抗感染治疗有效。

(3)贲门失弛缓症:为食管下括约肌松弛障碍导致的食管功能性梗阻。婴幼儿表现为喂养困难、呕吐,重者可伴有营养不良、生长发育迟缓;年长儿诉胸痛和胃灼热感、反胃。X 线钡餐造影、内镜和食管测压等可确诊。

【治疗要点】

1. **体位治疗** 将头抬高30°。清醒状态下最佳体位为直立位和坐位,睡眠时保持左侧卧位,以减少反流频率及反流物误吸。

2. **饮食疗法** 以稠厚饮食为主,少量多餐。以高蛋白低脂肪饮食为主,睡前2小时不进食,保持胃处于非充盈状态。避免食用降低食管下端括约肌张力和增加胃酸分泌的食物,如酸性饮料、高脂饮食、巧克力和辛辣食品。

3. **药物治疗** ①促胃肠动力药:能提高食管下端括约肌张力,减少反流和反流物在食管内的停留。常用多巴胺受体拮抗剂如多潘立酮(吗叮啉),每次0.2~0.3mg/kg,每日3次,饭前半小时及睡前口服。疗程4周。②抗酸和抑酸药:常用西咪替丁、雷尼替丁、法莫替丁、奥美拉唑、兰索拉唑等,氢氧化铝凝胶适用于年长儿。疗程8~12周。③黏膜保护剂:可选用硫糖铝、硅酸铝盐、磷酸铝等,疗程4~8周。

4. **对症处理** 对患儿咳嗽等呼吸道症状,予以对症治疗,可适当应用抗生素以控制继发的细菌感染。

5. **手术治疗** 若经上述治疗6~8周无效,呼吸道炎症继续加重,应考虑手术治疗。

【沟通要点】

胃食管反流病(GERD)临床表现分为反流症状、食管刺激症状及食管外症状。可引起慢性咳嗽、反复肺炎、支气管扩张、支气管哮喘等呼吸道表现。约47%的儿科GERD患儿以呼吸系统症状首次就诊,慢性咳嗽、喘息可以是GERD的唯一临床表现,容易被临床医师忽视。因此,即使临床上考虑呼吸系统疾病的诊断,也应完善相关检查以排除不典型GERD。GERD的诊断方法包括上消化道造影、24小时食管pH监测/胆汁监测、胃镜、核素及食管测压等,目前认为24小时食管pH监测是GERD诊断的金标准。予以相应抗反流抑酸治疗后,患儿咳嗽显著缓解,在排除其他因素后,也支持GERD的诊断。

二十七、小儿腹泻(重型)、重度等渗性脱水、代谢性酸中毒

【病史摘要】

患儿,男,8个月,呕吐、腹泻3天,尿少1天。3天前开始呕吐,非喷射状,呕吐物为食入奶汁,伴有黏液,4~5次/日;并出现腹泻,每日10余次,为黄色稀水样便,量多,无腥臭味,无里急后重现象,伴有发热,体温38℃左右。1天前患儿开始出现精神萎靡,尿量减少,入院前患儿烦躁不安,12小时无尿。

体格检查:T 38.2℃,P 150次/分,R 50次/分,BP 70/50mmHg,体重8.0kg。急性病容,烦躁不安,呼吸深长,皮肤弹性差,前囟凹陷,双眼深陷,口唇干燥,颈软,两肺未闻及干湿啰音,心率150次/分,心音低钝,腹平软,肝肋下1.5cm,质软,脾肋下未触及,肠鸣音亢进,四肢冷,有花纹,脉细弱,无脑膜刺激征。

入院后辅助检查:血常规:WBC 8.6×10^9/L,N 0.58,L 0.42,RBC 4.3×10^{12}/L,Hb 120g/L,PLT 180×10^9/L;大便常规:黄稀水样,白细胞0~3个/HP,潜血(−),大便培养:正常菌群生长;血生化:K^+ 4.5mmol/L,Na^+ 138mmol/L,Cl^- 103mmol/L;pH 7.2,HCO_3^- 13mmol/L,BE−10mmol/L。

【病史特点】

1. 8个月婴儿,急性起病,呕吐、腹泻已3天,伴发热、精神差、尿少甚至无尿。

2. 大便为黄色稀水样便,每日10余次,量多,无腥臭味,无里急后重现象。

3. 查体发现患儿BP 70/50mmHg,烦躁不安,呼吸深长,皮肤弹性差,前囟凹陷,双眼深陷,

肠鸣音亢进,四肢冷,有花纹,脉细弱,神经系统无阳性体征。

4. 血生化　K^+ 4.5mmol/L, Na^+ 138mmol/L, Cl^- 103mmol/L; pH7.2, HCO_3^- 13mmol/L, BE −10mmol/L。

【诊断与鉴别诊断】

1. 诊断及诊断依据

（1）诊断:小儿腹泻（重型）、重度等渗性脱水、代谢性酸中毒。

（2）诊断依据:①8 个月婴儿,急性起病,除有较重的胃肠道症状外,有明显水、电解质和酸碱平衡紊乱表现及全身中毒症状;②患儿呕吐、腹泻 3 天,尿少 1 天,无尿 12 小时;③患儿 BP 70/50mmHg,烦躁不安,呼吸深长,皮肤弹性差,前囟凹陷,双眼深陷,肠鸣音亢进,四肢冷,有花纹,脉细弱,提示重度脱水;④电解质检查提示患儿脱水的性质是等渗性;⑤血气分析提示有代谢性酸中毒。

2. 鉴别诊断

（1）生理性腹泻:多见于 6 个月以内婴儿,生后不久即出现腹泻,除大便次数增多外,无其他症状,食欲好,不影响生长发育,添加辅食后,大便逐渐转为正常,该患儿根据病史、症状、体征可排除。

（2）细菌性痢疾:常有流行病学史,起病急,全身症状重,有脓血便伴里急后重,大便细菌培养有痢疾杆菌生长。该患儿无脓血便,大便培养正常,菌群生长可排除。

（3）急性坏死性肠炎:本病具有腹痛、腹胀、便血、高热及呕吐等五大症状。大便初为黄色稀便,以后出现典型的赤豆汤样血便,隐血试验阳性。该患儿无血便史,隐血试验阴性可排除。

【治疗要点】

1. 一般治疗　包括加强护理,调整饮食,继续进食,注意消毒隔离,观察病情等。

2. 纠正水、电解质紊乱及酸碱失衡　该患儿须立即进行静脉补液,第一天补液具体内容包括以下几点:

（1）扩容:该患儿有重度脱水合并周围循环障碍,应先扩容,用2:1等张含钠液或1.4%碳酸氢钠液 20ml/kg,于 30~60 分钟快速静脉滴注,扩容后应观察周围循环状况。

（2）累积损失量的补充:该患儿为重度脱水,第一天补液总量应为 150~180ml/kg,等渗性脱水应选用 1/2 张液体,补充累积损失量应为总量（扣除扩容液量）的 1/2,在 8~12 小时完成,速度为每小时 8~10ml/kg。

（3）生理需要量和继续损失量的补充:生理需要量按 60~80ml/kg 补充,用 1/4 张溶液,继续损失量的补充按 20ml/kg 补充,用 1/3~1/2 张溶液。两量合计约为余量的 1/2,于 12~16 小时缓慢静脉滴注,约每小时 5ml/kg 为宜。

（4）纠正酸中毒:该患儿为中度酸中毒,因输入的液体中已含有一部分碱性液,输液后循环和肾功能得到改善,酸中毒一般得以纠正;也可根据输液后临床症状的改善情况和血气测定结果,另给碱性液。

（5）补钾:输液后有尿即可开始补钾,静脉补钾的浓度不应超过 0.3%,每日静脉补钾的时间不应少于 8 小时,补钾一般要持续 4~6 天。

（6）补钙和镁:治疗过程中如出现抽搐者,可给予 10% 葡萄糖酸钙 5~10ml 加等量葡萄糖液稀释后静脉缓注。低镁血症者可给予 25% 硫酸镁 0.1mg/kg,深部肌内注射,必要时重复使用。

3. 药物治疗

（1）控制感染:该患儿为水样便腹泻患儿,多为病毒性肠炎及非侵袭性细菌感染,一般不用抗生素,仅选用微生态制剂和黏膜保护剂。但患儿病情较重,可根据临床特点经验性选择抗生素。

（2）微生态疗法：双歧杆菌、嗜酸乳杆菌、粪链球菌等制剂。

（3）肠黏膜保护剂：蒙脱石散（思密达）。

（崔明辰）

二十八、病毒性心肌炎、阿－斯综合征

【病史摘要】

患儿,男,12岁,因"右上腹疼痛3天"于2014-03-05 05：17入院。入院前3天,患儿出现右上腹部疼痛,呈持续性疼痛,无畏寒及发热,无心慌及气促,无抽搐等表现,伴恶心、呕吐1次,呕吐物为胃内容物,无咖啡色样物。入院前1天,患儿在上学时突然短暂意识丧失3次,每次持续1~2分钟,醒后有胡言乱语,遂来院就诊,急诊行腹部B超检查提示"肝淤血、腹水",以"腹痛待诊"收入小儿外科。自发病以来,患儿精神状态欠佳,食欲食量较差,大、小便正常。既往史及家族史无特殊。

入院体格检查：T 36.1℃,P 108次/分,R 28次/分,BP 112/65mmHg,WT 28kg。急性面容,自主体位,神志清楚,查体合作。浅表淋巴结无肿大。瞳孔等大等圆,对光反射正常,颈软,气管居中,肝颈静脉回流征阴性,呼吸规整。双肺呼吸音清晰,未闻及干湿啰音,心前区无隆起,心尖冲动正常,心浊音界正常,心音稍低钝,律齐,各瓣膜听诊区未闻及杂音,无心包摩擦音。腹平软,右上腹明显压痛,腹部无包块。肝肋下4cm可扪及,脾脏未触及,Murphy征阴性,肝区叩痛（+）,肾脏无叩击痛,无移动性浊音。余未见异常。

入院后辅助检查：入院后反复多次出现意识丧失,面色苍白,急诊心电图示Ⅲ度房室传导阻滞。立即胸外心脏按压,静脉推注异丙肾上腺素等治疗,心率可维持在120~130次/分,意识恢复。腹部B超：肝淤血、腹水征（+）。血常规：WBC 10.78×10⁹/L; N 0.74; Hb 132g/L; PLT 334×10⁹/L; 生化电解质示：ALT 43.0U/L; AST 128.3U/L; Urea 13.85mmol/L; 白蛋白35.5g/L; 钾4.18mmol/L; 钠136.2mmol/L; 钙2.29mmol/L; 心肌损害标志物示：超敏肌钙蛋白Ⅰ13.408ng/ml; 肌酸激酶MB亚型53.99ng/ml; 血淀粉酶正常; 急诊床旁心脏彩超未见胸腔积液及心包积液,心内结构未见异常。

【病史特点】

1. 患儿为青春期儿童,急性起病,病程短,发病前无明确上呼吸道感染的前驱病史。

2. 临床表现　病初出现腹部持续性疼痛,以右上腹为主;伴间歇性意识丧失3次,每次持续1~2分钟,醒后有胡言乱语。伴恶心、呕吐,无发热、畏寒、心慌、气促、抽搐等表现。入院查体：生命体征正常。急性面容,心音稍低钝,律齐,各瓣膜听诊区未闻及杂音,腹平软,右上腹明显压痛,腹部无包块。肝肋下4cm可扪及,肝区叩痛（+）,余未见异常。

3. 辅助检查　血常规白细胞总数正常,中性粒细胞升高为主;生化电解质示肝功能损害;心肌损害标志物明显升高;腹部B超：肝淤血、腹水。急诊床旁心脏彩超未见明显异常;急诊心电图示Ⅲ度房室传导阻滞。

【诊断与鉴别诊断】

1. 诊断及诊断依据

（1）诊断：①病毒性心肌炎;②阿－斯综合征。

（2）诊断依据：①病毒性心肌炎：患儿起病急,病程短,以腹痛为主要表现,入院后有晕

厥症状,反复发作心搏骤停,辅查示心肌损伤标志物明显异常,急诊心电图示Ⅲ度房室传导阻滞,故诊断。②阿-斯综合征:患儿入院后有反复意识丧失,心电图示Ⅲ度房室传导阻滞,故诊断。

2. 鉴别诊断

（1）风湿性心肌炎:主要见于学龄期儿童,轻者可无症状;重者可伴不同程度的心力衰竭,安静时心动过速（与体温升高不成比例）,心脏扩大,心尖冲动弥散,心音低钝,可闻及奔马律,心尖部可闻及轻度收缩期吹风样杂音,75% 的初发患儿主动脉瓣区可闻及舒张中期杂音;X 线检查示心脏扩大,心脏搏动减弱;心电图示 P-R 间期延长,伴有 T 波低平和 ST 段异常,或心律失常;以及风湿热的其他临床表现,可资鉴别。

（2）感染中毒性心肌炎:除病毒外,细菌、支原体、真菌等均可引起心肌炎,轻者仅有心音低钝、心率增快、一过性心电图改变,重者可出现心力衰竭、心源性休克等。感染中毒性心肌炎的原发感染症状较为突出,病原学检查有助于鉴别。

【治疗要点】

1. 休息　急性期需卧床休息,以减轻心脏负荷。

2. 抗病毒治疗　利巴韦林每天 10~15mg/kg,静脉滴注,疗程 5~7 天。

3. 改善心肌营养　环磷腺苷,维生素 C 有益于改善心肌能量代谢,促进受损细胞的修复,常用剂量为环磷腺苷 20mg 静脉滴注;维生素 C 400mg/kg,静脉滴注。

4. 大剂量丙种球蛋白　通过免疫调节作用减轻心肌细胞损害,剂量 1.0/kg,静脉滴注,使用 2~3 天。

5. 甲泼尼龙 150mg 静脉滴注,后改为醋酸泼尼松 15mg,每日 3 次。

6. 控制心律失常　根据心律失常类型选用相应的抗心律失常药物。药物治疗无效不能维持有效心排血量及循环时,可给予临时起搏治疗。

（刘　潜）

二十九、营养性缺铁性贫血

【病史摘要】

患儿,女,1 岁,因食欲差,面色苍白 1 个月多就诊。患儿近 1 个多月出现面色苍白,食欲差,无呕吐、腹泻。足月顺产,生后母乳喂养,并易患发热咳嗽。6 个月开始添加辅食,主要添加米、面等辅助食品,未添加肉类、鸡蛋,按时预防接种,家族中无遗传病病史。

入院体格检查:T 36.5℃,P 110 次 / 分,R 29 次 / 分,WT 9.6kg,营养稍差,消瘦,发育正常,皮肤弹性好,面色较苍白,皮肤黏膜无黄疸及出血点,浅表淋巴结无肿大,两肺呼吸音清,心率 110 次 / 分,心律齐,无杂音。腹平软,肝脏右肋下 2.5cm 可触及,质软,脾左肋下 1.5cm 可触及,质软,四肢运动好,无畸形,病理征（-）。

入院后辅助检查:血常规:WBC 9.0×10^9/L, RBC 3.0×10^{12}/L, Hb 81g/L, Ret 0.015, PLT 110×10^9/L,血涂片红细胞呈大小不等,以小细胞为主,中央淡染区扩大。

【病史特点】

1. 1 岁婴儿,起病缓慢。

2. 临床特点　以食欲差、面色苍白为主要表现,查体面色苍白,无黄疸及出血点,肝脾大。既往辅助食品添加不合理。

3. 辅助检查　血常规 RBC 3.0×10^{12}/L, Hb 81g/L, Ret 0.015,血涂片红细胞呈大小不等,以

小细胞为主,中央淡染区扩大。

【诊断与鉴别诊断】

1. 诊断及诊断依据

(1)诊断:营养性缺铁性贫血。

(2)诊断依据:①1岁婴儿;②食欲差,面色苍白1个月多月,辅助食品添加较少;③查体面色较苍白,无出血点及黄疸,肝脾大;④血常规RBC和Hb降低,尤以Hb下降明显,白细胞和血小板正常,血涂片红细胞呈大小不等,以小细胞为主,中央淡染区扩大。

2. 鉴别诊断

(1)地中海贫血:地中海贫血也属于小细胞低色素性贫血,该病常有家族史,重型表现有特殊面貌,血涂片可见靶形红细胞,血红蛋白电泳异常,SF、SI升高,FEP降低。

(2)慢性感染性贫血:慢性感染性贫血多由铁利用障碍或红细胞破坏过多引起。血涂片可见小细胞正色素或小细胞低色素性红细胞、血清铁降低、总铁结合力正常或降低。

(3)铁粒幼细胞贫血:是由于幼红细胞线粒体内酶的缺乏,铁利用不良,不能合成血红素,因而有血红蛋白合成障碍,所以也有低色素性贫血,但血清铁增加,总铁结合力降低,骨髓内含铁血黄素和铁粒幼细胞都明显增多,并出现特殊的环形铁粒幼细胞,有诊断意义。

(4)铅中毒:红细胞中可见嗜碱性点彩,血清中铅含量增加,红细胞和尿中原卟啉明显增加。

【进一步检查】

需做有关铁代谢的检查,必要时做骨髓象检查。

【治疗要点】

1. 加强营养,添加含铁丰富的辅助食品。

2. 加强护理,预防感染。

3. 铁剂治疗 口服铁剂的剂量为元素铁4~6mg/(kg·d),分3次口服,一次量不应超过元素铁1.5~2mg/kg,或元素铁每次1~2mg/kg,每周1~2次或每日1次,疗程为2~3个月。

三十、营养性巨幼细胞贫血

【病史摘要】

患儿,男,11个月,因"面色苍白2个月,行为倒退"入院。患儿近2个月来无明显诱因出现面色渐苍白,烦躁,少哭少笑,原已会爬,现无力坐,手足常颤抖,无发热及惊厥。发病以来睡眠可,食欲差,二便正常。第一胎,足月顺产,生后纯母乳喂养,较少添加辅助食品。家族中无遗传病病史。

查体:T36.4℃,P112次/分,R 26次/分,WT 8.2kg,神志清楚,表情呆滞,面色苍黄,微虚胖,全身皮肤无出血点及瘀斑,浅表淋巴结无肿大,心肺查体无异常,腹软,肝肋下2.0cm,脾肋下0.5cm,神经系统查体无异常。

血常规:RBC 2.1×10^{12}/L,Hb 83g/L,WBC 6.5×10^9/L,N 0.32。

【病史特点】

1. 11个月婴儿,缓慢起病。

2. 临床特点 有贫血表现(面色苍黄、肝脾轻度大),伴有少哭少笑、手足颤抖等神经精神症状。

3. 纯母乳喂养,较少添加辅食。

4. 血常规示 RBC 2.1×10^{12}/L，Hb 83g/L，WBC 6.5×10^9/L。

【诊断与鉴别诊断】

1. 诊断及诊断依据

（1）诊断：营养性巨幼细胞贫血。

（2）诊断依据：①11个月婴儿；②面色苍白2个月，烦躁，少哭少笑，原已会爬，现无力坐，手足常颤抖，辅食添加不合理；③查体表情呆滞，面色苍黄，微虚胖，肝肋下 2.0cm，脾肋下 0.5cm；④血常规 RBC 2.1×10^{12}/L，Hb 83g/L，WBC 6.5×10^9/L，N 0.32。

2. 鉴别诊断

（1）再生障碍性贫血：血象表现为三系减少，但呈正细胞性贫血，骨髓象表现为骨髓增生低下。用叶酸或维生素 B_{12} 治疗亦无效。

（2）红白血病的红血期：红白血病的骨髓象中亦出现很多巨幼细胞，但常常还有多少不一的原粒细胞，巨幼细胞可有多核和特大型，血清叶酸或维生素 B_{12} 均不减少。用叶酸或维生素 B_{12} 治疗亦无效。

（3）脑发育不良：多于出生后即出现发育迟缓，除神经系统症状外，尚有智力低下，无贫血表现，用维生素 B_{12} 治疗后神经症状无改善。

【进一步检查】

血象检查红细胞形态；骨髓象检查；血清叶酸和维生素 B_{12} 测定。

【治疗要点】

1. 注意营养，合理添加辅食。

2. 加强护理，预防感染。

3. 维生素 B_{12} 和叶酸治疗　肌内注射维生素 B_{12}，每次 100μg，每周 2~3 次，口服叶酸 5mg，每日 3 次，同时服用维生素 C 有助于叶酸吸收。

4. 对症治疗，肌肉震颤可用镇静药治疗。

三十一、急性淋巴细胞白血病

【病史摘要】

患儿，女，5 岁。因发热半个月余，伴双下肢疼痛 1 周入院。近半个多月前患儿无明显诱因出现发热，体温波动在 37~39.2℃，伴鼻塞、流涕、轻咳，痰少，不伴寒战和惊厥，无呕吐、腹泻，近 1 周来出现双下肢疼痛，曾服抗生素和感冒药（具体用药不详）症状略有好转，但反复出现高热等症状，为进一步诊治来院就诊。发病以来患儿自觉疲乏无力，睡眠可，二便正常。

入院体格检查：T 38.7℃，P 100 次/分，R 25 次/分，面色苍白，无皮疹，下肢散在出血点，浅表淋巴结易及，咽部充血，颈软、无抵抗。胸骨无压痛。双肺呼吸音清，未闻及啰音。心界不大，心率 90 次/分，律齐，无杂音。腹软，肝肋下 3cm，脾肋下未触及，无关节红肿，神经系统无异常。

入院后辅助检查：血常规：Hb 90g/L，WBC 20×10^9/L，N 0.12，L 0.82，PLT 50×10^9/L。血涂片示原始 + 幼稚细胞 3%，直径 <12μm，核圆，偶有凹陷、折叠，核质较粗，核仁 1~2 个、较小，胞浆少，浆偏蓝，浆内无明显颗粒，过氧化物酶染色阴性。ESR 50mm/h。骨髓细胞学检查：骨髓增生极度活跃，原始及幼稚淋巴细胞占 0.40，红系细胞占 0.13，粒系占 0.27，巨核细胞及血小板少见。

【病史特点】

1. 5 岁儿童，急性起病。

2. 临床特点　以发热、双下肢疼痛为主要表现，伴鼻塞、流涕、轻咳，查体面色苍白，下肢散在出血点，咽部充血，心肺无异常，肝大，无关节红肿。

3. 辅助检查　①血常规示 Hb 90g/L，WBC 20×10^9/L，N 0.12，L 0.82，PLT 50×10^9/L。血涂片示原始 + 幼稚细胞 3%，直径 <12μm，核圆，偶有凹陷、折叠，核质较粗，核仁 1~2 个、较小，胞浆少，浆偏蓝，浆内无明显颗粒。②过氧化物酶染色阴性。③骨髓细胞学检查示骨髓增生极度活跃，原始及幼稚淋巴细胞占 40%，红系细胞占 13%，粒系占 27%，巨核细胞及血小板少见。

【诊断与鉴别诊断】

1. 诊断及诊断依据

（1）诊断：急性淋巴细胞白血病、急性上呼吸道感染。

（2）诊断依据：①5 岁儿童；②发热半个月余，伴双下肢疼痛 1 周；③查体 T 38.7℃，面色苍白，下肢散在出血点，浅表淋巴结易触及，咽部充血，心肺无异常，肝肋下 3cm，脾肋下未触及，无关节红肿，神经系统无异常；④血常规示 Hb 90g/L，WBC 20×10^9/L，N 0.12，L 0.82，PLT 50×10^9/L，血涂片示原始 + 幼稚细胞 3%，直径 <12μm，核圆，偶有凹陷、折叠，核质较粗，核仁 1~2 个、较小，胞浆少，浆偏蓝，浆内无明显颗粒，过氧化物酶染色阴性，骨髓细胞学检查示骨髓增生极度活跃，原始及幼稚淋巴细胞占 40%，红系细胞占 13%，粒系占 27%，巨核细胞及血小板少见。

2. 鉴别诊断

（1）再生障碍性贫血：本病血象呈全血细胞减少，肝、脾、淋巴结不肿大，骨髓有核细胞增生低下，无幼稚白细胞增生。

（2）骨髓增生异常综合征：可有贫血，出血，外周血可表现为全血细胞的减少，但一般缓慢起病，骨髓中原幼细胞不超过 20%。

（3）其他类型白血病：除了细胞形态学和细胞化学染色外，对于诊断困难的病例还可以利用免疫分型，检测 T 细胞表面抗原及基因分子生物学检查进行鉴别。

（4）风湿性关节炎：局部关节有红、肿、热、痛等症状，血抗链"O"增高，血常规无幼稚白细胞。

【进一步检查】

细胞免疫分型；染色体检查。

【治疗要点】

以化疗为主的综合治疗；要长期治疗，交替使用多种药物。同时要及早防治中枢神经系统白血病。

三十二、免疫性血小板减少性紫癜

【病史摘要】

患儿，女，5 岁。发现皮肤出血点 2 天入院。患儿于 2 天前无明显诱因出现全身皮肤散在针尖大小出血点，压之不退色，无发热，无呕吐、腹泻及腹痛，无咳嗽，无鼻出血及牙龈出血，无血尿。病前 2 周有上呼吸道感染史。既往体健，无类似病发作史，家族中无遗传病病史。

入院体格检查：T 37.0℃，呼吸平稳，一般情况良好，无活动性出血表现，皮肤可见散在瘀点，浅表淋巴结不大，咽部无充血，心肺无异常，腹软，肝、脾肋下未触及。神经系统病理征（−）。

入院后辅助检查：血常规：Hb 105g/L，RBC 3.61×10^{12}/L，WBC 4.2×10^9/L，N 0.52，L 0.45，

PLT 25×10^9/L。出血时间延长,束臂试验阳性,血块收缩不良,APTT、PT 正常。

【病史特点】

1. 5 岁儿童,急性起病。

2. 临床特点 以皮肤出血点为主要症状,查体无贫血体征,皮肤散在出血点,心肺无异常,肝脾未触及肿大。

3. 既往 2 周前有前驱感染史。

4. 辅助检查 血常规示 Hb 105g/L,RBC 3.61×10^{12}/L,WBC 4.2×10^9/L,N 0.52,L 0.45,PLT 25×10^9/L;出血时间延长;束臂试验阳性;血块收缩不良;APTT、PT 正常。

【诊断与鉴别诊断】

1. 诊断及诊断依据

(1)诊断:特发性血小板减少性紫癜(idiopathic thrombocytopenic purpura, ITP)。

(2)诊断依据:①5 岁儿童;②皮肤出现出血点 2 天;③全身皮肤黏膜可见散在的针尖大小的出血点,压之不退色,肝脾、淋巴结未触及肿大;④辅助检查:血常规示 Hb 105g/L,RBC 3.61×10^{12}/L,WBC 4.2×10^9/L,N 0.52,L 0.45,PLT 25×10^9/L;出血时间延长,束臂试验阳性,血块收缩不良,APTT、PT 正常。

2. 鉴别诊断

(1)急性白血病:外周血白细胞不增高的急性白血病易与 ITP 相混淆,通过血涂片和骨髓检查见到白血病细胞即可确诊。

(2)再生障碍性贫血:患者表现与 ITP 合并贫血者相似。但再生障碍性贫血时贫血较重,外周血白细胞计数和中性粒细胞计数减少,骨髓造血功能减低,巨核细胞减少有助于诊断。

(3)过敏性紫癜:为出血性斑丘疹,对称分布,成批出现,多见于下肢和臀部,血小板数正常,一般易于鉴别。

(4)继发性血小板减少性紫癜:严重细菌感染和病毒血症均可引起血小板减少,各种脾大的疾病,骨髓受侵犯疾病,化学和药物过敏及中毒(药物可直接破坏血小板或抑制其功能,或与血浆成分合并,形成抗原复合物,继而产生抗体,再由抗原抗体发生过敏反应,破坏血小板,过敏反应开始时可见寒战、发热、头痛及呕吐等),溶血性贫血均可伴有血小板减少,应仔细检查,找出病因,与特发性血小板减少性紫癜鉴别。

【进一步检查】

1. 骨髓穿刺行骨髓细胞学检查。

2. 血小板抗体检测(主要是 PA IgG)。

3. 血小板寿命测定等。

【治疗要点】

1. 一般治疗 注意休息,防止创伤,禁忌应用降低血小板数量及抑制功能的药物。

2. 首选肾上腺皮质激素治疗 泼尼松,剂量为 1.5~2mg/(kg·d),分 3 次口服。出血严重者可用冲击疗法:地塞米松 0.5~2mg/(kg·d),或甲泼尼龙 20~30mg/(kg·d),静脉滴注,连用 3 天,症状缓解后改为口服泼尼松。

3. 应用激素同时应用大剂量静脉丙种球蛋白 常用剂量为 0.4~0.5g/(kg·d),连续 5 天静脉滴注;或每次 1g/kg 静脉滴注,必要时次日可再用 1 次;以后每 3~4 周 1 次。

4. 应用抗 D 免疫球蛋白。

(李蕾)

三十三、急性肾小球肾炎

【病史摘要】

患儿，男，8岁，以"晨起眼睑水肿3天"入院。患者自述近期乏力、食欲低下、头晕，两周前患过感冒，2天前突然晨起眼睑水肿，上午重，今晨尿色深。病前健康，3岁前感冒多，无既往特殊史，无传染病接触史。

入院体格检查：BP 130/80mmHg，颜面及四肢明显水肿，非凹陷性，呼吸42次/分，心率136次/分，律齐，心音稍钝，心尖部闻及SMI，两肺布满细湿啰音，腹软，肝右肋缘下可触及2.0cm，质软，有轻压痛。其他未见明显异常。

入院后辅助检查：尿常规：尿蛋白（+++），RBC 5~10个/HP，WBC 3~5个/HP；血液检查：RBC和Hb轻度下降，ASO 800U、BUN 7.9mmol/L、CH50及C3明显减少；胸片示肺纹理增多，心影稍大。

【病史特点】

1. 患儿为8岁男孩，2周前患过感冒为前驱链球菌感染史，近期乏力、食欲低下、头晕。

2. 临床表现　患者自述近期乏力、食欲低下、头晕，两周前患过感冒，2天前突然晨起眼睑水肿，上午重，今晨尿色深。入院体格检查：BP 136/80mmHg，颜面及四肢明显水肿，非凹陷性。呼吸42次/分，心率126次/分，心音稍钝，心尖部闻及SMI，两肺布满细湿啰音，腹软，肝右肋缘下可触及1.5cm，质软，有轻压痛。

3. 辅助检查　尿常规：尿蛋白（+++），RBC 5~10个/HP，WBC 3~5个/HP，有镜下血尿。ASO 800U为抗"O"滴度高，BUN 7.1mmol/L高于正常，补体下降依据CH50及C3减少，血液检查有轻度贫血，RBC和Hb轻度下降。胸片示肺纹理增多，心影稍大。

【诊断与鉴别诊断】

1. 诊断及诊断依据

（1）诊断：急性肾小球肾炎。

（2）诊断依据：①病史特点：8岁男性为该病多发年龄及性别；2周前患过感冒为前驱链球菌感染史。②临床表现：患者自述近期乏力、食欲低下、头晕，两周前患过感冒，大前日突然晨起眼睑水肿，上午重，今晨尿色深。眼睑水肿两天，茶色尿为其主诉；水肿、血尿、高血压、蛋白尿等为特征。③体格检查发现：BP 136/80mmHg，颜面及四肢明显水肿，非凹陷性。急性循环充血依据：呼吸42次/分，心率126次/分，心音稍钝，心尖部闻及SMI，两肺布满细湿啰音，腹软，肝右肋缘下可触及1.5cm，质软，有轻压痛。④辅助检查：尿常规：尿蛋白（+++），RBC 5~10个/HP，WBC 3~5个/HP，有镜下血尿。ASO 800U为抗"O"滴度高，BUN 7.1mmol/L高于正常，补体下降依据CH50及C3减少，血液检查有轻度贫血，RBC和Hb轻度下降。胸片示肺纹理增多，心影稍大。

2. 鉴别诊断

（1）其他病原体感染后引起的肾炎：多种病原体感染可引起急性肾炎，如细菌、病毒、支原体、原虫等。从原发感染灶及各自的临床特点进行鉴别。如病毒性肾炎，前驱期短，临床症状轻，无明显水肿及高血压，以血尿为主，补体C3不降低，ASO不升高。

（2）IgA肾病：以血尿为主要症状，表现为反复发作性肉眼血尿，常在上呼吸道感染后1~2天出现血尿，多无水肿、高血压、血C3正常，确诊依靠肾活检。

（3）慢性肾炎急性发作：患儿多有贫血、生长发育落后等体征。前驱感染期甚短或不明显,肾功能持续不正常,尿比重低且固定,可与急性肾炎鉴别。尿液改变以蛋白增多为主。

【治疗要点】

1. 一般治疗

（1）休息要求：急性期 2 周内绝对卧床休息,减轻心脏负荷,改善肾脏血流量,防止严重并发症的发生。水肿消退、血压正常、肉眼血尿消失,可在室内轻度活动或室外适度散步。

（2）饮食管理：给予低盐饮食为好。急性期 1~2 周内,应控制食物中的氯化钠摄入量,每日 1~2g/kg。水肿及严重少尿、氮质血症者,应限制蛋白的摄入,可给优质蛋白 0.5g/（kg·d）,一般不限制水。

2. 抗感染治疗 用青霉素 10~14 天,如青霉素过敏则改用红霉素。

3. 对症治疗

（1）利尿：经控制水、盐摄入量后仍出现水肿、少尿者,可用氢氯噻嗪 1~2mg/（kg·d）,分 2~3 次口服,无效者可用呋塞米（速尿）1~2mg/kg。

（2）降压：经休息、利尿,限制水、盐入量,血压仍高者应给予降压药。首选硝苯地平：为钙通道阻滞药,剂量为 0.25mg/（kg·d）,最大剂量为 1mg/（kg·d）,每日 3 次。也可用血管紧张素转换酶抑制剂卡托普利,初始剂量为 0.3~0.5mg/（kg·d）,最大剂量为 5~6mg/（kg·d）,分 3 次口服,与硝苯地平交替服用效果更佳。

4. 严重循环充血的治疗 纠正水、钠潴留,恢复正常血容量,可用利尿药,呋塞米（速尿）每次 1mg/kg。表现有肺水肿者除一般对症治疗外,可用硝普钠,为钙离子拮抗剂,浓度由小到大,5~20mg 加入 5% 葡萄糖 100ml,以 1μg/（kg·min）的速度静脉滴注,严密观察血液,随时调整速度,速度不宜超过 8μg/（kg·min）,以防止发生低血压,针筒、输液瓶用黑纸遮光,以免分解。

三十四、单纯性肾病综合征

【病史摘要】

患儿,男,4 岁,以 "水肿、尿少 3 天" 为主诉入院。患者家长述患儿近期乏力、食欲低下,平时体健。

入院体格检查：全身明显水肿,眼睑、面部、下肢、全身水肿,水肿呈凹陷性,下肢指压痕明显,阴囊水肿较重,BP 95/65mmHg。

入院后辅助检查：尿蛋白（++++）,尿中 RBC 0~4 个 /HP,WBC 3~5 个 /HP。血清白蛋白 22g/L,血胆固醇 7.2mmol/L,BUN 4.2mmol/L。

【病史特点】

1. 患儿为 4 岁男孩,为该病多发年龄。

2. 临床表现 因 "水肿、尿少 3 天" 来诊。近期乏力、食欲低下,平时体健。入院后体格检查发现：全身明显水肿,下肢指压痕明显,阴囊水肿较重,BP 95/65mmHg,眼睑、面部、下肢、全身水肿,水肿呈凹陷性。

3. 辅助检查 尿蛋白（++++）,尿中 RBC 0~4 个 /HP,WBC 3~5 个 /HP;血清白蛋白 22g/L,血胆固醇 7.2mmol/L,BUN 4.2mmol/L。

【诊断与鉴别诊断】

1. 诊断及诊断依据

（1）诊断：单纯性肾病综合征。

（2）诊断依据：①病史特点：4 岁男孩为该病多发年龄及性别。②临床表现有水肿特征依据:水肿为主诉,入院后体格检查发现眼睑、面部、下肢、全身水肿,下肢指压痕明显,水肿呈凹陷性,水肿最显著部位为颜面、下肢及阴囊部。体格检查血压为 95/65mmHg,正常。③辅助检查:尿蛋白(++++)为大量蛋白尿,尿中 RBC 0~4 个 /HP,WBC 3~5 个 /HP,大致正常;血清白蛋白 22g/L,低于正常,考虑有低蛋白血症,血胆固醇 7.2mmol/L,高于正常,具有高脂血症;BUN 4.2mmol/L,在正常范围之内。

2. 鉴别诊断

(1)肾炎性肾病:年龄常在 7 岁以上,水肿一般不如单纯性肾病显著,一般为非凹陷性水肿,除有单纯性肾病的四大症状外,常伴有明显的血尿、持续性或发作性高血压、氮质血症及补体低下。

(2)链球菌感染后引起的肾炎:有链球菌感染史,临床特点为水肿、少尿、血尿、高血压特征。化验:血清白蛋白不降低,血胆固醇不高于正常,BUN 可能高于正常范围。

【治疗要点】

1. 一般治疗　①休息要求:水肿严重可适当限制活动,可在室内做轻微活动,可促进血液循环防止血栓形成。②饮食要求:水肿严重时应短期内限制水、盐入量,水肿消退,尿量正常后进低盐饮食,不宜过分限制食盐,活动期给予患者 18g/d。病情缓解 3~6 个月(包括服用激素者),食欲正常后给予易消化的高热量、高维生素、优质蛋白饮食。③预防感染:应注意无菌操作,与感染患儿分室居住,避免肌内注射,防治感染。保证室内空气清洁,温度适宜,预防呼吸道感染及防止交叉感染。

2. 对症利尿治疗　一般不用,激素是最好的利尿药,水肿严重者可用,通常给予氢氯噻嗪每日 2~5mg/kg,分次口服。

3. 糖皮质激素治疗　首选药物泼尼松,泼尼松是治疗本病的主要药物,可使尿蛋白减少或消失,并有利尿作用。应以"始量足、减量慢、足疗程"为原则。选择中疗程方案:泼尼松每日 36mg(1.5mg/kg),分次口服。若 4 周内尿蛋白转阴,则自转阴之后至少巩固 2 周后方才减量,以后改为按 2.0mg/kg 计算给药,隔日晨顿服,继续使用 4 周,以后每 2~4 周减量 1 次(减总量 2.5~5mg),直至停药,疗程 6 个月为中程疗法。若 4 周内尿蛋白未转阴,继续服药至尿蛋白转阴后 2 周,一般不超过 8 周,隔日晨起顿服同上,继续使用 4 周,以后每 2~4 周减量 1 次,但减量宜慢,疗程 9 个月为长程疗法。根据病情情况,积极预防并发症,也可配合中药治疗。

三十五、泌尿道感染

【病史摘要】

患儿,女,2 岁 6 个月,因"腹痛 3 天,低热 2 天,伴排尿次数增多 1 天"于 2017 年 11 月 9 日入院。患儿入院前 3 天出现腹痛,入院前 2 天开始出现低热(T 37.0~37.5℃),入院前 1 天出现排尿不适,排尿次数比平时明显增多,并伴尿急,排尿时哭闹。既往健康,按时预防接种。

入院体格检查:患儿精神尚可,营养良好,眼睑不水肿,咽部不充血,扁桃体不肿大,心肺未见异常,腹软不胀,稍有压痛,肝脾肋下未触及,尿道口发红。

入院后辅助检查:血常规:WBC 12.6×10^9/L,N 0.70,L 0.30,Hb 120g/L。尿常规:蛋白(±),RBC 2/HP,WBC 10/HP,腹部 B 超未见异常。

【病史特点】

1. 2 岁 6 个月女孩,为该病的多发年龄和性别。

2. 临床表现　患儿入院前 3 天出现腹痛,入院前 2 天开始出现低热(37.0~37.5℃),入院前 1 天出现排尿不适,排尿次数比平时明显增多,并伴尿急,排尿时哭闹。入院后体格检查:患儿精神尚可,营养良好,眼睑不水肿,咽部不充血,扁桃体不肿大,心肺未见异常,腹软不胀,稍有压痛,肝脾肋下未触及,尿道口发红。

3. 入院后辅助检查　血常规:WBC 12.6×10^9/L, N 0.70, L 0.30, Hb120g/L。尿常规:蛋白(±),RBC 2/HP,WBC 10/HP,腹部 B 超未见异常。

【诊断与鉴别诊断】

1. 诊断及诊断依据

(1)诊断:泌尿道感染。

(2)诊断依据:①患儿为女孩,2 岁 6 个月女孩是该病的多发年龄和性别。②临床表现发现:低热(37.0~37.5℃)2 天,腹痛 3 天,腹软不胀,稍有压痛,尿道口发红。排尿次数比平时明显增多,并伴尿急,排尿时哭闹(尿路刺激征明显)。③辅助检查发现:血常规 WBC 12.6×10^9/L,N 0.70,L 0.30,提示白细胞总数增高,中性增高,有感染征象。尿常规:蛋白(±),RBC 2/HP,WBC 10/HP,白细胞增高,有感染征象。

(3)可进一步化验检查:尿培养和中段尿培养菌落计数等。

2. 鉴别诊断

(1)急性肾小球肾炎:有明显症状和体征,如水肿、少尿、血尿、蛋白尿、高血压等。

(2)肾结核:有结核中毒症状、OT 阳性、血尿等。

(3)急性尿道综合征:临床表现为尿频、尿急、尿痛、排尿困难等尿路刺激症状,但清洁中段尿培养无细菌生长或为无意义性菌尿。

【治疗要点】

1. 一般治疗　急性期需卧床休息,鼓励患儿多饮水;维持正常体温,每 4 小时测体温 1 次,并准确记录。加强营养,给予富含热量、蛋白质、维生素的易消化食物,以增强机体免疫力,高热患儿选用流质或半流质饮食。保持会阴清洁,便后冲洗会阴,勤换尿布,不穿开裆裤。

2. 控制感染　首选磺胺类药物,首选复方磺胺甲噁唑(SMZCo),按 SMZ 50mg/(kg·d),分 2 次服用,连服 7~10 天;全身症状加重,可选用静脉用氨苄西林 75~100mg/(kg·d),或加用头孢噻肟钠 50~100mg/(kg·d)静注,疗程共 10~14 天。用药后连续 3 天进行尿细菌培养,停药 1 周后再做尿培养一次。

(刘 潜)

三十六、化脓性脑膜炎

【病史摘要】

患儿,男,2 岁,因"发热、头痛、呕吐 2 天,频发惊厥 1 天"就诊,于 2014 年 1 月 20 日入院。入院前 2 天患儿无明显诱因出现发热,体温逐渐升高,达 39℃左右,服退热药无效;伴持续性头痛,部位不确定,阵发性加重,呕吐为胃内容物,喷射性,共 5~6 次。1 天来频繁发生惊厥,每次持续数分钟,惊厥发生时患儿神志丧失,有时伴大小便失禁。患儿系第一胎,第一产,足月顺产,生长发育史无异常,疫苗接种史无异常,家族史无特殊,病前无头颅外伤史。

入院体格检查:T 39.8℃,R 36 次 / 分,P 120 次 / 分,神志模糊,精神差,发育正常,营养较差,皮肤未见特殊皮疹。颈部有抵抗,克氏征(+),布氏征(+),心肺腹无异常。

入院后辅助检查:血常规:WBC $16.8 \times 10^9/L$,N 0.73,L 0.26。脑脊液:压力增高,外观微混,WBC $8000 \times 10^6/L$,N 0.86,L 0.14,糖 2.2mmol/L,氯化物 110mmol/L,蛋白 1.5g/L,涂片可见革兰阳性链球菌。

【病史特点】

1. 患儿 2 岁,为幼儿,发病于冬季,无明显诱因。

2. 临床表现　无明显诱因出现发热,体温 39℃左右;伴持续性头痛,阵发性加重;呕吐为喷射性,共 5~6 次。频繁惊厥,惊厥发生时神志丧失,有时伴大小便失禁。病前无头颅外伤史。体格检查:T 39.8℃,R 36 次 / 分,P 120 次 / 分,神志模糊,精神差,发育正常,营养较差,皮肤未见特殊皮疹。颈部有抵抗,克氏征(+),布氏征(+)。

3. 辅助检查　血常规白细胞计数增高,分类以中性粒细胞为主。脑脊液检查:压力增高,外观微混,白细胞虽然不高,但中性粒细胞增高,且糖含量显著降低,氯化物含量降低,蛋白含量增高,涂片可见革兰阳性链球菌。

【诊断与鉴别诊断】

1. 诊断及诊断依据

(1)诊断:化脓性脑膜炎。

(2)诊断依据:①患儿有颅内细菌感染的临床症状、体征:发热、头痛、呕吐、频发惊厥,颈部有抵抗,克氏征(+),布氏征(+)。②起病急,病程 2 天。③血常规白细胞总数及分类明显增高,提示细菌感染。④脑脊液常规检查也有颅内细菌感染的表现:WBC $8000 \times 10^6/L$,N 0.86,L 0.14;涂片可见革兰阳性链球菌,而后者具有确诊意义。

2. 鉴别诊断

(1)病毒性脑炎:起病较急,一般感染中毒症状较化脓性脑膜炎轻。脑脊液外观清亮,白细胞总数多在数百个以下,分类以淋巴细胞为主,蛋白质轻度增高或正常,糖和氯化物正常,细菌培养及涂片找菌均为阴性。脑脊液特异性抗体和病毒分离有助于诊断。

(2)结核性脑膜炎:多数起病较缓(婴幼儿可急性起病),常有结核接触史及肺部等处的结核病灶,有结核中毒症状,PPD 试验阳性。脑脊液外观呈毛玻璃样,细胞总数 $<500 \times 10^6/L$,分类以淋巴细胞为主,蛋白含量增高,糖和氯化物含量降低,薄膜抗酸染色可找到结核杆菌。PCR 检查、结核菌培养有助于诊断。

(3)隐球菌性脑膜炎:临床及脑脊液改变与结核性脑膜炎相似,但病情进展可能更缓慢,头痛等颅内压增高表现更加持续和严重。脑脊液涂片墨汁染色找到新型隐球菌(厚荚膜的发亮圆形菌体)或培养出该菌可确诊。

【治疗要点】

1. 严密监测生命体征,注意患儿意识、瞳孔和呼吸节律变化,注意惊厥的护理。

2. 给予第三代头孢菌素(如头孢曲松)分次静脉滴注;最好给予脑脊液细菌培养 + 药敏试验,根据药敏试验结果选用敏感抗生素,疗程不少于 14 天。

3. 给予 20% 甘露醇分次快速静脉滴注,头痛、呕吐停止后逐渐减量、停用。

4. 对症、支持治疗　如给予退热处理,短时间应用肾上腺糖皮质激素,给予补液、维持水和电解质平衡等,有惊厥发作时给予抗惊厥药物,首选苯巴比妥钠。

三十七、病毒性脑炎

【病史摘要】

患儿,女,6岁。因"发热伴腹泻5天,呕吐1天,反复惊厥伴意识障碍半天",于2013年9月20日入院。患儿于5天前因受凉而出现发热,体温38~39℃,不伴寒战,发热高时在当地村卫生室注射"退热针",但效果不佳;伴腹泻,每日3~4次,为黄色稀水便、量不多。1天前患儿出现呕吐,共3次,为喷射性,自诉头痛,逐渐加重,近半天来患儿发作抽搐3次,抽动时全身痉挛、神志丧失,持续数分钟,且患儿神志恍惚。患儿系第一胎,第一产,足月顺产,生长发育史无异常,按时接种各种疫苗,家族史无特殊。

入院体格检查:T 38.7℃,R 28次/分,P 98次/分。意识模糊,精神差,发育、营养中等。皮肤弹性稍差,无特殊皮疹,黏膜无异常。颈无抵抗,心肺腹检查未见异常。神经系统检查,克氏征(-)、布氏征(+)。

入院后辅助检查:血常规:WBC 8.3×10^9/L,N 0.38,L 0.62。肝功能检查无异常。脑脊液检查:压力增高,外观清亮,细胞数 60×10^6/L,N 0.30,L 0.70,糖及氯化物含量正常,涂片未见细菌。磁共振检查显示弥漫性脑水肿。

【病史特点】

1. 患儿,6岁,发病于夏秋季,受凉后以伴有消化道症状的"上呼吸道感染"起病。

2. 临床表现 5天前因受凉而出现发热,体温38~39℃,不伴寒战,伴腹泻,为黄色稀水便。1天前患儿出现呕吐,共3次,为喷射性,自诉头痛,逐渐加重,近半天来患儿发作抽搐3次,抽时全身痉挛、神志丧失,持续数分钟,且患儿神志恍惚。查体:T 38.7℃,意识模糊,精神差。皮肤弹性稍差,无特殊皮疹,黏膜无异常。颈无抵抗,克氏征(-)、布氏征(+)。心、肺、腹检查未见异常。

3. 辅助检查 血常规白细胞不高,分类以淋巴细胞为主。肝功能正常。脑脊液检查:压力增高,外观清亮,细胞数正常,以淋巴细胞占优势,糖和氯化物含量正常,涂片未见细菌。磁共振检查显示弥漫性脑水肿。

【诊断与鉴别诊断】

1. 诊断及诊断依据

(1)诊断:病毒性脑炎。

(2)诊断依据:①患儿夏秋季发病,先有"上呼吸道感染"症状,起病较急。②有颅内感染的症状、体征:发热、头痛、喷射性呕吐、反复抽搐,神志恍惚,克氏征(-)、布氏征(+)。③血常规白细胞总数不高,分类以淋巴为主。④脑脊液检查:压力增高,外观清亮,细胞数 60×10^6/L,N 0.30,L 0.70,糖及氯化物含量正常,涂片未见细菌。磁共振检查显示弥漫性脑水肿。

2. 鉴别诊断

(1)结核性脑膜炎:可急性起病,且脑脊液细胞总数及分类与病毒性脑炎相似,但结核性脑膜炎脑脊液糖和氯化物含量均低,常有结核接触史、身体其他部位结核灶,结合PPD试验和病原学检查等可以鉴别。

(2)隐球菌性脑膜炎:起病较慢,病程长,颅内压增高明显,头痛剧烈,脑脊液墨汁染色可确立诊断。

(3)Reye综合征:因急性脑病表现和脑脊液无明显异常而易与病毒性脑炎相混淆,但本症具有无黄疸而肝功能明显异常、起病后3~5天病情不再进展、有的患者血糖降低等特点,可资鉴别。

（4）其他：脑肿瘤和脑脓肿有时可呈急性起病，伴有颅内压增高和局部定位体征，做脑脊液检查和头颅影像学检查可以鉴别。

【治疗要点】

1. 密切观察病情变化。高热时可予以物理或药物降温。

2. 控制脑水肿　①严格限制液体入量；②过度通气将 $PaCO_2$ 控制于 150~180mmHg；③20% 甘露醇 0.25~1.0g/kg 快速静脉注射，必要时加用呋塞米 1~2mg/kg、地塞米松 0.5~1mg/kg，6~8 小时后可重复使用。

3. 控制惊厥　有惊厥者可选用地西泮、苯巴比妥等药物控制抽搐发作。

4. 抗病毒治疗　①阿昔洛韦每次 5~10mg/kg，在 1 小时内静脉滴注，每 8 小时 1 次，连用 10~14 天。②可同时静脉注射丙种球蛋白 400mg/（kg·d），连用 5 天。还可应用干扰素注射等。

5. 对症、支持治疗和恢复期的康复治疗。

三十八、热性惊厥

【病史摘要】

患儿，男，2 岁 6 个月，因"发热 1 天、伴惊厥 3 次"就诊，于 2013 年 3 月 28 日收入院。患儿于 1 天前因受凉后出现发热，体温 38.2~39℃，在发热 6 小时左右时患儿突然惊厥发作，表现为双眼上翻，头后仰，口吐白沫，牙关紧闭，呼之不应，左侧肢体强直、持续抽动，10~15 分钟缓解，至入院前共发作 3 次。患儿系第一胎，第一产，足月顺产，生长发育史无异常，按时接种各种疫苗，家族史无特殊，既往无惊厥发作史。

入院体格检查：T 38.7℃，R 34 次 / 分，P 130 次 / 分。发育正常，营养中等，神志清楚，反应好，咽腔充血，颈部无抵抗，心肺腹无异常，脑膜刺激征阴性，双侧巴氏征阴性。

入院后辅助检查：血常规：WBC 7.5×10^9/L，N 0.35，L 0.65。脑脊液检查：外观无色透明，细胞数 5×10^6/L，N 0.30，L 0.70，蛋白、糖及氯化物含量正常。

【病史特点】

1. 患儿为幼儿，起病急，因受凉后出现发热，体温 38.2~39℃。

2. 临床表现　1 天前因受凉后出现发热，体温 38.2~39℃，在发热 6 小时左右时突然惊厥，表现为双眼上翻，头后仰，口吐白沫，牙关紧闭，呼之不应，左侧肢体强直、持续抽动，10~15 分钟缓解，共发作 3 次。查体：T 38.7℃，神志清楚，反应好，咽腔充血，颈部无抵抗，心肺腹无异常，脑膜刺激征阴性，双侧巴氏征阴性。既往无惊厥发作史。

3. 辅助检查　血常规：WBC 7.5×10^9/L，N 0.35，L 0.65。脑脊液检查：外观无色透明，细胞数 5×10^6/L，N 0.30，L 0.70，蛋白、糖及氯化物含量正常。

【诊断与鉴别诊断】

1. 诊断及诊断依据

（1）诊断：热性惊厥（单纯性）。

（2）诊断依据：①患儿为幼儿，起病急，因受凉后出现发热，体温 38.2~39℃。②在发热初期体温升高时突然发生惊厥，表现为全身性持续性抽搐，10~15 分钟缓解，共发作 3 次。既往无惊厥发作史。③查体：T 38.7℃，神志清楚，咽腔充血，颈部无抵抗，心肺腹无异常，脑膜刺激征阴性，双侧巴氏征阴性。④血常规白细胞总数不高，分类以淋巴为主。脑脊液检查无异常，不提示中枢神经系统感染。

2. 鉴别诊断

（1）颅内感染：惊厥伴有发热等感染症状，多有意识障碍和颅内压增高表现，脑脊液检查有诊断意义。

（2）中毒性脑病：除惊厥外，常有严重的全身感染中毒症状，多数可找到感染灶。

（3）Reye 综合征：可有病毒感染前驱病史，具有急性非炎性脑病症状，同时伴有肝大、肝功能异常、血氨升高、血糖降低、凝血酶原时间延长等。

【治疗要点】

1. 降温处理 及时控制体温，包括使用退热药物和（或）物理降温措施，防止再发惊厥。

2. 控制惊厥 有惊厥先兆或再次发生惊厥时，立即使用药物止惊：地西泮，每次 0.3~0.5mg/kg 静脉缓慢滴注（原药不稀释，速度 <1mg/min，最大剂量 ≤10mg），1~3 分钟生效。必要时 30 分钟后重复 1 次，1 日可重复 2~4 次。也可选用氯硝西泮 0.03~0.05mg/kg 静脉缓慢滴注；或苯巴比妥钠 5~10mg/kg，肌内注射等。

3. 注意惊厥发作时的护理 惊厥发作时立即将患儿平卧，头转向一侧，在上下磨牙处置牙垫防止舌咬伤，清除口、鼻、咽喉分泌物和呕吐物，保持呼吸通畅，严重者给氧。

4. 病因治疗 积极治疗上呼吸道感染等原发病。

三十九、脑性瘫痪

【病史摘要】

患儿，女，6 个月，因"生后至今不能抬头"就诊入院。患儿 6 个月前出生，系孕 1 产 2（G_1P_2），双胎之小，34 孕周，产重 2kg，出生时否认窒息抢救史，新生儿期无高胆红素血症史。双胎之大生后 2 个月因肺炎夭折。

入院体格检查：头围 40cm，神志清楚，目光呆滞，不能追视，对玩具无反应，前囟 1cm×1cm，平软，皮肤、黏膜无异常，心、肺、腹无异常，四肢肌张力低下，膝腱反射（+），双侧巴氏征（+）。俯卧不能抬头，坐姿呈全前倾坐。

入院后辅助检查：血常规检查：Hb 130g/L，WBC $8.2×10^9$/L，N0.66，L0.30，M0.03；PLT $240×10^9$/L；脑电图检查：正常。头颅 CT 显示：脑室周围白质软化。

【病史特点】

1. 患儿 6 个月，主因"生后至今不能抬头"就诊入院。

2. 临床表现 患儿系孕 1 产 2（G_1P_2），双胎之小，34 孕周，产重 2kg，出生时否认窒息抢救史，新生儿期无高胆红素血症。双胎之大生后 2 个月因肺炎夭折。体格检查：头围 40cm，神志清楚，目光呆滞，不能追视，对玩具无反应，前囟 1cm×1cm，平软，皮肤、黏膜无异常，心肺腹无异常，四肢肌张力低下，膝腱反射（+），双侧巴氏征（+）。俯卧不能抬头，坐姿呈全前倾坐。

3. 辅助检查 血常规 Hb 130g/L，WBC $8.2×10^9$/L，N 0.66，L 0.30，M 0.03；PLT $240×10^9$/L；脑电图检查：正常。头颅 CT 显示：脑室周围白质软化。

【诊断与鉴别诊断】

1. 诊断及诊断依据

（1）诊断：脑性瘫痪（肌张力低下型）。

（2）诊断依据：①患儿出生 6 个月，系孕 1 产 2（G_1P_2），双胎之小，早产为低出生体重儿。

②体格检查:头围 40cm,神志清楚,目光呆滞,不能追视,对玩具无反应,前囟 1cm×1cm,无颅内压增高表现,四肢肌张力低下,膝腱反射(+),双侧巴氏征(+)。俯卧不能抬头,坐姿呈全前倾坐。③血常规检查无特殊异常;脑电图检查正常;头颅 CT 显示脑室周围白质软化。

2. 鉴别诊断

(1)婴儿痉挛症:为儿童癫痫的常见类型。多于 1 岁内起病,4~8 个月为高峰。主要临床特征为频繁的痉挛发作,特异性高峰失律 EEG;精神运动发育迟滞或倒退。大多预后不良,惊厥难以控制。

(2)进行性肌营养不良:是一组遗传性肌肉变性疾病。一般男孩患病,患儿出生时或婴儿早期运动发育基本正常,3 岁后症状开始明显,表现为进行性加重的对称性肌无力、肌萎缩,最终完全丧失运动功能。早期即有假性肌肥大,血清肌酸激酶显著增高。

(3)重症肌无力:为免疫介导的神经肌肉接头处传递障碍的慢性疾病。大多在婴幼儿期发病,女孩多见。主要表现有上睑下垂、吞咽或构音困难、声音嘶哑、全身肌肉无力、呼吸肌无力等。药物诊断性试验和肌电图检查有助于鉴别。

【治疗要点】

1. 功能训练　包括体能运动训练、技能训练、言语训练,必要时采用辅助器具矫正异常姿势、抑制异常反射,降低关节周围肌肉的紧张度。

2. 药物治疗　应用脑细胞营养药物,有助于正常脑细胞的生长代偿,从而改善脑功能。

3. 其他疗法　如水疗、电疗、高压氧、针灸、中药等,对脑瘫的康复有一定效果。

(崔明辰)

四十、有机磷农药中毒(重度)

【病史摘要】

患儿,女,7 岁 5 个月,因"头敷有机磷农药 16+ 小时"入院。患儿于入院前 16+ 小时用有机磷农药敷头发,于 9+ 小时前患儿自诉头痛、腹痛,并出现呕吐 5 次,非喷射性,为白色泡沫,量少,不含胆汁及咖啡色样液体,无气促,无抽搐、意识障碍及视物模糊,自行解黄色成形大便 1 次,无血便。患儿遂立即洗头 2 次,8 小时前,患儿逐渐开始出现意识模糊、气促及双下肢颤抖,同时伴大小便失禁,遂立即送至当地医院诊治,立即予以"吸氧、静脉推注硫酸阿托品每次 1mg,半小时 1 次,共 5 次;后每次 2mg,共 2 次,碘解磷定 0.5g,1 次"后,患儿意识呈谵妄状态,为求进一步诊治,急诊以"有机磷中毒"收入院。病程中无胸闷、呼吸困难,无发热、腹泻,无咳嗽、咳粉红色泡沫痰,无抽搐及昏迷,病后患儿精神、食欲差,呼之能回答姓名及年龄,有过 1 次大小便失禁。

入院体格检查:体温 39.2℃,R 55 次/分,HR 154 次/分,血压未测,发育正常,营养良好,精神、反应差,谵妄状,面色欠佳,无表情淡漠,全身浅表淋巴结未扪及肿大。双侧瞳孔等大等圆,均为 0.2cm,对光反射灵敏,双眼球颤动。唇欠红润,湿润,口腔黏膜光滑湿润。双侧呼吸音对称,双侧呼吸音粗,双肺可闻及固定粗湿啰音。心率154 次/分,节律整齐,心音有力,心脏各瓣膜区未闻及明显杂音。腹软,全腹无包块,肝脾肋下未扪及,右下腹轻压痛,无反跳痛、肌紧张。肢端循环好,双侧巴氏征、克氏征、布氏征均为阴性。肢端暖,双下肢肌肉颤动,毛细血管充盈时间正常。

入院后辅助检查:血常规:WBC 11.33×10^9/L,PLT 393×10^9/L,RBC 4.57×10^{12}/L,Hb 125g/L,N 0.92,L 0.07,血胆碱酯酶:100U/L(正常值在 3500~15 000U/L),心肌酶谱:肌酸激酶 MB 同工

酶 50.8U/L,肌酸激酶 306.1U/L,α－羟基丁酸脱氢酶测定 286U/L。凝血功能、肝肾功能、血气分析及电解质正常。

【诊断与鉴别诊断】

1. 诊断及诊断依据

（1）诊断:有机磷农药中毒（重度）、中毒性脑病、中毒性心肌损害、急性肺水肿。

（2）诊断依据

1）有机磷农药中毒（重度）:患儿女,学龄期儿童,起病急,病程短,病情重,有明确敷用有机磷农药史,病程中有腹痛、头痛、呕吐,有意识模糊、气促、肌纤维颤抖及大小便失禁表现,查体示精神、反应差,谵妄状,面色欠佳,双眼颤动,瞳孔缩小,双侧呼吸音粗,双肺可闻及固定粗湿啰音,双下肢颤动。即有毒蕈碱及烟碱样症状,查血胆碱酯酶:100U/L,提示明显降低,故诊断有机磷农药中毒明确,考虑其活力降低至正常值 30% 以下,故考虑重度。

2）中毒性脑病:患儿有明确敷用有机磷农药史,病程中有头痛、呕吐,有意识模糊,故诊断。

3）中毒性心肌损害:患儿有明确敷用有机磷农药史,查心肌酶谱提示明显增高,故诊断。

4）急性肺水肿:患儿有明确敷用有机磷农药史,病程中有气促,肺部查体示双侧呼吸音粗,双肺可闻及固定粗湿啰音,故诊断。

2. 鉴别诊断

病毒性脑炎:患儿女,学龄期儿童,起病急,病程短,病情重,病程中有头痛、呕吐,有意识模糊、气促、肌纤维颤抖及大小便失禁等表现,查体示精神、反应差,谵妄状,面色欠佳,双眼颤动,瞳孔缩小,双侧呼吸音粗,双肺可闻及固定粗湿啰音,双下肢颤动。故需考虑病毒性脑炎可能,但患儿病前无感染前驱症状,无蚊虫叮咬史,且患儿病前有明确服用有机磷农药史,故本病可能性不大。

【治疗要点】

1. 迅速清除体内毒物　洗胃、导泻。
2. 特效解毒剂　①胆碱酯酶复活剂:氯解磷定。②抗胆碱药:阿托品的应用。
3. 对症治疗　包括维持正常心肺功能、保持呼吸道通畅,氧疗,必要时使用人工呼吸机等。

入院后予以立即吸氧、吸痰及心电监护,予以 1.0mg 阿托品每 0.5~1 小时静推 1 次,共 4 次,阿托品化后予以 0.5mg 阿托品每 1 小时,联合 0.5mg 氯解磷定每日 1 次静滴维持,然后逐渐梯度减量,同时使用二丁酰环磷腺苷钙保护心脏功能,谷胱甘肽保肝等对症支持治疗。

四十一、急性一氧化碳中毒

【病史摘要】

患儿,女,4 岁 5 个月,因"煤气中毒 24 小时"入院。患儿于入院前 24 小时于沐浴后出现畏寒、寒战、口唇樱红、面色发绀,伴有烦躁,无头晕、头痛及意识障碍,无发热、咳嗽,无胸闷、气促、呼吸困难,无视物模糊,无呕吐,1 小时后患儿到当地医院予以吸氧治疗,患儿面色逐渐红润,唇色恢复正常,为求进一步诊治,门诊以"急性中毒"收入院。病后,患儿精神、食欲欠佳,大小便正常。

入院体格检查:T 36.5℃,R 23 次/分,HR 107 次/分,BP 106/52mmHg,神志清楚,精神、反应尚可,面色红润,全身浅表淋巴结未扪及肿大。双侧瞳孔等大等圆,直径均为 0.3cm,对光反射灵敏。唇红,湿润,口腔面膜光滑,咽无充血,扁桃体无肿大。双侧呼吸音对称,双侧呼吸音清,双肺未闻及明显干湿啰音。心率107次/分,节律整齐,心音有力,心脏各瓣膜区未闻及明显杂音。腹软,全腹无包块,肝脾肋下未扪及,剑突下及下腹部压痛,无反跳痛、肌紧张。肢端循环好,双侧巴氏征、克氏征、布氏征均为阴性。四肢肌力及肌张力正常,肢端暖,毛细血管充盈时间正常。

入院后辅助检查:尿常规未见明显异常。

【诊断与鉴别诊断】

1. 诊断及诊断依据

(1)诊断:急性一氧化碳中毒。

(2)诊断依据:患儿女,学龄前儿童,起病急,病程短,有明确一氧化碳吸入史,病初有畏寒、寒战,有口唇樱红、面色发绀,伴烦躁,予以吸氧后症状逐渐患儿,无肝、肾和糖尿病病史及服用安眠药等情况,有一氧化碳中毒来源,无其他中毒证据。故考虑一氧化碳中毒的可能性大。

2. 鉴别诊断

(1)糖尿病酮症酸中毒:患儿女,学龄前儿童,起病急,病程短,病程中有口唇樱红、烦躁等酸中毒症状,故需考虑代谢性酸中毒,但患儿有明确一氧化碳吸入史,吸氧后症状改善,既往无糖尿病病史,无多尿、口干等高渗透压症状,呼气中无烂苹果味,不支持。

(2)脑炎:常有前驱感染病史,有脑实质损害表现,脑脊液呈现相应改变,CT异常。该患儿无相关病史,吸氧处理后临床症状改善,本病可能性不大。

(3)脑膜炎:发热、头痛、呕吐,脑膜刺激征,脑脊液检查可有压力升高及相应改变,早期头颅CT检查可正常。该患儿无相关病史,吸氧处理后临床症状改善,本病可能性不大。

(4)全身性疾病致昏迷:肝性昏迷,尿毒症昏迷:患儿无肝病、肾病、糖尿病病史,无肝、肾功能异常,无血糖、尿糖、血pH异常,尿酮体阴性,不支持该症的诊断。

(5)其他中毒:通过病史、相关的临床表现和辅助检查异常可有助于鉴别。

3. 进一步检查　碳氧血红蛋白定性和定量试验、血气分析、脑CT。

【治疗要点】

1. 吸氧,有条件者采取高压氧治疗。

2. 防治脑水肿、改善脑组织代谢　20%甘露醇降颅内压、营养神经等治疗。

3. 对症治疗　保证气道通畅,防止误吸,预防感染。

4. 防治并发症和预防迟发性神经病变。

四十二、百草枯中毒

【病史摘要】

患儿,女,11岁9个月,因"服用百草枯7+小时"入院。入院前7+小时患儿服用百草枯约20ml,服药后患儿出现剑突下持续性烧灼样疼痛,伴呕吐3次,非喷射性,为胃内容物及胆汁样液体,无呕血,无头痛、头晕,无乏力、视物模糊,无气促、咳嗽及进行性呼吸困难,无发热,无肌纤维颤动,约半小时后被送至当地医院诊治,立即予以洗胃、催吐处理,为求进一步诊治,门诊以"百草枯中毒"收入院。病后患儿精神欠佳,未进食,大小便无明显异常。

入院体格检查:T 37.5℃,R 18次/分,HR 72次/分,BP 96/62mmHg,神志清楚,安静,精神、反应尚可,面色欠红润,全身浅表淋巴结未扪及肿大。双侧瞳孔等大等圆,均为0.3cm,对光反射灵敏。唇红,湿润,口腔面膜光滑,无充血、糜烂及溃疡。双侧呼吸音对称、清晰,双肺未闻及明显干湿啰音。心率 72 次 / 分,节律整齐,心音欠有力,心脏各瓣膜区未闻及明显杂音。腹软,全腹无包块,肝脾肋下未扪及,剑突下压痛,无反跳痛、肌紧张。肢端循环好,双侧巴氏征、克氏征、布氏征均为阴性。四肢肌力及肌张力正常,毛细血管充盈时间正常。双下肢无水肿。

入院后辅助检查:血常规:WBC 5.79×10^9/L,PLT 241×10^9/L,Hb127g/L,N 0.71,L 0.25,CRP<8mg/L;电解质、肝肾功能、心肌酶谱、凝血功能、术前免疫全套、大小便常规均正常。胸部 CT 未见明显异常。肺功能:①PTV_{75}、V_{50} 轻度下降;②舒张试验:MW PFV_{75}、V_{50}、V_{25} MMEF 阳性。

【诊断与鉴别诊断】

1. 诊断及诊断依据

(1)诊断:百草枯中毒、急性胃黏膜损失、中毒性肺损伤。

(2)诊断依据

1)百草枯中毒:患儿女,11 岁 9 个月,起病急,病程短,有明确百草枯服用史,病程中有呕吐、腹痛,故诊断。

2)急性胃黏膜损失:患儿起病急,病程短,有明确百草枯服用史,病程中有呕吐、腹痛,腹痛为剑突下持续性烧灼样疼痛,呕吐呈非喷射性,呕吐物为胃内容及胆汁样液体,查体有剑突下压痛,故诊断。

3)中毒性肺损伤:患儿有明确百草枯服用史,查体肺部体征暂无明显异常,百草枯中毒对全身脏器均有损害,尤以肺部损失最严重,且行肺功能检查提示异常,故诊断。

2. 鉴别诊断 急性胃肠炎:患儿女,11 岁 9 个月,起病急,病程短,以腹痛、呕吐为主要表现,腹痛为剑突下持续性烧灼样疼痛,呕吐呈非喷射性,呕吐物为胃内容为及胆汁样液体,查体有剑突下压痛,故需考虑,但患儿有明确百草枯服用史,故本病可能性不大。

【治疗要点】

1. 迅速清除体内毒物 门诊急诊室立即予以 2% 碳酸氢钠溶液洗胃、硫酸钠导泻。

2. 血液灌流。

3. 对症治疗 包括激素、抗生素预防肺部继发感染、维持正常心肺功能、保持呼吸道通畅,氧疗、必要时使用人工呼吸机等。甲泼尼龙 4mg/kg,每 12 小时一次,并逐渐减量;阿奇霉素 8mg/(kg·d)、氨溴索 1mg/kg,每 8 小时 1 次;乙酰半胱氨酸 7mg/(kg·d)静脉滴注抗纤维化、奥美拉唑抑酸,谷胱甘肽护肝等对症支持治疗。

四十三、溺水、吸入性肺炎、缺血缺氧性脑病

【病史摘要】

患儿,男,9 岁 3 个月,因"溺水 6 小时"入院。入院前 6 小时,患儿不慎跌入水中(为拆迁后遗留约半年的泥水塘),1~2 分钟后被旁人救起,患儿有呛咳,无昏迷、无心跳呼吸骤停,4 小时前患儿出现精神差,昏睡,遂立即前往当地医院诊治,于途中患儿出现气促、呼吸困难,并呕吐胃内容物 1 次,非喷射性。当地医院行胸部 CT 示肺炎,遂转院。门诊以"溺水"收入院。病程中无头晕、头痛,无视物模糊,无胸痛,无咳粉红色泡沫痰,无发热,无腰痛及血尿,病后精神欠佳,未进食,昏睡状,大小便正常。

入院体格检查:T 37.3℃,R 45 次 / 分,HR 82/ 次 / 分,BP 115/76mmHg,发育正常,营养

良好,精神、反应欠佳,昏睡,面色稍苍白,无表情淡漠,全身浅表淋巴结未扪及肿大。双侧瞳孔等大等圆,均为 0.3cm,对光反射灵敏。唇欠红润,湿润,口腔黏膜光滑湿润。双侧呼吸音对称,呼吸稍急促,可见轻微吸气性三凹征,双侧呼吸音稍减低,双肺可闻及中湿啰音。心率 82 次/分,节律整齐,心音有力,心脏各瓣膜区未闻及明显杂音。腹软,全腹无包块,肝脾肋下未触及,全腹无压痛,无反跳痛、肌紧张。肢端循环好,双侧巴氏征、克氏征、布氏征均为阴性。四肢肌力及肌张力正常,毛细血管充盈时间正常。

入院后辅助检查:血常规:WBC 11.54×10^9/L, PLT 251×10^9/L, Hb 129g/L, N 0.7, L 0.2, CRP 35mg/L;肝肾功能、电解质、心肌酶谱基本正常。胸部 CT(外院):肺炎。

【诊断与鉴别诊断】

诊断及诊断依据:

(1)诊断:溺水、吸入性肺炎、缺血缺氧性脑病。

(2)诊断依据

1)溺水:患儿男,学龄期儿童,起病急,病程短,患儿有不慎跌入水中病史,1~2 分钟后被旁人救起,患儿有呛咳、反应差、昏睡,故诊断。

2)吸入性肺炎:患儿男,学龄期儿童,起病急,病程短,患儿有溺水病史,为拆迁后遗留约半年的泥水塘,1~2 分钟后被旁人救起,患儿有呛咳、气促、呼吸困难。查体示呼吸稍急促,可见轻微吸气性三凹征,双侧呼吸音稍减低,双肺可闻及中湿啰音,再结合外院 CT,故诊断。由于患儿溺水处有较多泥沙,故需警惕患儿发生肺泡阻塞及肺不张等。

3)缺血缺氧性脑病:患儿溺水后有呕吐,精神、反应欠佳,呈昏睡状,故需警惕。

【治疗要点】

1. 现场急救　溺水后尽早开始基础生命支持,包括清理呼吸道、倒水、人工呼吸及胸外按压等。因不能明确是否合并颈椎或脊柱损伤,搬运溺水患儿时应避免旋转或弯曲患儿的颈部。对适宜病例做气管插管,尽可能保持气管通畅。

2. 入院治疗

(1)恢复呼吸,纠正低氧血症:保持呼吸道通畅,条件允许尽早行气管插管。插管后反复气道吸引清理呼吸道,并放置胃管减少误吸。机械通气方式首选持续气道正压通气(CPAP)或呼气末正压通气(PEEP),限制潮气量为 6~8ml/kg。

(2)恢复有效循环:根据病情早期使用血管活性药物,维持血流动力学稳定,加强 ECG 监测,及时发现心律失常并予治疗。

(3)维持正常体温水平:溺水者常伴有低体温。体温 >32℃者,通过物理升温患儿可自行恢复正常体温;重度低温(<32℃)者应接受一系列积极治疗,包括经股静脉补充加热的液体(36~40℃),吸入热的湿化氧气(40~44℃),以及加热胃、膀胱、腹腔或胸腔内可能存在的液体,直到中心体温能维持在 33~34℃为止,并可尝试体外循环。需注意的是,如体温为 29.5~32.0℃,心血管功能稳定者,升温速度不宜太快;如低于 29.5℃,易发生心律失常,严重者可发生室颤,应尽快升温。

(4)保护和减轻脑组织损伤:给予大剂量维生素 C、维生素 E 及复方丹参有助于清除自由基,可以减轻脑细胞损伤。

(5)对症支持疗法:①纠正水、电解质及酸碱失衡;②抗生素治疗:预防性使用抗生素治疗溺水后肺炎尚有争议;③早期应用激素预防肺水肿和脑水肿;④保护脏器功能,供给足够热量。入院后予以禁食、给氧、复温,头孢唑肟 80mg/(kg·d)联合阿莫西林 – 舒巴坦钠

100mg/（kg·d）抗感染，20% 甘露醇 5ml/kg 降颅内压等对症支持治疗。

四十四、急性充血性心力衰竭

【病史摘要】

患儿，男，1 个月 23 天，因"咳嗽 20[+] 天，加重 5 天"入院。患儿于 20[+] 天前无明显诱因出现咳嗽，初为单声咳嗽，逐渐加重为阵发性串咳，伴痰响、喷嚏及鼻塞，无喉喘及犬吠样咳嗽，昼夜无明显差异，剧烈咳嗽后有吐奶，偶有气促，于当地医院诊治 1 天（具体不详）后症状无缓解，近 5 天，患儿咳嗽症状加重，伴明显痰响及吐奶，偶有烦躁不安，病程中患儿无发热、寒战，无黄疸，无抽搐及意识障碍，无潮热、盗汗及体重不增，为求进一步诊治以"肺炎"收入院，病前无结核患者接触史，病后患儿精神、食欲欠佳，大小便可。

入院体格检查：T 36.5℃，R 62 次 / 分，HR 180 次 / 分，神志清楚，营养发育中等，精神、反应欠佳，无脱水貌，无表情淡漠，全身无皮疹及黄染，面色欠红润，全身浅表淋巴结未扪及肿大。唇红，唇周有发绀，口腔面膜光滑，咽部有充血，双侧扁桃体不大。双侧呼吸音对称，呼吸急促，无明显吸气性三凹征，略有点头样呼吸，双侧呼吸音粗，双肺可闻及中粗湿啰音。心率 180 次 / 分，节律整齐，心音低钝，心脏各瓣膜区未闻及明显杂音。腹软，全腹无包块，肝脏肋下 3.5cm，质软，边缘圆钝，脾脏肋下未触及，全腹无肌紧张。肢端凉，双侧巴氏征、克氏征、布氏征均为阴性。四肢肌力及肌张力正常，毛细血管充盈时间 3 秒。双下肢无水肿。

入院后辅助检查：血常规：WBC 7.03×10^9/L，PLT 479×10^9/L，Hb 93g/L，N 0.72，L 0.25，CRP<8mg/L；痰培养结果：大肠埃希菌。呼吸道 7 种病毒免疫荧光检测、肝肾功能、电解质未见明显异常。心肌酶谱：肌酸激酶 –MB 同工酶：40.4U/L。心电图未见明显异常。

【诊断与鉴别诊断】

1. 诊断及诊断依据

（1）诊断：急性充血性心力衰竭、肺炎。

（2）诊断依据

1）急性充血性心力衰竭：患儿男，小婴儿，起病急，病程中有气促、烦躁不安，查体示精神、反应欠佳，面色欠红润，唇周有发绀，气促明显，大于 60 次 / 分，心音低钝，心率 180 次 / 分，肝脏肋下 3.5cm，质软，边缘圆钝，肢端凉，再结合心肌酶谱，故诊断。

2）肺炎：患儿男，小婴儿，起病急，病情进行性加重，以咳嗽、吐奶为主要表现，偶有气促。查体示唇周有发绀，呼吸急促，略有点头样呼吸，双侧呼吸音粗，双肺可闻及中粗湿啰音，结合痰培养结果故诊断。

2. 鉴别诊断

（1）与急性心包炎、急性心包积液和慢性缩窄性心包炎相鉴别：急性心包炎、心包积液及慢性缩窄性心包炎均可引起静脉回流受阻，发生静脉淤积，心室舒张期充盈不足，心搏出量下降，发生心包堵塞症，症状与充血性心力衰竭相似，但其病理生理改变及治疗方法均不同，故不属于真正的充血性心力衰竭。此病腹水常较突出，但呼吸困难不明显，肺循环淤血轻。X 线检查及超声心动图可助诊断。

（2）与重症肺炎合并呼吸衰竭相鉴别：重症肺炎合并呼吸衰竭有呼吸困难、脉搏增快等症状，但心脏不扩大，超声心动图测定心功能正常，以此与小儿充血性心力衰竭相鉴别。

（3）与重症支气管肺炎及毛细支气管炎相鉴别：患儿有呼吸困难、呼吸及脉搏增快等体征。与心力衰竭相似，但其心脏不扩大，肝脏边缘并不圆钝。

（4）与先天性心脏病相鉴别：因患儿缺氧，常出现呼吸增快、烦躁、青紫加重及心率加快等体征，但无如肝大等心力衰竭的表现。

【治疗要点】

1. 病原治疗　入院后予以哌拉西林联合头孢匹胺抗感染。

2. 心力衰竭治疗　强心、利尿、血管扩张药。

3. 对症治疗　吸氧、祛痰、解痉平喘。

4. 糖皮质激素的应用　主要是平喘解痉。

同时止咳、化痰、解痉、强心、血管活性药物等对症支持治疗。

四十五、心跳呼吸骤停

【病史摘要】

患儿，女，9 个月，因咳嗽、气急、青紫 3 天入院。近 3 天精神萎靡，食欲缺乏。

入院体格检查：T 39.1℃，P 176 次/分，R 62 次/分，WT 8.5kg，反应差，嗜睡状，呼吸欠规则，面色发绀，鼻翼扇动，口唇发绀，三凹征明显，双肺大量湿啰音，心率 176 次/分，舒张期奔马律。腹软不胀，肝右肋下 3.0cm，脾肋下未扪及。入院诊断：支气管肺炎，心力衰竭，呼吸衰竭。立即吸氧，给予抗生素、强心、激素等治疗。于入院后 3 小时突发面色青灰、对刺激无反应。查体：压眶无反应，面色发绀，呼吸停止，双侧瞳孔直径 0.5cm，对光反射消失，心率 45 次/分，心音低钝，双肺未闻及呼吸音。未触及股动脉搏动。

入院后辅助检查：心电监护仪显示呼吸为 0，血氧饱和度 50%。

【诊断与诊断依据】

1. 诊断　心跳呼吸骤停。

2. 诊断依据　突然出现昏迷，瞳孔扩大，大动脉搏动消失，心动过缓，呼吸停止。

【治疗要点】

1. 心肺复苏术　现场复苏，是心肺脑复苏最关键的部分。

（1）重建循环（circulation，C）：①胸外心脏按压：将患儿仰卧于硬质平面上。②按压部位：乳头连线下方胸骨。③胸骨下陷深度：3~4cm，按压频率至少 100 次/分。

（2）开放气道（airway，A）：清理呼吸道，使头轻度后仰，保持气道平直通畅。应注意防止舌根后坠所致的上气道阻塞。

（3）人工呼吸（breathing，B）：与心脏按压同时进行。人工复苏囊面罩通气。

心脏复苏、重建循环有效的标志为：①可扪及大动脉搏动；②口唇、甲床转红润；③可闻及心音；④扩大的瞳孔缩小，对光反射恢复。

（4）药物治疗（drugs，D）：在心肺复苏的同时，应尽快建立静脉通道，给予药物治疗。

（5）心电图监护（electrocardiography，E）：在心肺复苏的同时，心电图监护有助于明确导致心搏骤停可能的原因和心律失常类型，以便抢救和用药选择。

2. 复苏后处理（postresuscitation stabilization，P）

（1）维持有效循环：补充血容量、纠正酸中毒后，应予血管活性药物维持血压和心排血量，改善心肌功能和脏器灌注。常用药物有：肾上腺素 0.05~1μg/（kg·min），多巴胺 5~10μg/（kg·min），多巴酚丁胺 5~20μg/（kg·min），米力农 0.25~0.75μg/（kg·min）。心动过缓者可予山莨菪碱（654-2）提高心率、改善循环。

（2）维持呼吸功能：继续保持有效的通气，维持足够氧供。必要时应及早气管插管，机械通气。

（3）积极脑复苏：①保证脑血流灌注：维持正常的血压，保证脑细胞有充分的氧和能量供应；②亚低温疗法：以降低脑代谢，减轻脑水肿；③减轻脑水肿；④镇静、止痉、降低脑细胞代谢：积极治疗脑缺氧后的惊厥发作，常用药物有地西泮、苯巴比妥等。

（4）其他：治疗原发病，预防控制感染，维持水、电解质和酸碱平衡，控制高血糖，加强支持治疗。

四十六、瑞氏综合征

【病史摘要】

患儿，男，1岁6个月，因"咳嗽4天，加重伴发热1天、惊厥4次"入院。患儿于4天前无明显诱因出现咳嗽，伴痰响，无气促、发绀及呼吸困难，于1天前出现发热，最高可达38.8℃，可自行降至正常，无畏寒、寒战，出现4次惊厥（未测体温），第1次表现为强直发作、呼之不应、双眼凝视、面色青灰、口吐白沫，持续约1小时，缓解后患儿处于嗜睡状态，不伴肢体活动障碍，第2次及第3次表现形式同上，持续约1分钟，第4次惊厥发作表现为右侧肢体强直，持续约1分钟，病程中无大小便失禁，无呕吐。无热性惊厥史，无癫痫家族史。

入院体格检查：T 37.9℃，R 30次/分，HR 125次/分，嗜睡，精神、反应尚可，面色可，全身浅表淋巴结未扪及肿大。双侧瞳孔等大等圆，均为0.3cm，对光反射均迟钝。唇红，湿润，口腔面膜光滑，咽无充血，扁桃体无肿大。双侧呼吸音对称，双侧呼吸音粗，双下肺可闻及少许中粗湿啰音。心率125次/分，节律整齐，心音有力，心脏各瓣膜区未闻及明显杂音。腹软，全腹无包块，肝脏肋下2.0cm，剑突下2.5cm，质软，边缘钝，脾脏肋下未扪及，全腹无压痛，无反跳痛、肌紧张。肢端循环好，颈阻阴性，双侧克氏征、布氏征均为阴性。双侧巴氏征可疑阳性。四肢肌力正常，肌张力增高。毛细血管充盈时间正常。双下肢无水肿。

入院后辅助检查：血常规：WBC 11.22×10^9/L，PLT 96×10^9/L，Hb 126g/L，N 0.76，L 0.24，CRP<8mg/L；肝功能：总蛋白40.2g/L，白蛋白24g/L，ALT 718.5U/L，AST 286.7U/L，GGT 64.4U/L，ADH 966.5U/L；心肌酶谱：肌酸激酶560.3U/L，肌酸激酶–MB同工酶141.2U/L，肌钙蛋白I0.14ng/ml；脑脊液常规、生化、病毒3号抗体检测及培养均为阴性；动脉血气分析：pH 7.3，HCO_3^- 10.3mmol/L，BE–16.3mmol/L，呼吸7种病毒检测：副流感病毒抗原（++）；血氨、血糖、凝血功能均未见明显异常。脑电图：意识障碍下全脑弥漫性1~2Hz δ活动增多。头颅MRI：广泛异常影像，以水肿为主。

【诊断与鉴别诊断】

1. 诊断及诊断依据

（1）诊断：瑞氏综合征、惊厥持续状态、支气管肺炎、代谢性酸中毒。

（2）诊断依据

1）瑞氏综合征：患儿男，婴幼儿，起病急，病程短，病情危重，有呼吸道感染前驱症状，病程中反复惊厥，伴随意识障碍，查体示嗜睡，双侧瞳孔等大等圆，均为0.3cm，对光反射均迟钝。肝脏肋下2.0cm，剑突下2.5cm，质软，边缘钝，四肢肌张力增高，双侧巴氏征可疑阳性。再结合副流感病毒抗原（++），血清转氨酶、乳酸脱氢酶及血气分析结果以及脑脊液检查、脑电图与头颅MRI结果，故诊断。

2）惊厥持续状态：患儿男，婴幼儿，起病急，病程短，病情危重，病程中反复惊厥，其中有1次持续时间>15分钟，故诊断。

3）支气管肺炎：患儿男，婴幼儿，起病急，病程短，病程中有发热、咳嗽症状，查体：双侧呼吸音粗，双下肺可闻及少许中粗湿啰音。结合患儿血象及病原学检查结果，考虑细菌合并病毒感染的可能性大，故诊断。

4）代谢性酸中毒：患儿有瑞氏综合征及支气管肺炎基础，再结合血气分析结果，故诊断。

2. 鉴别诊断　病毒性脑炎：患儿男，婴幼儿，起病急，病程短，有呼吸道感染前驱症状，病程中发热、反复惊厥，伴随意识障碍，体格检查无脑膜刺激征，脑脊液检查阴性，均提示脑实质受损可能性大，故应考虑病毒性脑炎。但患儿年龄偏小，查血象是以中性粒细胞增高为主的白细胞增高，且脑脊液中病毒3号抗体检测阴性，故需予以鉴别。

【治疗要点】

控制惊厥、控制脑水肿、降低颅内压、纠正代谢紊乱及治疗并发症等。

1. 控制惊厥发作　若再次发作，应用地西泮注射液（0.3~0.5mg/kg）静脉缓推控制发作；或地西泮直肠给药（0.3~0.5mg/kg），随后予苯巴比妥钠（3~5mg/kg）肌内注射维持。

2. 控制脑水肿是治疗本病的重点，是改善预后的关键。在降低颅内压的同时，还要维持脑的灌注压。①降低颅内压：用渗透性利尿药20%甘露醇静脉注射。呋塞米和地塞米松可同时应用。②监测颅内压：可用蛛网膜下或硬膜外的测压计，使颅内压维持在20mmHg以下。③维持正常血压：以保证脑内灌注压在50mmHg以上。脑灌注压＝平均动脉压－颅内压。④监测血气：保持呼吸道通畅，防止低氧血症和高碳酸血症，以避免加重脑水肿。

3. 降低血氨　若有高氨血症，可给予食醋灌肠，每次10~20ml，再加2倍无菌生理盐水稀释后保留灌肠。口服50%乳果糖混悬液2~3ml/（kg·d）以酸化肠道，减少氨的吸收。保证热量供给（30~40kcal/kg），可减少组织分解产氨。新霉素口服或灌肠以减少产氨。也可作新鲜血液或血浆置换疗法以降低血氨。谷氨酸钠液加于葡萄糖液中静脉注射，每日20~40ml，分1~2次应用，可纠正高血氨。

4. 防治出血　给予维生素K₁有助于凝血酶原的合成，输注凝血因子或新鲜血浆等。

5. 纠正低血糖　低血糖必须及时纠正，静脉输入10%~20%葡萄糖，严密监测血糖。

6. 纠正代谢紊乱　维持水、电解质及酸碱平衡，注意防止低钙血症。

7. 其他对症处理　抗感染及营养支持。

四十七、颅内肿瘤

【病史摘要】

患儿，男，8个月3天，因"食欲缺乏20天，精神萎靡8天伴昏迷半天"入院。20天前无明显诱因出现纳差，8天前发现患儿神萎，头歪向一侧，并有头围不断增大，吃奶后偶伴呕吐，呈喷射性，但一直未予以特殊处理，直至今日上午于当地医院就诊，考虑"脑积水"，建议其转上级医院诊治，患儿家属于今日下午于另一当地医院行头颅CT示"重度梗阻性脑积水"，且患儿于下午便开始出现昏迷，遂立即以"脑积水"就诊入院。病程中患儿无发热、咳嗽，无气促、呼吸困难，无潮热、盗汗，无抽搐。病前无外伤史及结核病患者接触史，无上呼吸道前驱感染史，无蚊虫叮咬史，病后患儿精神欠佳，大小便可，体重增加不理想。

入院查体：T 36.7℃，R 40次/分，HR 86次/分，BP 105/45mmHg，头围48cm。发育、营养中等，呈昏迷状，深压眶稍有反应，面色苍白，全身皮肤无黄染，浅表淋巴结未扪及肿大。前囟2.5cm×2.5cm，张力大，局部膨隆。双侧瞳孔不等大等圆，右侧为0.2cm，左侧为0.3cm，对光反射均未引出。唇红,湿润,口腔面膜光滑,咽无充血,扁桃体无肿大。双侧呼吸音对称,双侧呼吸音清,双下肺未闻及干湿啰音。心率 86 次 / 分,节律整齐,心音低钝,心脏各瓣膜区未闻及明显杂音。腹软,全腹无包块,肝脾肋下未扪及,全腹无肌紧张。肢端偏凉,颈阻阴性,双侧克氏征、布氏征均为阴性。双侧巴氏征可疑阳性。四肢肌张力低下。

辅助检查:外院头颅 CT 示重度梗阻性脑积水;本院头颅 CT 示颅内肿瘤。

【诊断与鉴别诊断】

1. 诊断及诊断依据

(1)诊断:颅内肿瘤、重度梗阻性脑积水。

(2)诊断依据

1)颅内肿瘤:患儿男,婴儿,病程长,起病缓,病情重,以纳差、神萎、意识障碍为主要表现,伴有喷射性呕吐数次、头颅进行性增大,歪向一侧,查体示头围 48cm,前囟 2.5cm × 2.5cm,张力大,局部膨隆。双侧瞳孔不等大等圆,右侧为 0.2cm,左侧为 0.3cm,对光反射均未引出,再结合本院头颅 CT 结果,故诊断。

2)重度梗阻性脑积水:患儿男,婴儿,病程长,起病缓,病情重,有颅内肿瘤基础,再结合外院头颅 CT 结果,故诊断。

2. 鉴别诊断 结核性脑膜炎:患儿,男,婴儿,起病较缓,病程长,病情重,以纳差、神萎、意识障碍为主要表现,伴有喷射性呕吐数次,查体示头围 48cm,前囟 2.5cm × 2.5cm,张力大,膨隆。双侧瞳孔不等大等圆,右侧为 0.2cm,左侧为 0.3cm,对光反射均未引出,双侧巴氏征可疑阳性。故需考虑。但患儿无发热、咳嗽、潮热、盗汗等结核感染中毒症状,查体无脑神经受累,无结核病患者接触史,考虑可能性小,必要时可完善脑脊液检查及病原学检查以鉴别。

【治疗要点】

1. 入院后予 20% 甘露醇每次 5ml/kg 脱水降颅内压、营养神经等对症支持治疗,同时根据病情变化,脑外科行侧脑室引流及肿瘤切除术。

2. 颅内肿瘤以手术治疗为主,结合放射和化学药物辅助治疗。针对不同患者需采取个性化对症治疗措施,包括控制颅内高压、抗癫痫类药物、应用皮质类固醇、纠正代谢异常及支持治疗。

四十八、感染性休克

【病史摘要】

患儿,男,6 个月 15 天,因"咳嗽 10 天,加重伴发热 2 天"入院。患儿于 1 天前无明显诱因出现咳嗽,为单声咳嗽,伴痰响,无喉喘及犬吠样咳嗽,无气促、呼吸困难,偶有吐奶,2 天前咳嗽、吐奶加剧,偶有气促,并出现中高热,于当地医院抗感染等对症支持治疗后,患儿病情无好转,发热、气促明显,即来院进一步诊治。病程中患儿无黄疸,无潮热、盗汗,病前无结核病患者接触史,病后患儿精神、食欲欠佳,大小便较少。

入院体格检查:T 38.5℃,R 60 次 / 分,HR 200 次 / 分,血压测不出,头围 44cm,最大腹围 47cm,过脐腹围 45cm,营养发育中等,精神、反应欠佳,无脱水貌,无表情淡漠,全身无皮疹,面色及四肢青紫,全身浅表淋巴结未扪及肿大。唇红,唇周有发绀,口腔面膜光滑,咽部有充血,双侧扁桃体不大。双侧呼吸音对称,呼吸急促,无明显吸气性三凹征,双侧呼吸音粗,双肺可闻及少许中粗湿啰音。心率 200 次 / 分,节律整齐,心音欠有力,心脏各瓣膜区未闻及明显杂音。

腹部膨隆,全腹无包块,肝脾肋下未扪及,全腹无肌紧张,叩诊鼓音,肠鸣音减弱。肢端凉,双侧巴氏征、克氏征、布氏征均为阴性。四肢肌力及肌张力正常。

入院后辅助检查:血常规 WBC 13.03×10^9/L, Hb 139g/L, CRP 31mg/L;降钙素原 >25ng/ml;心肌酶谱:肌酸激酶–MB 同工酶 230U/L;胸腹部 X 线片:双肺肺纹理增多,腹部较多连续充气扩张小肠曲影,部分肠间间隙稍增宽,少量门脉积气不排除。腹部 B 超:肝内门脉积气,部分肠壁积气,坏死性小肠结肠炎不排除。少量腹腔积液,未见明显肠梗阻征象。肝功能、电解质正常;动脉血气分析:pH 7.3, PCO_2 71mmHg, PO_2 54mmHg;凝血功能:PT 46.6 秒, APTT 81.2 秒,纤维蛋白原 0.9g/L,凝血酶时间 27.7 秒。痰培养结果:大肠埃希菌。呼吸道 7 种病毒免疫荧光检测、肝肾功能、电解质未见明显异常。心肌酶谱:肌酸激酶–MB 同工酶:40.4U/L。心电图未见明显异常。

【诊断与鉴别诊断】

诊断及诊断依据:

(1)诊断:感染性休克、重症脓毒血症、坏死性小肠结肠炎、呼吸衰竭。

(2)诊断依据

1)重症脓毒血症:患儿,男,婴儿,起病急,病程短,病情危重,有咳嗽、发热、气促等呼吸道感染症状,并伴吐奶明显、小便减少等多器官受累表现。查体示体温 38.5℃,呼吸 60 次/分,心率 200 次/分,双侧呼吸音粗,双肺可闻及少许中粗湿啰音,结合血常规、凝血功能、CRP 及 PCT 结果,考虑患儿存在全身炎症反应综合征,因患儿仅有感染基础,故考虑诊断脓毒血症,由于患儿伴有休克表现,考虑诊断重症。

2)感染性休克:患儿,男,婴儿,起病急,病程短,病情危重,有重症脓毒血症基础,入院后查体示呼吸 60 次/分,心率 200 次/分,血压测不出,精神、反应欠佳,面色及四肢青紫,心音欠有力,肢端凉,故诊断。

3)坏死性小肠结肠炎:患儿,男,婴儿,起病急,病程短,病情危重,有发热、吐奶、神萎、纳差等感染中毒症状,伴大便减少,体格检查示腹围增高,腹部膨隆,肠鸣音减弱,结合腹部 X 线片及 B 超提示肝内门脉积气,部分肠壁积气,故诊断。

4)呼吸衰竭:患儿,男,婴儿,起病急,病程短,病情危重,有发热、咳嗽、气促等呼吸道感染基础,查血气分析示 PCO_2>50mmHg, PO_2<60mmHg,故诊断。

【治疗要点】

1. 病原治疗　抗生素(根据病情选用 1~2 种),米力农强心,甲硝唑、帕尼培南抗感染,疗程 7~10 天(静脉滴注和口服)。

2. 抗休克治疗　扩充血容量,血管活性药物,强心药。多巴胺改善循环、呋塞米利尿、羟乙基淀粉扩充血容量等抗休克治疗。

3. 糖皮质激素应用。

4. 对症治疗　及时控制体温,镇静,吸氧,保持呼吸道通畅,禁食、胃肠减压及营养支持等。同时予以机械通气、化痰、止咳、营养神经及肠外营养等对症支持治疗,待病情稳定时必要时行剖腹探查手术。

(林　梅)

第二节 练 习 题

一、绪论

1. 胎儿期是指
   A. 受精后 38 周
   B. 受精后 36 周
   C. 受精后 39 周
   D. 受精后 37 周
   E. 从精子和卵子结合到分娩前约 40 周

2. 新生儿期是指
   A. 脐带结扎至未满 28 天
   B. 28 周胎龄至生后 7 天
   C. 出生到未满 30 天
   D. 生后 7 天内
   E. 生后 1 个月内

3. 婴儿期是指
   A. 出生至未满 2 周岁
   B. 出生至满 1 周岁
   C. 出生至未满 1 个月
   D. 出生至未满 1 周岁
   E. 生后 1 个月内

4. 幼儿期是指
   A. 3 周岁之前
   B. 自 3 周岁至满 5 周岁之前
   C. 5 周岁之前
   D. 自 1 周岁至满 5 周岁之前
   E. 自 1 周岁至满 3 周岁之前

5. 青春期是指
   A. 第二性征开始出现的时期
   B. 从第二性征出现到生殖功能基本成熟的时期
   C. 从男性遗精,女性月经来潮开始到生殖功能基本成熟的时期
   D. 男性遗精,女性月经来潮的时期
   E. 男性 15~20 岁,女性 12~18 岁的阶段

6. 新生儿期的特点是
   A. 易发生意外伤害
   B. 易发生贫血
   C. 易发生消化不良
   D. 易发生体温不升
   E. 易发生营养不良

7. 儿童生长发育最快的时期是
   A. 幼儿期
   B. 婴儿期
   C. 学龄期
   D. 青春期
   E. 学龄前期

8. 儿童死亡率最高的时期是
   A. 幼儿期
   B. 新生儿期
   C. 学龄期
   D. 学龄前期
   E. 婴儿期

9. 儿童最易发生意外伤害的年龄为
   A. 1 岁以内
   B. 7~8 岁
   C. 2~4 岁
   D. 9~12 岁
   E. 12 岁以上

10. 学龄前期儿童的特点为

A. 体格发育稳步增长   B. 意外伤害发生率高

C. 易发生情绪行为障碍   D. 感染性疾病发病率高

E. 自身免疫性疾病发病率高

11. 青春期的特点为

A. 神经内分泌调节功能稳定   B. 意外伤害发生率高

C. 神经系统发育成熟   D. 生殖系统迅速发育

E. 心理行为障碍少见

12. **不是**按儿童年龄阶段划分依据的是

A. 生理特点   B. 病理特点   C. 发育规律

D. 身高和体重   E. 解剖特点

13. **不是**儿童疾病特点的项目有

A. 起病急   B. 变化快   C. 并发症多

D. 后遗症多   E. 感染性疾病多

14. 儿科学研究的对象是

A. 胎儿至青春期的儿童   B. 胎儿至 3 岁的儿童

C. 胎儿至 6 岁的儿童   D. 胎儿至 7 岁的儿童

E. 胎儿至 12 岁的儿童

15. 儿科学中最具特色的学科除新生儿学外,还包括

A. 神经病学   B. 肾脏病学   C. 内分泌学

D. 心脏病学   E. 儿童保健学

（黄 华）

二、生长发育

1. 生长发育的一般规律**不包括**

A. 由上到下   B. 由远到近   C. 由粗到细

D. 由简单到复杂   E. 由低级到高级

2. 最能反映儿童营养状况的体格测量指标是

A. 身高   B. 头围   C. 胸围

D. 上臂围   E. 体重

3. 判断儿童体格生长最常用的指标是

A. 动作发育   B. 语言发育   C. 智力发育

D. 神经反射   E. 体重、身高、头围

4. 儿童生后第 1 年身高增长约

A. 35cm   B. 32cm   C. 30cm

D. 27cm   E. 25cm

5. 1 岁男童头围大约是

A. 38cm   B. 40cm   C. 46cm

D. 48cm   E. 50cm

6. 1 岁男童胸围大约是

A. 35cm   B. 46cm   C. 48cm

D. 50cm   E. 45cm

7. 儿童 1 岁时头围与胸围的增长曲线形成交叉,说明生长发育是
     A. 低体重   B. 正常   C. 肥胖
     D. 消瘦   E. 超重

8. 儿童体重 9kg、身高 75cm、头围 46cm,此儿童的年龄最可能是
     A. 9 个月   B. 1 岁   C. 2 岁
     D. 2 岁半   E. 3 岁

9. 下部量是指
     A. 耻骨联合上缘至足底   B. 耻骨联合下缘至足底
     C. 脐部至足底   D. 坐骨结节至足底
     E. 脐与耻骨联合中点至足底

10. 上部量等于下部量的年龄
     A. 8 岁   B. 6 岁   C. 12 岁
     D. 10 岁   E. 14 岁

11. 下部量过短可能是
     A. 佝偻病   B. 营养不良   C. 21- 三体综合征
     D. 垂体性侏儒症   E. 甲状腺功能低下

12. 下部量过长可能是
     A. 佝偻病   B. 巨人症   C. 垂体性侏儒症
     D. 甲状腺功能低下   E. 生殖腺功能不全

13. 前囟测量方法是
     A. 对边中点连线   B. 对角连线   C. 邻边中点连线
     D. 邻角连线   E. 周径长度

14. 前囟闭合最迟的年龄一般是
     A. 2 个月   B. 20 个月   C. 18 个月
     D. 15 个月   E. 24 个月

15. 后囟闭合最迟的年龄一般是
     A. 3~4 周   B. 5~6 周   C. 7~8 周
     D. 6~8 周   E. 6~9 周

16. 脊柱出现腰曲的年龄是
     A. 12 个月   B. 6 个月   C. 8 个月
     D. 10 个月   E. 9 个月

17. 婴儿期通过 X 线检查测定骨龄时,应拍摄的部位是
     A. 左手腕部   B. 左足   C. 左手腕部及膝部
     D. 右手腕部   E. 右足

18. 12 岁儿童腕部骨化中心应有
     A. 12 个   B. 10 个   C. 8 个
     D. 11 个   E. 13 个

19. 6 岁儿童腕部骨化中心出现的数目为
     A. 5 个   B. 6 个   C. 7 个

D. 8 个　　　　　　　　　　E. 9 个

20. 乳牙共有
    A. 20 颗　　　　　　B. 32 颗　　　　　　C. 16 颗
    D. 24 颗　　　　　　E. 28 颗

21. 恒牙共有
    A. 20 颗　　　　　　B. 32 颗　　　　　　C. 16 颗
    D. 24 颗　　　　　　E. 28 颗

22. 儿童换牙的时间是
    A. 4 岁　　　　　　B. 5 岁　　　　　　C. 7 岁
    D. 6 岁　　　　　　E. 8 岁

23. 乳牙萌出延迟的判断为
    A. >6 个月未萌出　　B. >12 个月未萌出　　C. >10 个月未萌出
    D. >8 个月未萌出　　E. >13 个月未萌出

24. 婴儿开始独自坐稳的月龄是
    A. 3~4 个月　　　　B. 4~5 个月　　　　C. 6~7 个月
    D. 8~9 个月　　　　E. 9~10 个月

25. 小儿独自走稳的月龄是
    A. 12 个月　　　　　B. 10 个月　　　　C. 13 个月
    D. 15 个月　　　　　E. 18 个月

26. 一女孩,已经出牙 17 颗,会用勺子吃饭,能用简单的语言表达,会爬台阶,不会骑三轮车,腕部骨化中心出现 3 个,最可能的年龄是
    A. 1 岁　　　　　　B. 2 岁　　　　　　C. 3 岁
    D. 4 岁　　　　　　E. 5 岁

27. 体重为 12kg,身长 85cm,胸围 49cm,头围 47cm 的小儿年龄是
    A. 8 个月　　　　　B. 10 个月　　　　C. 1 岁
    D. 2 岁　　　　　　E. 3 岁

28. 一健康儿,能大笑,开始能发出"爸爸、妈妈"之复音,脊柱出现了第二个弯曲,对"再见"还不懂,其年龄可能是
    A. 3~4 个月　　　　B. 5~6 个月　　　　C. 7~8 个月
    D. 9~10 个月　　　　E. 11~12 个月

29. **不属于**儿童运动异常的是
    A. 4 个月不能抬头　　B. 1 岁不会站　　C. 1 岁半不会走
    D. 8 个月能独坐　　　E. 10 个月不会坐

30. **不属于**婴儿暂时性反射的是
    A. 拥抱反射　　　　B. 吞咽反射　　　　C. 握持反射
    D. 踏步反射　　　　E. 紧张性颈反射

31. 丹佛发育筛查的最适年龄范围为
    A. 6 岁以下儿童　　B. 4.5 岁以下儿童　　C. 4.5 岁以上儿童
    D. 6 岁以上儿童　　E. 5 岁以上儿童

32. 图片词汇测试的最适年龄范围为

A. 3~4 岁儿童   B. 5~8 岁儿童   C. 4~9 岁儿童

D. 5~10 岁儿童   E. 6~9 岁儿童

33. Gesell 发育量表适用于

     A. 3 周 ~4 岁儿童   B. 4 周 ~3 岁儿童   C. 5 周 ~4 岁儿童

     D. 4 周 ~4 岁儿童   E. 4 周 ~6 岁儿童

34. Bayley 婴儿发育量表适用于

     A. 4~10 个月婴儿   B. 4~30 个月婴儿   C. 2~30 个月婴儿

     D. 4~20 个月婴儿   E. 2~10 个月婴儿

35. Wechsler 学前及初小儿童智力量表适用于

     A. 4~5 岁儿童   B. 5~6.5 岁儿童   C. 4~6.5 岁儿童

     D. 5.5~7 岁儿童   E. 6~8 岁儿童

（黄 华）

三、儿童保健

1. 婴儿期预防接种正确的程序是

     A. 2 个月开始口服脊髓灰质炎疫苗   B. 2 个月后接种卡介苗

     C. 4~5 个月接种麻疹疫苗   D. 6~8 个月接种流脑疫苗

     E. 6~8 个月接种百白破混合疫苗

2. 百白破混合疫苗预防的疾病是

     A. 白喉   B. 破伤风   C. 百日咳

     D. 肺炎   E. 白喉、百日咳和破伤风

3. 麻疹减毒活疫苗接种时间为

     A. 生后 2 个月   B. 生后 4 个月   C. 生后 6 个月

     D. 生后 8 个月   E. 生后 12 个月

4. 卡介苗接种时间为

     A. 生后 2 天 ~2 个月   B. 生后 3 天 ~3 个月   C. 生后 3 天 ~4 个月

     D. 生后 5 天 ~5 个月   E. 生后 1 天 ~6 个月

5. 百白破混合疫苗初种年龄为

     A. 生后 1 个月   B. 生后 2 个月   C. 生后 3 个月

     D. 生后 4 个月   E. 生后 5 个月

6. 脊髓灰质炎初种年龄为

     A. 生后 1 个月   B. 生后 2 个月   C. 生后 3 个月

     D. 生后 4 个月   E. 生后 5 个月

7. 婴儿乙肝疫苗接种程序为

     A. 新生儿期、生后 1 个月   B. 生后 2 个月

     C. 新生儿期、生后 3 个月   D. 生后 6 个月

     E. 生后 24 小时内、生后 1 个月、生后 6 个月

8. 我国规定 1 岁内必须完成的计划免疫是

     A. 麻疹疫苗   B. 乙脑疫苗   C. 流脑疫苗

     D. 流感疫苗   E. 甲型肝炎疫苗

9. 麻疹减毒活疫苗复种年龄为

　　A. 3 岁　　　　　　　　B. 4 岁　　　　　　　　C. 5 岁

　　D. 6 岁　　　　　　　　E. 7 岁

10. 在我国,1 岁内小儿需完成的基础计划免疫中,**不包括**

　　A. 卡介苗　　　　　　　　　　　　B. 脊髓灰质炎疫苗

　　C. 麻疹疫苗　　　　　　　　　　　D. 乙型脑炎疫苗

　　E. 百日咳 – 白喉 – 破伤风混合疫苗

11. **不属于** 1 岁以内婴儿计划免疫的是

　　A. 脊髓灰质炎疫苗　　　B. 肺炎链球菌疫苗　　　C. 麻疹疫苗

　　D. 百日咳疫苗　　　　　E. 乙肝疫苗

12. 新生儿期保健的重点时间是

　　A. 生后 1 小时内　　　　B. 生后 1 天内　　　　C. 生后 3 天内

　　D. 生后 1 周内　　　　　E. 生后 2 周内

13. 对高危儿的早期干预应开始于

　　A. 新生儿期　　　　　　B. 婴儿期　　　　　　　C. 幼儿期

　　D. 学龄前期　　　　　　E. 学龄期

14. 新生儿期保健重点**不包括**

　　A. 母乳喂养　　　　　　B. 保暖　　　　　　　　C. 多与外人接触

　　D. 保持皮肤清洁　　　　E. 保持脐带干燥

15. 儿童疾病的一级预防是指

　　A. 疾病诊断及治疗　　　　　　　　B. 营养

　　C. 定期体格检查　　　　　　　　　D. 新生儿疾病筛查

　　E. 营养、锻炼、健康教育、预防接种

（黄　华）

四、儿科疾病诊治原则

1. 新生儿体液总量占体重的百分比是

　　A. 85%　　　　　　　　B. 75%　　　　　　　　C. 80%

　　D. 78%　　　　　　　　E. 68%

2. 维持细胞内液渗透压的主要离子是

　　A. 钾　　　　　　　　　B. 钙　　　　　　　　　C. 镁

　　D. 钠　　　　　　　　　E. 氯

3. 体内酸碱平衡紊乱中,最常见的类型是

　　A. 呼吸性碱中毒　　　　B. 代谢性碱中毒　　　　C. 呼吸性酸中毒

　　D. 代谢性酸中毒　　　　E. 混合性酸中毒

4. 口服补液盐所含葡萄糖的适宜浓度是

　　A. 2%　　　　　　　　　B. 5%　　　　　　　　　C. 10%

　　D. 20%　　　　　　　　E. 50%

5. 低渗性脱水主要指

　　A. 血钾低　　　　　　　B. 血钙低　　　　　　　C. 血镁低

D. 血钠低　　　　　　　　　　　E. 血磷低

6. 符合等渗性脱水的是

    A. 血清钠 155mmol/L　　　B. 血清钠 135mmol//L　　　C. 血清钠 120mmol/L

    D. 血清钠 125mmol/L　　　E. 血清钠 160mmol/L

7. 下列有关婴幼儿需水量大的原因, **不正确**的描述是

    A. 不显性失水相对多　　　　　　　　B. 水交换率较成人高

    C. 经大便排出的水分多　　　　　　　D. 消化液交换快

    E. 代谢旺盛、热量需要较多

8. 下列有关儿童体液平衡特点的描述, **不正确**的是

    A. 容易发生水、电解质紊乱　　　　　B. 体液量以细胞内液为主

    C. 年龄越小,体液总量相对越多　　　D. 体液调节功能不成熟

    E. 婴幼儿需水量大,对缺水的耐受性较成人差

9. 下列有关中度脱水的描述, **不正确**的是

    A. 失水量为体重的 5%~10%　　　　B. 尿量明显减少

    C. 前囟、眼眶明显凹陷　　　　　　　D. 烦躁不安

    E. 皮肤干燥,但皮肤弹性正常

10. 婴儿腹泻重度脱水的主要诊断依据是

    A. 皮肤弹性差　　　　　B. 哭无泪,尿量少　　　　C. 眼眶及前囟凹陷

    D. 外周循环衰竭　　　　E. 精神萎靡

11. 有关腹泻病伴低钾血症的主要表现, **不正确**的是

    A. 腱反射迟钝或消失　　　　　　　　B. 腹胀、肠鸣音减弱

    C. 心音低钝　　　　　　　　　　　　D. EKG 示 ST 段降低 T 波平坦

    E. EKG 示 T 波高尖

12. 代偿性代谢性酸中毒的血气分析和 pH 改变, **不正确**的是

    A. $HCO_3^-/H_2CO_3 < 20/1$　　　B. pH ↓　　　　　C. HCO_3^- ↓

    D. −BE ↑　　　　　　　　E. $PaCO_2$ ↓

13. 应用口服补液时,口服补液盐中所含葡萄糖的作用主要是

    A. 使口服液具有一定的渗透压　　　　B. 提供能量

    C. 利用渗透尿作用排泄毒素　　　　　D. 增加小肠对钠、水的重吸收

    E. 治疗酮症酸中毒

14. 患儿,女,9 个月。腹泻 2 天,无发热,呕吐不明显。诊断为腹泻、中度脱水。患儿可能存在的酸碱平衡紊乱类型为

    A. 高 AG 型代谢性酸中毒　　　　　　B. 呼吸性碱中毒

    C. 呼吸性酸中毒　　　　　　　　　　D. 代谢性碱中毒

    E. 正常 AG 型代谢性酸中毒

15. 下列有关液体疗法中补钾的描述, **不正确**的是

    A. 静脉补钾时间不宜短于 8 小时

    B. 静脉补钾的液体浓度 <0.3%

    C. 口服补钾安全、有效

    D. 在纠正脱水过程中,见尿补钾

E. 血钾浓度恢复正常即可停止补钾

16. 中度脱水的静脉补液量头 24 小时为每千克

    A. 50~100ml B. 80~120ml C. 90~150ml

    D. 120~150ml E. 150~200ml

（17~20 题共用题干）

7 个月婴儿,腹泻 3 天,大便水样,10 余次 / 日,半天无尿。体检:呼吸深,前囟眼眶深度凹陷,皮肤弹性极差,有花纹,四肢凉。血钠 140mmol/L,血钾 4.0mmol/L。

17. 开始 24 小时静脉补液总量应为

    A. 120ml/kg B. 140ml/kg C. 120~150ml/kg

    D. 150~180ml/kg E. 200ml/kg

18. 首批应输入的液体为

    A. 1/2 张含钠液 B. 2:1 等张含钠液 C. 1/3 张含钠液

    D. 2/3 张含钠液 E. 1/4 张含钠液

19. 脱水酸中毒纠正后,出现腹胀,肠鸣音减弱,心音低钝,腱反射消失。应考虑

    A. 低钠血症 B. 低钾血症 C. 低钙血症

    D. 高钠血症 E. 低镁血症

20. 氯化钾静脉滴注浓度**不超过**

    A. 0.1% B. 0.3% C. 0.6%

    D. 0.9% E. 1.2%

（21~25 题共用题干）

患儿,男,11 个月,发育正常,发热伴腹泻 3 天。体格检查:眼凹深陷,皮肤干燥,哭时无泪,尿少脉速,四肢末端发花。血钠:120mmol/L。

21. 该患儿诊断为婴儿腹泻合并

    A. 轻度等渗脱水 B. 中度等渗脱水 C. 重度低渗脱水

    D. 中度高渗脱水 E. 重度等渗脱水

22. 该患儿第一天选择的液体种类是

    A. 1:4 含钠液 B. 2:3:1 含钠液 C. ORS 含钠液

    D. 1.4% 碳酸氢钠 E. 4:3:2 含钠液

23. 纠正累积损失量液体进入机体的时间为

    A. 9~10 小时 B. 8~12 小时 C. 6~8 小时

    D. 10~12 小时 E. 12~24 小时

24. 在脱水基本纠正时,患儿出现腹胀、肠鸣音减弱、腱反射减弱,其原因可能为

    A. 低钾血症 B. 高钾血症 C. 低钠血症

    D. 低镁血症 E. 高钠血症

25. 脱水基本纠正时,患儿出现抽搐 1 次,其原因可能为

    A. 低钾血症 B. 低钠血症 C. 低镁血症

    D. 低钙血症 E. 高钾血症

（王晓林）

五、营养和营养障碍性疾病

1. 母乳营养丰富、易消化吸收的原因中,**不正确**的是
    A. 含白蛋白多而酪蛋白少,在胃内的凝块少
    B. 脂肪颗粒小,且富有解脂酶
    C. 含较多的消化酶
    D. 含钙磷比牛乳高,较少发生低钙血症
    E. 含铁与牛乳相同,但吸收率高

2. 关于小儿能量代谢,以下说法**不正确**的是
    A. 年龄愈小能量所需相对愈多
    B. 1 岁以内每天需 110kcal/kg
    C. 1 岁以上每天需 150kcal/kg
    D. 1 岁后每 3 岁减去 10kcal 推算
    E. 总能量的 12%~15% 应来自蛋白质

3. 4~6 个月婴儿,**不宜**添加的辅食是
    A. 米糊　　　　　　　　B. 烂粥　　　　　　　　C. 蛋黄
    D. 水果泥　　　　　　　E. 肉末

4. 营养不良患儿最先出现的症状为
    A. 皮下脂肪的减少　　　B. 体重不增　　　　　　C. 精神不振
    D. 身高减低　　　　　　E. 肌肉松弛

5. 正常婴儿开始添加辅食及完全断奶的时间为
    A. 1~2 月加辅食,18 个月断奶
    B. 3~4 个月加辅食,1 岁断奶
    C. 1~2 个月加辅食,10 个月断奶
    D. 3~4 个月加辅食,10 个月断奶
    E. 6 个月加辅食,1.5 岁断奶

6. 牛乳的成分和特点**不包括**
    A. 以酪蛋白为主　　　　B. 含饱和脂肪酸多　　　C. 含甲型乳糖量多
    D. 含抗感染因子多　　　E. 钙磷比例不适宜

7. 小儿特有的能量需求方面是
    A. 基础代谢　　　　　　B. 生长发育　　　　　　C. 食物特殊动力作用
    D. 活动所需　　　　　　E. 排泄损失能量

8. 母乳中钙磷比例为
    A. 1:2　　　　　　　　B. 2:1　　　　　　　　C. 2:3
    D. 1:3　　　　　　　　E. 1:1

9. 人工喂养的婴儿估计每日给奶量的计算方法是
    A. 实际体重计算　　　　B. 体表面积计算　　　　C. 胃容量大小计算
    D. 所需热能计算　　　　E. 实际体重及所需热能计算

10. 营养不良患儿皮下脂肪最先减少的部位是
    A. 躯干　　　　　　　　B. 四肢　　　　　　　　C. 臀部

D. 小腿   E. 腹部

11. 3 个月健康婴儿,体重 5.0kg,每天需要的牛奶量和水量为
    A. 8% 糖牛奶 550ml,水 200ml
    B. 8% 糖牛奶 660ml,水 240ml
    C. 8% 糖牛奶 +660ml,水 300ml
    D. 8% 糖牛奶 900ml,不必加水
    E. 8% 糖牛奶 +640ml,水 110ml

12. 婴儿每日每千克体重需水
    A. 100ml   B. 150ml   C. 175ml
    D. 200ml   E. 250ml

13. 小儿的热量需要,以下**不正确**的是
    A. 基础代谢所需   B. 腺体分泌所需   C. 食物特殊动力作用
    D. 生长发育所需   E. 运动所需

14. 小儿总能量的 50%~60% 来自
    A. 蛋白质   B. 脂肪   C. 碳水化合物
    D. 维生素   E. 矿物质

15. Ⅱ度营养不良儿体重低于正常
    A. 10%~15%   B. 15%~70%   C. 20%~25%
    D. 25%~40%   E. 40% 以上

16. 营养不良最常见的病因是
    A. 先天不足   B. 喂养不当   C. 缺乏锻炼
    D. 疾病影响   E. 免疫缺陷

17. 重症营养不良体液改变倾向时,会出现
    A. 总水分减少,细胞外液多呈高渗性
    B. 总水分增多,细胞外液多呈低渗性
    C. 总水分不变,细胞外液多呈等渗性
    D. 总水分增多,细胞外液多呈等渗性
    E. 总水分减少,细胞外液多呈低渗性

18. 营养不良时最常见的伴有维生素缺乏的是
    A. 维生素 A   B. 维生素 B   C. 维生素 C
    D. 维生素 D   E. 维生素 K

19. 营养不良常见于
    A. 1 岁以下小儿   B. 2 岁以下小儿   C. 3 岁以下小儿
    D. 5 岁以下小儿   E. 8 岁以下小儿

20. 营养不良时患儿有时突然发生面色苍白、体温不升、神志不清、呼吸暂停,应首先考虑
    A. 低血糖症   B. 低钠血症   C. 败血症
    D. 低钙血症   E. 心力衰竭

21. 营养不良测定腹壁皮下脂肪厚度的部位是
    A. 脐上   B. 脐下   C. 脐旁
    D. 肋下   E. 锁骨中线上平脐处

22. 关于营养不良的治疗,下列最重要的是
    A. 治疗并发症   B. 祛除病因,调整饮食

C. 促进消化功能　　　　　　　　　　D. 促进代谢功能

E. 加强护理

23. 营养不良的临床特点应是

　A. 体重不增→皮下脂肪少→消瘦→发育停顿

　B. 消瘦→皮下脂肪少→体重不增→发育停顿

　C. 体重不增→消瘦→皮下脂肪少→发育停顿

　D. 消瘦→体重不增→皮下脂肪少→发育停顿

　E. 体重不增→发育停滞→消瘦→皮下脂肪少

24. 轻度营养不良时体重比正常平均体重减少

　A. 5%~10%　　　　　B. 10%~15%　　　　　C. 15%~20%

　D. 15%~25%　　　　　E. 25%~40%

25. 维生素 D 作用的描述，**不正确**的是

　A. 促进肠道对磷的吸收　　　　　　B. 促进旧骨的骨盐溶解

　C. 促进新骨的骨盐沉积　　　　　　D. 过量的维生素 D 能引起中毒

　E. 抑制肾小管对磷的重吸收

26. 母乳喂养儿患佝偻病较人工喂养儿少的原因是母乳中

　A. 含维生素 D 多　　　B. 含钙多　　　　　C. 钙磷比例适宜

　D. 含磷多　　　　　　E. 含磷多,含钙少

27. 预防维生素 D 缺乏性佝偻病,**不正确**的是

　A. 及时添加辅食　　　B. 生后 2 周即应补充维生素 D 400U 预防

　C. 提倡母乳喂养　　　D. 增加室外运动

　E. 每日补充维生素 D 1000IU

28. 维生素 D 抗佝偻病作用最强的是

　A. 内源性维生素 D_3　　　　　　　B. 食物中的维生素 D_3

　C. 24,25-$(OH)_2D_3$　　　　　　　D. 25-羟胆骨化醇$[25-(OH)_2D_3]$

　E. 1,25-二羟胆骨化醇$[1,25-(OH)_2D_3]$

29. 4 个月的婴儿患维生素 D 缺乏性佝偻病的特异性体征是

　A. 枕秃　　　　　　　B. 前囟增大　　　　　C. 方颅

　D. 多汗　　　　　　　E. 颅骨软化

30. 维生素 D 缺乏性佝偻病活动早期的主要临床表现是

　A. 颅骨软化　　　　　　　　　　　B. 方颅

　C. 肋骨串珠　　　　　　　　　　　D. 前囟增大

　E. 激惹、多汗、睡眠不安等精神神经症状

31. 维生素 D 缺乏性佝偻病激期的头部骨骼改变中,**不正确**的是

　A. 颅骨软化　　　　　　　　　　　B. 小头畸形

　C. 方颅　　　　　　　　　　　　　D. 前囟增大与闭合延迟

　E. 出牙延迟与出牙顺序颠倒

32. 维生素 D 缺乏性佝偻病早期诊断的灵敏指标是

　A. 血磷降低　　　　　　　　　　　B. 碱性磷酸酶增高

　C. 血钙降低　　　　　　　　　　　D. 25-$(OH)D_3$ 降低

E. 甲状旁腺素升高

33. 预防佝偻病应强调
    A. 合理喂养
    B. 经常口服鱼肝油
    C. 经常口服钙片
    D. 经常晒太阳
    E. 母亲孕期与哺乳期的保健

34. 先天性佝偻病发生的原因是
    A. 母孕期缺乏维生素 D
    B. 胎儿生长过快
    C. 新生儿期缺乏钙
    D. 新生儿期缺乏维生素 D
    E. 遗传

35. 佝偻病活动早期突击疗法是
    A. 维生素 D_3 10 万 U 次 / 月共 3 次
    B. 维生素 D_3 20 万 U 次 / 月共 2 次
    C. 维生素 D_3 30 万 U 只 1 次
    D. 维生素 D_2 60 万 U1~2 周 1 次,连注 2~3 次
    E. 维生素 D_3 100 万 U 只 1 次

36. 婴儿手足搐搦症的发病机制与佝偻病的**不同点**在于
    A. 钙吸收代谢障碍
    B. 磷吸收代谢障碍
    C. 甲状旁腺调节功能不足
    D. 维生素 D 缺乏
    E. 神经系统兴奋性增高

37. 手足搐搦症的主要原因是
    A. 血清钙降低
    B. 血清镁降低
    C. 血清中枸橼酸钙降低
    D. 血中蛋白的结合钙降低
    E. 血磷降低

38. 婴儿手足搐搦未发作时可查出阳性反射的是
    A. 拥抱反射
    B. 握持反射
    C. 腓反射
    D. 觅食反射
    E. 吸吮反射

39. 维生素 D 缺乏性手足搐搦症惊厥发作时,立即进行
    A. 止痉
    B. 抗感染
    C. 补钙
    D. 维生素 D 肌内注射
    E. 止痉 + 抗感染

40. 为治疗佝偻病,需口服维生素 D 的时间是
    A. 到佝偻病痊愈
    B. 到 2 岁
    C. 到骨骼体征消失
    D. 持续用 1 年
    E. 持续用 1 个月

41. 佝偻病一般性预防用维生素 D 的剂量是
    A. 100U
    B. 200U
    C. 300U
    D. 400U
    E. 600U

42. 佝偻病恢复期长骨 X 线片改善的特点是
    A. 骨临时钙化带重新出现
    B. 临时钙化带消失
    C. 干骺端增宽
    D. 骨质稀疏,密度减低
    E. 干骺端呈毛刷状

43. 男孩,12 个月,因消瘦,近 3 个月体重不增而来门诊。体重 6kg,腹壁皮下脂肪消失,

头发干枯,心肺(-),腹软,诊断为营养不良。在估计出现并发症时,最严重的并发症是

  A. 营养性贫血   B. 维生素缺乏症

  C. 支气管性肺炎   D. 自发性低血糖症

  E. 腹泻病

44. 一重度蛋白质-能量营养不良患儿,夜间睡眠中突然昏迷、死亡,最常见的原因是

  A. 窒息   B. 自发性低血糖发作

  C. 心力衰竭   D. 低血容量休克

  E. 败血症并急性化脓性脑膜炎

45. 最常见的营养不良合并维生素缺乏症是

  A. 维生素 D 缺乏   B. 维生素 B 缺乏   C. 维生素 C 缺乏

  D. 维生素 A 缺乏   E. 维生素 E 缺乏

46. 10 个月婴儿,烦躁哭闹,夜啼出汗 2 个月余,查体,方颅,肋骨串珠,前囟门 2.5cm × 2.5cm,未出牙,此小儿口服维生素 D 应选用

  A. 每日 500U,持续 1 个月   B. 每日 5000U,持续 1 个月

  C. 每日 50 000U,持续 1 个月   D. 每日 1000U,持续 1 个月

  E. 每日 10 000U,持续 1 个月

47. 一新生儿,足月顺产,出生时无窒息,查体发现前囟宽大,有漏斗胸,易惊,出现四肢抽动,最可能的诊断是

  A. 低血钙   B. 低血糖   C. 低血钠

  D. 低血镁   E. 新生儿窒息

48. 5 个月婴儿,发作性吸气性喉鸣,哭闹时出现吸气时呼吸困难伴发绀,间歇期患儿面色精神正常,呼吸平顺,查体体温正常,心肺未闻及异常,最可能的诊断是

  A. 急性喉炎   B. 气管异物

  C. 喘息性支气管炎   D. 维生素 D 缺乏性喉痉挛

  E. 毛细支气管炎

49. 4 个月患儿,咳嗽 1 周,发热 2 天,右侧面肌抽动 3 次,每次 1~2 分钟,查体 38℃,精神无异常,枕部有乒乓球感,右肺有少许中小水泡音,巴氏征阳性,最可能的诊断是

  A. 肺炎并高热惊厥   B. 肺炎并中毒性脑病

  C. 肺炎并婴儿痉挛症   D. 肺炎并颅内感染

  E. 肺炎并婴儿手足搐搦症

50. 营养性维生素缺乏性手足抽搐症与佝偻病发病机制的**不同点**在于

  A. 钙吸收代谢障碍   B. 磷吸收代谢障碍

  C. 甲状腺功能不足   D. 维生素缺乏

  E. 神经系统兴奋性增高

51. 5 个月婴儿,夜间烦躁不安,多汗,枕秃,有颅骨软化。血钙 2mmol/L(8mg/dl)、血磷 1.0mmol/L(3mg/dl),碱性磷酸酶 310U/L(金氏单位)。诊断及治疗应为

  A. 佝偻病活动早期,维生素 D 治疗

  B. 佝偻病活动激期,维生素 D 治疗

  C. 佝偻病恢复期,维生素 D 治疗

  D. 佝偻病恢复期,维生素 D 预防

E. 佝偻病后遗症期,不需治疗

52. 孕妇妊娠 8 个月,产前来医院,咨询对母乳喂养的婴儿如何预防佝偻病的发生,**不正确**的是

    A. 自生后 2 周开始口服维生素 D

    B. 自 2 个月后开始口服维生素 D

    C. 多晒太阳

    D. 防止腹泻

    E. 维生素 D 的剂量为每日 400U

53. 4 岁男孩,有方颅,肋骨串珠,"O" 形腿。精神与睡眠尚可,血清钙、血清磷、碱性磷酸酶均正常,诊断为

    A. 佝偻病初期   B. 佝偻病激期   C. 佝偻病恢复期

    D. 佝偻病后遗症期   E. 呆小病

54. 维生素 D 缺乏性手足抽搐症的隐性体征是

    A. 喉痉挛   B. Kernig 征阳性   C. Brudzinski 征阳性

    D. Trousseau 征阳性   E. Barbinski 征阳性

55. 男婴,8 个月,自幼人工喂养,未补充维生素 D 制剂,近来出现多汗,烦躁,夜惊,查体:方颅,出牙延迟,串珠样改变,诊断为佝偻病活动期。发病机制的描述**不正确**的是

    A. 尿磷排除增加   B. 血中钙磷乘积降低

    C. 维生素 D 缺乏   D. 钙,磷在肠道吸收减少

    E. 甲状腺代偿功能不足

(56~57 题共用题干)

女婴,4 个月,因惊厥 5 分钟来院就诊,患儿牛乳喂养,未添加辅食,1 天来好哭闹、流涕、无发热、咳嗽、吐泻。查体:T 37.8℃,双眼上吊,口角抽,面色发绀,四肢抖动,双肺有痰鸣,前囟平软 2cm×2cm,脑膜刺激征(-),枕部有乒乓球感。

56. 该患儿的初步诊断是

    A. 高热惊厥   B. 癫痫   C. 佝偻性手足搐搦症

    D. 化脓性脑膜炎   E. 颅内出血

57. 首选的急救措施为

    A. 肌注维生素 D_3 30 万 IU   B. 用 10% 葡萄糖酸钙 10ml 静注

    C. 肌注苯巴比妥   D. 青霉素静点

    E. 20% 甘露醇静注

(58~59 题共用题干)

患儿,9 个月,女,因长期纳差而消瘦,平时以米粉喂养为主,很少添加鱼、肉类食品,检查:体重 6kg,消瘦,腹壁皮下脂肪菲薄,仅 0.2cm,头发枯黄,哭声低。心肺(-),肝、脾未触及。

58. 该患儿最可能的诊断是

    A. 佝偻病   B. 轻度营养不良   C. 中度营养不良

    D. 重度营养不良   E. 正常婴儿

59. 该患儿的饮食治疗原则中,**不正确**的是

    A. 以富含蛋白质的食物为主

    B. 补充足量的维生素与微量元素

C. 母乳喂养者按需喂哺

D. 热能增加应快速进行

E. 开始阶段热能供给按 40~60kcal/（kg·d）

（60~63 题共用题干）

10 个月男孩，生后一直牛奶喂养，未添加辅食。近一周来，患儿每天腹泻 5~6 次，伴吵闹不安，睡眠差，出汗多，且患儿未出牙，尚不能独站。

60. 体检时，最可能存在的体征是

A. 无明显骨骼病变　　　　B. 肌张力正常　　　　C. 颅骨软化

D. 方颅与前囟增大　　　　E. "O" 形腿

61. 若化验检查显示血钙为 2mmol/L，长骨 X 线显示干骺端临时钙化带消失，呈毛刷状与杯口样改变，最为准确的是

A. 维生素 D 缺乏性佝偻病初期

B. 维生素 D 缺乏性佝偻病激期

C. 维生素 D 缺乏性佝偻病恢复期

D. 急性腹泻并电解质紊乱

E. 软骨发育不良

62. 若该患儿在住院过程中突然出现抽搐一次，表现为四肢抽动，双眼上翻凝视，口吐白沫，持续 1 分钟后自行缓解。测体温为 38℃，为明确病因，应首选的检查是

A. 血常规　　　　　　　　　　　　B. 血糖

C. 血电解质（包括钙、镁、磷）　　D. 脑脊液检查

E. 头部 CT 或 MRI

63. 若该患儿仍抽搐不止，除立即给氧及止惊外，还应进一步采取的措施是

A. 静脉滴注钙剂　　　　　　　　　B. 静脉注射高渗葡萄糖

C. 肌内注射维生素 D_3　　　　　　D. 肌内注射硫酸镁

E. 静脉滴注钙剂并同时肌内注射维生素 D

（64~66 题共用题干）

10 个月男婴，经常出现夜惊不宁，近一周加重，多汗，烦恼，该患儿生后一直母乳不足，混合喂养，尚未添加辅食。此患儿到门诊就诊时

64. 体格检查最易发现的阳性体征为

A. 皮肤弹性差　　　　　　　　　　B. 皮下脂肪明显减少

C. 体检正常　　　　　　　　　　　D. 方颅，前囟大，乳牙未萌出

E. 双下肢瘀点，瘀斑

65. 该患儿最可能的诊断是

A. 佝偻病　　　　　B. 营养不良　　　　C. 正常儿

D. 上呼吸道感染　　E. 消化不良

66. 本病发生的病因，**不正确**的是

A. 日光照射不足　　　　　　　　　B. 甲状旁腺功能不足

C. 维生素 D 摄入不足　　　　　　　D. 维生素 D 的需要量增加

E. 食物中钙磷含量低或比例不当

（张春雨）

六、新生儿及新生儿疾病

1. 早产儿的胎龄应是
   A. >25 周至 <37 足周　　　B. >26 周至 <37 足周　　　C. >27 周至 <38 足周
   D. >28 周至 <37 足周　　　E. >28 周至 <38 足周

2. 正常足月儿的皮肤外观特点是
   A. 肤色苍白,皮下脂肪丰满　　　　　　　B. 肤色稍黄,皮下脂肪少
   C. 肤色红润,皮下脂肪少　　　　　　　　D. 肤色红润,皮下脂肪丰满
   E. 肤色稍黄,毳毛少

3. 巨大儿是指
   A. 出生体重 <1000g 的新生儿
   B. 出生体重 <1500g 的新生儿
   C. 出生体重 <2500g 的新生儿
   D. 出生体重 2500~4000g 的新生儿
   E. 出生体重 >4000g 的新生儿

4. 新生儿肝炎和先天性胆道闭锁的主要鉴别点是
   A. 大便颜色　　　　　　B. 黄疸程度　　　　　　C. 肝脏质地
   D. 肝功能变化　　　　　E. 胆红素的动态变化

5. 早产儿呼吸暂停的主要原因是
   A. 肺泡数量相对少　　　B. 呼吸中枢相对不成熟　　　C. 肺泡表面活性物质少
   D. 肋间肌肌力弱　　　　E. 膈肌位置高

6. 下列**不属于**高危儿的是
   A. 羊膜早破　　　　　　B. 前置胎盘　　　　　　C. 母亲有妊高征
   D. Apgar 评分 1 分钟 9 分　E. 母亲有孕期阴道流血史

7. 生理性体重降低发生于
   A. 生后 1 周内　　　　　B. 生后 2 周内　　　　　C. 生后 3 周内
   D. 生后 4 周内　　　　　E. 生后 5 周内

8. 治疗新生儿窒息最先实施的步骤是
   A. 尽量吸尽呼吸道黏液　B. 触觉刺激　　　　　　C. 复苏器加压给氧
   D. 胸外心脏按压　　　　E. 评价患儿病情

9. 新生儿出生后进行 Apgar 评分的评价指标**不包括**
   A. 皮肤颜色　　　　　　B. 角膜反射　　　　　　C. 呼吸
   D. 心率　　　　　　　　E. 肌张力

10. 新生儿缺氧缺血性脑病的主要病因是
    A. 窒息　　　　　　　　B. 宫内感染　　　　　　C. 肺表面活性物质缺乏
    D. 吸入羊水　　　　　　E. 体温过低

11. 关于新生儿生理性黄疸的描述**不包括**
    A. 生后 2~3 天出现黄疸　　　　　　　　B. 一般情况良好
    C. 早产儿 4 周内消退　　　　　　　　　D. 足月儿 2 周内消退
    E. 血清胆红素 <257μmol/L (15mg/dl)

12. 关于新生儿病理性黄疸的描述**不包括**
    A. 生后 24 小时内出现黄疸
    B. 血清胆红素足月儿 >12.9mg/dl、早产儿 >15mg/dl
    C. 黄疸退而复现
    D. 足月儿 >2 周、早产儿 >4 周消退
    E. 血清结合胆红素 >1mg/dl

13. 早产儿易发生肺透明膜病是因为缺乏
    A. 肺泡表面活性物质　　　B. 维生素 D　　　　　　C. 蛋白质
    D. 凝血因子　　　　　　　E. 维生素 K

14. 新生儿败血症最常见的病原菌是
    A. 葡萄球菌　　　　　　　B. 大肠埃希菌　　　　　C. 溶血性链球菌
    D. 轮状病毒　　　　　　　E. 支原体

15. 新生儿缺氧缺血性脑病,控制惊厥首选
    A. 地西泮　　　　　　　　B. 劳拉西泮　　　　　　C. 苯巴比妥
    D. 苯妥英钠　　　　　　　E. 卡马西平

16. 新生儿败血症早期最主要的特点是
    A. 高热、拒乳　　　　　　B. 血白细胞总数增高　　C. 皮肤有感染灶
    D. 肝脾肿大　　　　　　　E. 缺乏特异症状

17. ABO 血型不合所致的新生儿溶血症常见的血型是
    A. 母 A 型、子 O 型　　　B. 母 B 型、子 A 型　　C. 母 O 型、子 A 型或 B 型
    D. 母 A 型、子 AB 型　　 E. 母 B 型、子 A 型

18. 新生儿寒冷损伤综合征治疗的关键是
    A. 正确复温　　　　　　　B. 防止器官功能损害　　C. 提供能量
    D. 防治脑损伤　　　　　　E. 控制感染

19. 新生儿寒冷损伤综合征的主要临床表现是
    A. 皮肤黄疸　　　　　　　B. 皮肤硬肿、低体温　　C. 皮肤大理石花纹
    D. 皮肤坏疽　　　　　　　E. 皮肤脓疱

20. 关于新生儿肺透明膜病的描述**不包括**
    A. 胎龄愈小,发病率愈高　　　　　　　B. 仅见于早产儿
    C. 一般生后 6 小时以内出现症状　　　　D. X 线可见支气管充气征
    E. 主要表现为进行性呼吸困难和发绀

21. 新生儿胆红素脑病早期的主要临床表现是
    A. 体温升高,体重减轻　　　　　　　　B. 呼吸困难,前囟隆起
    C. 肢体痉挛,角弓反张　　　　　　　　D. 前囟隆起,骨缝分离
    E. 拒乳、嗜睡、肌张力低

22. 关于光照疗法降低胆红素的描述**不包括**
    A. 蓝光照射的疗效最好　　　　　　　　B. 双面光优于单面光
    C. 灯管距患儿约 20~25cm　　　　　　 D. 光疗时要用黑布遮盖患儿双眼
    E. 血清结合胆红素高于正常,禁用光疗

23. 3 天男婴,洗澡时被发现在左乳腺有一鸽蛋大小之肿块,下列处理妥当的是

　　A. 无需处理,继续观察　　B. 积极使用抗生素　　C. 挑割肿块

　　D. 用力挤压　　　　　　　E. 手术切除

24. 患儿5天,足月儿,体重2900g,生后第3天出现黄疸,现体温37℃,一般情况好,WBC 12×10⁹/L,ALT正常,血清总胆红素171μmol/L,间胆为主,最可能的诊断是

　　A. 新生儿败血症　　　　　B. 生理性黄疸　　　　　C. 新生儿肝炎

　　D. G-6PD缺乏症　　　　　E. 先天性胆道闭锁

25. 患儿,男,出生后4天,母亲在喂奶时发现其上腭中线有散在黄白色、米粒大小的颗粒隆起,轻擦不易擦去。下列处理正确的是

　　A. 用力擦净　　　　　　　B. 用针挑割　　　　　　C. 用抗生素

　　D. 涂甲紫　　　　　　　　E. 不需处理

26. 新生儿,女,5天,食欲及精神较好,母亲在给其换尿布时发现其会阴部有血性分泌物,属于

　　A. 生理现象　　　　　　　B. 肉眼血尿　　　　　　C. 尿道出血

　　D. 回肠出血　　　　　　　E. 直肠出血

27. 一新生儿,出生20小时,出现黄疸、烦躁、惊厥、面色苍白,最可能的诊断是

　　A. 新生儿颅内出血　　　　B. 新生儿败血症　　　　C. 新生儿溶血症

　　D. 新生儿低血钙　　　　　E. 新生儿低血糖

28. 足月婴儿出生时全身皮肤青紫,Apgar评分为3分。查体:昏迷,反射消失,肌张力低下,心率慢,呼吸不规则,诊断为缺氧缺血性脑病,临床分度为

　　A. 极轻度　　　　　　　　B. 轻度　　　　　　　　C. 中度

　　D. 重度　　　　　　　　　E. 极重度

29. 新生儿生后1分钟检查,四肢青紫,心率110次/分,弹足底有皱眉动作,四肢略屈曲,呼吸不规则,其Apgar评分应为

　　A. 2分　　　　　　　　　　B. 3分　　　　　　　　　C. 4分

　　D. 5分　　　　　　　　　　E. 6分

30. 足月,剖宫产,生后呼吸困难,鼻翼扇动,口周较青,双肺有细小水泡音,经吸氧、抗感染等治疗,第二天明显好转,该患儿可能是

　　A. 胎粪吸入综合征　　　　B. 新生儿肺炎　　　　　C. 肺透明膜病

　　D. 湿肺　　　　　　　　　E. 先心病

31. 足月儿,臀位产,有窒息史,生后数小时烦躁不安,继之惊厥,查体:前囟饱满,拥抱反射消失,最有意义的检查是

　　A. 头部CT　　　　　　　　B. 血钙测定　　　　　　C. 脑电图

　　D. 脑脊液常规　　　　　　E. 血糖检测

32. 女,10天,足月顺产,母乳喂养。近2天来哭声低弱,不吃奶,黄疸加深。体检:体温不升,面色发灰,脐部有脓性分泌物。血清胆红素221μmol/L,直接胆红素17μmol/L,子血型"O",母血型"A"。引起黄疸的原因是

　　A. 母乳性黄疸　　　　　　B. 新生儿肝炎　　　　　C. 新生儿败血症

　　D. 新生儿ABO溶血病　　　E. 新生儿Rh溶血病

33. 胎龄为36周的新生儿,出生后6小时出现黄疸,出生3天出现抽搐。体格检查:一般状态差,前囟平,皮肤及巩膜重度黄染,腹软,四肢肌张力增高,血清胆红素为354μmol/L,血钙

2.0mmol/L。此患儿最可能的诊断是

  A. 胆红素脑病   B. 化脓性脑膜炎   C. 低钙血症

  D. 低血糖症   E. 癫痫

34. 患儿，8天，足月顺产，2天来皮肤、巩膜黄染，反应差，不吃奶。查体：体温不升，面色发灰，皮肤、巩膜轻度黄染，脐部有少量脓性分泌物，腹胀，肝右肋下 2cm，血白细胞计数 20×10^9/L，中性 0.65，血清未结合胆红素 205μmol/L（12mg/dl），血清结合胆红素 51μmol/L（3mg/dl），血清谷丙转氨酶 50U。最可能的诊断是

  A. 新生儿溶血病   B. 新生儿败血症   C. 新生儿肝炎

  D. 新生儿硬肿症   E. 先天性胆道闭锁

35. 女婴，4天，生后因保温不当，第2天始体温下降，吮乳差，哭声弱。体格检查：心率缓慢，头颈部及两上肢硬肿，诊断为新生儿寒冷损伤综合征，其硬肿范围估计为

  A. 18%   B. 28%   C.38%

  D. 48%   E. 58%

36. 患儿，女，日龄4天，足月顺产，现该患儿反应低下，拒乳，哭声低弱，下肢及臀部皮肤暗红、发硬，压之凹陷，拟诊为寒冷损伤综合征。在进一步收集的评估资料中，对判断病情最有价值的是

  A. 体重   B. 体温   C. 呼吸

  D. 脉搏   E. 血压

37. 某胎龄33周早产儿，体温29℃，腋、肛温差为负值，恢复至正常体温需要

  A. 1~2 小时   B. 4~6 小时   C. 6~12 小时

  D. 12~24 小时   E. 24~48 小时

（38~41 题共用题干）

足月儿，出生时羊水粪染，全身皮肤青紫，心率 90 次/分，弹足底皱眉，四肢略屈曲，无呼吸。

38. 此时处理中最重要的是

  A. 给氧   B. 保暖

  C. 吸净呼吸道黏液，保持呼吸道通畅 D. 药物治疗

  E. 碳酸氢钠纠正酸中毒

39. 可诊断为

  A. 新生儿重度窒息 B. 新生儿轻度窒息 C. 新生儿宫内感染

  D. 新生儿肺透明膜病 E. 新生儿败血症

40. 该患儿在治疗过程中出现烦躁，激惹，四肢抽动，前囟 3cm×3cm，紧张，颅缝增宽，应考虑存在

  A. 化脓性脑膜   B. 低钙血症

  C. 新生儿缺氧缺血性脑病   D. 先天性脑发育不良

  E. 维生素 D 缺乏性手足搐搦症

41. 针对上述表现，治疗措施不妥当的是

  A. 20% 甘露醇 0.5g/kg 静脉推注   B. 腰椎穿刺放脑脊液

  C. 心率、呼吸监护   D. 维持正常血压

  E. 控制入液量 60ml/kg

（42~45 题共用题干）

足月儿，生后 1 天，母乳喂养，全身皮肤黄染明显，测血清总胆红素 376μmol/L，母血型"O"，Rh 阴性，父亲血型为 O 型、Rh 阳性。

42. 该患儿最可能的诊断是
    A. 新生儿 Rh 溶血病　　　　B. 新生儿 ABO 溶血病　　　　C. 母乳性黄疸
    D. 新生儿肝炎综合征　　　　E. 新生儿生理性黄疸

43. 首先应作的检查是
    A. 定血型及血型抗体检查　　　　　　　　B. 肝功能检查
    C. 脑电图检查　　　　　　　　　　　　　D. 血培养
    E. 电解质检查

44. 下列治疗最合适的是
    A. 光疗　　　　　　　　B. 换血疗法　　　　　　　　C. 口服苯巴比妥、尼可刹米
    D. 碳酸氢钠纠正酸中毒　　E. 输白蛋白

45. 如患儿在治疗过程中出现嗜睡、吸吮无力、拥抱反射减弱、肌张力降低等表现，应考虑存在
    A. 低血糖　　　　　　　　B. 低钙血症　　　　　　　　C. 胆红素脑病
    D. 败血症　　　　　　　　E. 维生素 D 缺乏

（46~50 题共用题干）

某新生儿，生后 7 天，近 2 天来出现不吃奶、全身皮肤黄染、发热，体温 38.9℃，脐部皮肤红肿，有较多脓性分泌物，初步诊断为新生儿败血症。

46. 有助于进一步确诊的辅助检查是
    A. 血常规　　　　　　　　B. 血培养　　　　　　　　C. 血清胆红素
    D. 尿培养　　　　　　　　E. 头颅 B 超或 CT

47. 患儿最可能的感染途径是
    A. 皮肤　　　　　　　　B. 口腔黏膜　　　　　　　　C. 呼吸道
    D. 消化道　　　　　　　E. 脐部

48. 最可能的病原菌是
    A. 葡萄球菌　　　　　　　　B. 大肠埃希菌　　　　　　　　C. 溶血性链球菌
    D. 流感嗜血杆菌　　　　　　E. 铜绿假单胞菌

49. 以下治疗措施**不正确**的是
    A. 做好脐部护理　　　　　　B. 使用有效抗生素　　　　　　C. 给予鼻饲喂养
    D. 密切观察病情变化　　　　E. 使用退热药退热

50. 若患儿出现面色发灰、呕吐、脑性尖叫、惊厥、双眼凝视、前囟饱满，应考虑并发
    A. 化脓性脑膜炎　　　　　　B. 颅内出血　　　　　　　　C. 低钙血症
    D. 肺透明膜病　　　　　　　E. 低血糖

（洪　昆）

七、遗传代谢和内分泌疾病

1. 21- 三体综合征的特点**不包括**
    A. 眼裂小，眼距宽　　　　B. 张口伸舌，流涎多　　　　C. 皮肤粗糙增厚

D. 常合并先天性畸形　　　E. 精神运动发育迟缓

2. 对 21- 三体综合征最有确诊价值的是
   A. 智力低下　　　　　　B. 特殊面容　　　　　C. 染色体核型分析
   D. 通贯手　　　　　　　E. 肌张力低下

3. 通贯手的皮纹特点见于
   A. 先天性甲状腺功能减退症　　　　B. 苯丙酮尿症
   C. 21- 三体综合征　　　　　　　　D. 1 型糖尿病
   E. 黏多糖病

4. 典型苯丙酮尿症是由于缺乏
   A. 酪氨酸羟化酶　　　　　　　　　B. 苯丙氨酸羟化酶
   C. 二氢生物蝶呤还原酶　　　　　　D. 鸟苷三磷酸环化水合酶
   E. 丙酮酰四氢生物蝶呤合成酶

5. 苯丙酮尿症患儿的特殊体味是
   A. 烂苹果味　　　　　　B. 鼠尿臭味　　　　　C. 粪臭味
   D. 氨臭味　　　　　　　E. 腐臭味

6. 典型苯丙酮尿症最主要的治疗方法是给予
   A. 低苯丙氨酸饮食　　　B. 酪氨酸　　　　　　C. 四氢生物蝶呤
   D. 5- 羟色胺　　　　　　E. 左旋多巴

7. 与原发性甲状腺功能减退症有关的症状为
   A. 肌无力　　　　　　　B. 干燥综合征　　　　C. 黏液性水肿面容
   D. 皮肤紫癜　　　　　　E. 病理性骨折

8. 有关散发性甲状腺功能减退症的描述**不包括**
   A. 体格发育落后　　　　B. 结节性甲状腺肿大　　C. 特殊外貌
   D. 生理功能低下　　　　E. 智力发育差

9. 新生儿散发性甲状腺功能减退症最早出现的症状是
   A. 腹泻　　　　　　　　B. 贫血　　　　　　　C. 生理性黄疸消退延迟
   D. 心音低钝　　　　　　E. 发热

10. 先天性甲状腺功能减退症最主要的治疗是
    A. 胰岛素治疗　　　　　B. 食用碘化食盐　　　C. 糖皮质激素治疗
    D. 钙剂治疗　　　　　　E. 甲状腺素终身替代治疗

11. 关于生长激素缺乏症的描述**不包括**
    A. 患儿出生时身长和体重均正常
    B. 身高低于同年龄、同性别正常健康儿童生长曲线第 3 百分位数以下或低于平均数减两个标准差
    C. 身高年增长速率 <5cm
    D. 智能发育落后
    E. 身体各部比例匀称

12. 关于生长激素缺乏症治疗的描述中**不包括**
    A. 目前主要用基因重组人生长激素治疗
    B. 重组人生长激素治疗可持续至身高满意

C. 重组人生长激素治疗可持续至骨骺闭合

D. 治疗过程中每年身高均可增长 10~12cm 以上

E. 血清 IGF-1 水平检测可作为 rhGH 疗效和安全性评估的指标

13. 临床表现及盆腔 B 超均符合性早熟,可诊断中枢性性早熟的指标是

A. LH 2.5IU/L

B. FSH 5IU/L

C. 骨龄超过实际年龄 2 岁

D. GnRH 激发试验(化学发光法),LH 峰值 >5.0IU/L

E. GnRH 激发试验(化学发光法),LH 峰值 >5.0IU/L,同时 LH 峰值 /FSH 峰值 >0.6

14. 关于单纯乳房早发育**不包括**

A. 多见于 2 岁以下

B. 除乳房发育外无其他副性征呈现

C. 血清雌二醇和 FSH 基础值轻度增高

D. GnRH 刺激试验中 LH 峰值明显升高

E. 部分患者可逐步演变为真性性早熟

15. 患儿 1 岁,表情呆滞,眼距宽,眼裂小,鼻梁低平,双眼外侧上斜,通贯手。最可能的诊断是

A. 21- 三体综合征　　　　B. 18- 三体综合征　　　　C. 先天性甲状腺功能减退症

D. 苯丙酮尿症　　　　　　E. 黏多糖病

16. 患儿 1 岁,表情呆滞,眼距宽,鼻梁宽平,舌常伸出口外,毛发稀少,面部黏液性水肿,皮肤粗糙,躯干长,四肢短。最可能的诊断是

A. 21- 三体综合征　　　　B. 18- 三体综合征　　　　C. 先天性甲状腺功能减退症

D. 苯丙酮尿症　　　　　　E. 黏多糖病

17. 患儿,男,6 岁,身高 107cm,出生体重 3000g,出生身长 50cm,面容幼稚,智力正常,骨龄 3.9 岁,胰岛素激发试验及左旋多巴激发试验生长激素峰值均低于 5μg/L,甲状腺功能正常,父亲身高 170cm,母亲身高 159cm,该患儿最可能的诊断是

A. 先天性甲状腺功能减退症　　　　　　B. 生长激素缺乏症

C. 家族性矮小　　　　　　　　　　　　D. 体质性生长及青春期延迟

E. 特发性矮身材

18. 女婴,30 天,过期产儿,出生体重 4.5kg,母亲无糖尿病病史。生后人工喂养,常鼻塞,时有呼吸困难,吃奶差,哭声弱,反应差,便秘。体格检查:体温 35℃,脉搏 90 次 / 分,皮肤轻度黄染,心率慢。为明确诊断,最重要的检查是

A. 血常规　　　　　　　　B. 肝功能　　　　　　　　C. 胸部 X 线

D. 甲状腺功能检查　　　　E. 胆红素测定

19. 患儿,1 岁,不会走,不会叫爸爸、妈妈。查体:反应差,眼距宽,鼻梁宽平,唇厚,舌大,皮肤粗糙,脐疝,下部量短。为确诊应做的检查是

A. 腕骨 X 线片　　　　　　B. 染色体检查　　　　　　C. 三氯化铁试验

D. GH 测定　　　　　　　　E. T_3、T_4、TSH 测定

20. 患儿,女,9 岁 6 个月,双乳房肿大 12 天。查体:身高:145cm,双乳房、乳晕色泽正常,双乳房 B_2 期,可触及乳核,心肺无异常,腹部平软,未触及肿物,未见阴毛、腋毛。该患儿最可

能的诊断为

    A. 中枢性性早熟   B. 外周性性早熟   C. 正常青春期

    D. 单纯乳房早发育   E. McCune–Albright 综合征

（张　静）

八、免疫性疾病

1. 诊断皮肤黏膜淋巴结综合征的必备条件是

    A. 不明原因发热 5 天以上   B. 手足硬性水肿

    C. 多形性红斑   D. 眼结膜非化脓性充血

    E. 草莓舌

2. 川崎病的诊断最有辅助诊断价值的是

    A. 血常规   B. 血沉   C. CRP

    D. 心电图   E. 超声心动图

3. 川崎病最严重的表现是

    A. 反复高热   B. 皮肤表现   C. 心脏受累

    D. 消化系统症状   E. 间质性肺炎

4. 以下关于川崎病的治疗**不包括**

    A. 发热时阿司匹林 30~50mg/（kg·d），分 2~3 次服用

    B. 阿司匹林在热退后 2~3 天减量，再用 8~12 周

    C. 有冠状动脉病变时，阿司匹林延长用药至冠状动脉恢复正常

    D. 静注用丙种球蛋白宜发病早期（10 天内）应用

    E. 糖皮质激素宜尽早应用

5. 有关川崎病临床表现的描述**不包括**

    A. 膝关节肿痛   B. 眼结膜充血

    C. 颈部淋巴结肿大   D. 口唇充血、皲裂

    E. 甲床与皮肤交界处膜状脱皮

6. 关于川崎病的皮肤表现的描述**不包括**

    A. 多形性红斑   B. 猩红热样皮疹

    C. 肛周皮肤发红   D. 肛周皮肤脱皮

    E. 双下肢对称性出血性皮疹

7. 关于川崎病的检查中**不正确**的是

    A. 血白细胞升高   B. 血小板减少

    C. 血沉增快   D. CRP 升高

    E. 超声心动图可见冠状动脉病变

8. 过敏性紫癜的皮疹特点**不包括**

    A. 对称性分布   B. 躯干多见   C. 略高出皮面

    D. 压之不褪色   E. 分批出现

9. 关于过敏性紫癜的关节受累情况**不包括**

    A. 双下肢多见   B. 表现关节肿痛   C. 表现活动受限

    D. 常为游走性、多发性   E. 不留后遗症

10. 诊断过敏性紫癜的必备条件是
    A. 可触性皮疹 　　　　　 B. 弥漫性腹痛 　　　　　 C. 皮疹活检见 IgA 沉积
    D. 关节炎 　　　　　　　 E. 血尿

11. 过敏性紫癜的治疗中关于糖皮质激素的应用**不包括**
    A. 可缓解腹痛 　　　　　 B. 可缓解关节痛 　　　　 C. 口服治疗选用泼尼松
    D. 总疗程 2~4 周 　　　　 E. 可预防肾脏损害

12. 关于过敏性紫癜的治疗**不包括**
    A. 少渣易消化饮食 　　　　　　　　　　 B. 糖皮质激素对缓解腹痛有效
    C. 糖皮质激素对关节炎有效 　　　　　　 D. 宜尽早使用静注用丙种球蛋白
    E. 非甾体抗炎药可很快缓解关节痛

13. 以下关于过敏性紫癜的辅助检查描述**不正确**的是
    A. 白细胞可升高 　　　　 B. 血小板降低 　　　　　 C. 血沉增快
    D. 出血时间正常 　　　　 E. 凝血正常

14. 原发性免疫缺陷的主要临床特点是
    A. 慢性反复感染史 　　　 B. 体质虚弱 　　　　　　 C. 营养不良
    D. 扁桃体小 　　　　　　 E. 肝脾大

15. X 连锁无丙种球蛋白血症的临床特征是
    A. 反复较重的病毒感染 　　　　　　　　 B. 反复较重的细菌感染
    C. 反复较重的真菌感染 　　　　　　　　 D. 反复较重的原虫感染
    E. 反复较重的支原体感染

16. X 连锁无丙种球蛋白血症发病年龄多见于
    A. 新生儿期 　　　　　　 B. 1~6 个月 　　　　　　 C. 6~12 个月
    D. 1 岁以内 　　　　　　 E. 1~3 岁

17. 以下可确诊 X 连锁无低丙种球蛋白血症的是
    A. 血清 IgA 明显低下
    B. 血清 IgG 明显低下
    C. 血清免疫丙种球蛋白总量低
    D. 外周血 B 淋巴细胞一般 <2% 或缺如
    E. BTK 基因突变

18. 拟诊原发性免疫缺陷的患者**禁忌**
    A. 接种活疫（菌）苗 　　 B. X 线检查 　　　　　　 C. 活组织检查
    D. 住院治疗 　　　　　　 E. 外科治疗

19. 高 IgM 综合征的临床特征中**不包括**
    A. 反复病毒感染
    B. 频繁发生机会性感染
    C. 自身免疫性疾病发病率升高
    D. 恶性肿瘤发病率升高
    E. 血清 IgG、IgA、IgE 明显降低，IgM 水平正常或升高

20. 属于继发性免疫缺陷病的补充治疗用药是
    A. 微生态制剂 　　　　　 B. 丙种球蛋白 　　　　　 C. 卡介苗

D. 干扰素　　　　　　　　E. 维生素 A

（21~23 题共用题干）

患儿，女，1 岁 2 个月，发热 9 天，发热第 3 天曾出现躯干部猩红热样皮疹，第 6 天消退。体检：T 39.6℃，神志清楚，皮肤未见皮疹。左颈部触及多个淋巴结，质较硬、有压痛。双眼结膜稍充血，口唇红、皲裂，草莓舌。心肺腹部无异常，双手指端红肿。

21. 最可能的诊断是

A. 川崎病　　　　　　　　B. 风湿热　　　　　　　　C. 猩红热

D. 败血症　　　　　　　　E. 幼年型类风湿关节炎

22. 对诊断最有帮助的检查是

A. 血小板升高　　　　　　B. 血沉升高　　　　　　　C. CRP 升高

D. 心电图异常　　　　　　E. 心脏彩超冠状动脉扩张

23. 首选的治疗药物是

A. 阿司匹林　　　　　　　　　　　　B. 静注用丙种球蛋白

C. 阿司匹林 + 静注用丙种球蛋白　　　D. 糖皮质激素

E. 糖皮质激素 + 丙种球蛋白

（24~25 题共用题干）

患儿，男，5 岁，右膝关节肿痛 3 天，双下肢皮疹 1 天。查体：神志清楚，咽无充血，心肺无异常，双下肢皮肤见对称分布红色皮疹，略高处皮面，压之不褪色，疹间皮肤正常。右膝关节肿胀、压痛，活动受限。

24. 患儿最可能的诊断是

A. 风湿热　　　　　　　　B. 过敏性紫癜　　　　　　C. 类风湿关节炎

D. 荨麻疹　　　　　　　　E. 血小板减少性紫癜

25. 如患儿出现腹痛，首选治疗药物为

A. 654-2　　　　　　　　B. 非甾体抗炎药　　　　　C. 糖皮质激素

D. 西咪替丁　　　　　　　E. 静注用丙种球蛋白

（张　静）

九、感染性疾病

1. 麻疹的主要传播途径是

A. 消化道　　　　　　　　B. 水源　　　　　　　　　C. 间接接触

D. 呼吸道飞沫　　　　　　E. 血液

2. 小儿麻疹最常见的并发症为

A. 喉炎　　　　　　　　　B. 心肌炎　　　　　　　　C. 脑炎

D. 肺炎　　　　　　　　　E. 结膜炎

3. 麻疹并发肺炎，隔离期为

A. 出疹后 3 天　　　　　　B. 出疹后 5 天　　　　　　C. 疹退后

D. 出疹后 10 天　　　　　E. 病程 2 周

4. 患儿，2 岁。发热、流涕、咳嗽已 3 天，今晨发现前额及耳后有浅红色斑丘疹，眼结膜充血，口腔黏膜粗糙，声音嘶哑，精神萎靡，两肺呼吸音粗。其最可能的诊断是

A. 风疹　　　　　　　　　　　　　　B. 幼儿急疹

C. 肠道病毒感染　　　　　　　　　　　　　　D. 皮肤黏膜淋巴结综合征

E. 麻疹

5. 典型麻疹的出疹顺序为

　　A. 耳后—四肢—躯干—手掌—足底

　　B. 耳后—额面部—躯干—四肢—手掌足底

　　C. 躯干—四肢—头面部

　　D. 额部—面部—躯干—四肢

　　E. 前胸—背部—四肢—手掌—足底

6. 最有效预防麻疹的措施是

　　A. 应用免疫球蛋白　　　B. 采用麻疹减毒活疫苗　　C. 应用胎盘球蛋白

　　D. 应用成人血浆　　　　E. 应用维生素 A

7. 麻疹前驱期的临床诊断依据是

　　A. 发热与出疹的关系　　B. 皮疹的形态　　　　　　C. 卡他症状

　　D. 接触史　　　　　　　E. Koplik 斑

8. 6 个月婴儿,发热 3 天,体温每日高达 39℃,无咳嗽、流涕,一般状况良好。今日热退,但发现躯干部出现淡红色斑丘疹。该患儿最可能的诊断是

　　A. 麻疹　　　　　　　　B. 风疹　　　　　　　　　C. 幼儿急疹

　　D. 猩红热　　　　　　　E. 水痘

9. 1 岁患儿,发热、咳嗽、畏光。第 4 天起从耳后开始出现红色斑丘疹,发疹 5 天热仍不退,咳嗽加重,伴喘,口周发绀,鼻翼扇动,肺部有中小水泡音,心率 180 次 / 分,肝肋下 3.0cm,诊断为

　　A. 麻疹并发肺炎　　　　　　　　　　　　　　B. 风疹并发肺炎

　　C. 麻疹并发肺炎,心力衰竭　　　　　　　　　D. 风疹并发肺炎,心力衰竭

　　E. 猩红热并发肺炎

10. 手足口病的主要传播途径是

　　A. 消化道　　　　　　　B. 水源　　　　　　　　　C. 间接接触

　　D. 呼吸道飞沫　　　　　E. 血液

11. 3 岁患儿,低热伴乏力 2 天,发现手、足、臀皮疹 1 天,伴有口咽痛,食欲减退。查体两颊黏膜见水疱疹,周围有红晕,臀部可见斑丘疹,手、足可见疱疹。皮疹具不痛、不痒。诊断为

　　A. 麻疹　　　　　　　　B. 风疹　　　　　　　　　C. 幼儿急疹

　　D. 水痘　　　　　　　　E. 手足口病

12. 重症手足口病常见的病原体是

　　A. 柯萨奇病毒　　　　　B. 肠道病毒 71 型　　　　C. 单疱病毒

　　D. 埃可病毒　　　　　　E. 轮状病毒

13. 水痘病毒属于

　　A. 肠道病毒　　　　　　B. 副黏病毒　　　　　　　C. 疱疹病毒

　　D. 黄热病毒　　　　　　E. RNA 病毒

14. 水痘的潜伏期为

　　A. 2 周左右　　　　　　B. 5~7 天　　　　　　　　C. 3~5 天

　　D. 1~2 天　　　　　　　E. 3 周左右

15. 有关水痘的临床特点描述**不包括**
    A. 皮疹分布以四肢为主
    B. 同期可见斑丘疹、水疱疹及痂疹
    C. 发热 1~2 天出疹
    D. 可累及口腔等黏膜
    E. 疹退后多无瘢痕遗留

16. 水痘最常见的并发症为
    A. 脑炎
    B. 心肌炎
    C. 肺炎
    D. 败血症
    E. 皮肤感染

17. 小儿流行性腮腺炎最常见的并发症为
    A. 脑膜脑炎
    B. 心肌炎
    C. 睾丸炎
    D. 胰腺炎
    E. 肾炎

18. 患儿,男,8 岁。因发热伴左耳下肿痛 2 天就诊。体格检查:体温 38.6℃,神志清楚,左侧腮腺肿大,边界不清,有弹性感及轻压痛,心、肺无异常,诊断为流行性腮腺炎。为防止传染给其他同学,其隔离期是
    A. 腮腺肿大后 1 周
    B. 腮腺消肿后 1 周
    C. 发病 3 周后
    D. 腮腺完全消肿
    E. 体温正常

19. 患儿,男,5 岁。因头痛伴呕吐 2 天收治入院。体格检查:神志清楚,颈部略有阻抗,心肺无异常。脑脊液:外观清,WBC 300×10^6/L,中性粒细胞 0.30,淋巴细胞 0.70,蛋白质 450mg/L,糖、氯化物正常。今日发现患儿右耳垂下肿大,轻压痛,边界不清,外观不红。其可能的诊断为
    A. 病毒性脑膜炎
    B. 流行性腮腺炎并发脑膜脑炎
    C. 化脓性腮腺炎并发化脓性脑膜炎
    D. 化脓性脑膜炎
    E. 结核性脑膜炎

20. EBV 是
    A. 肠道病毒
    B. 疱疹病毒
    C. 黄热病毒
    D. 细小病毒
    E. 副黏病毒

21. 对 EBV 近期感染最具有诊断意义的是
    A. 抗 EBNA 抗体
    B. 抗 EA 抗体
    C. 抗 VCA-IgM 抗体
    D. 抗 VCA-IgG 抗体
    E. 抗 MA 抗体

22. 关于嗜异性抗体的描述**不包括**
    A. 传染性单核细胞增多症患者均为阳性
    B. 正常人也可阳性
    C. 属于 IgM 抗体
    D. 小儿阳性率低
    E. 多次检测有助于传染性单核细胞增多症的诊断

23. 患儿,女,3 岁。拟诊为传染性单核细胞增多症。确诊的主要依据为
    A. 发热、咽痛、躯干部皮疹
    B. 全身浅表淋巴结肿大
    C. 外周血出现异常淋巴细胞
    D. 嗜异性凝集试验
    E. 血清 VCA-IgM 阳性

24. 患儿,男,10 岁。发热 39℃ 左右已 10 天,伴咽痛、呕吐、头痛。检查:咽充血,颈、腋下、腹股沟淋巴结肿大,心率 120 次/分,律齐,心尖区收缩期杂音 Ⅱ 级,两肺无异常,肝脏肋下 3cm,质中,脾肋下刚触及。血白细胞数 24×10^9/L,异常淋巴细胞 20%。血清 IgM-VCA 阳性。其诊断考虑为
    A. 皮肤黏膜淋巴结综合征
    B. 伤寒

    C. 肺结核　　　　　　　　　　　　D. 全身型类风湿病

    E. 传染性单核细胞增多症

25. 细菌性痢疾在我国常见的有

    A. 福氏菌与宋氏菌　　　　　B. 福氏菌与志贺菌　　　　　C. 福氏菌与鲍氏菌

    D. 志贺菌与宋氏菌　　　　　E. 志贺菌与鲍氏菌

26. 有关急性细菌性痢疾中毒型的临床特征描述**不包括**

    A. 急起高热,反复惊厥　　　　　　B. 迅速发生休克与呼吸衰竭

    C. 多见于 2~7 岁儿童　　　　　　D. 起病时肠道症状可不明显

    E. 常有脑膜刺激征

27. 小儿中毒型细菌性痢疾的休克型主要表现为

    A. 高热　　　　　　　B. 脓血便　　　　　　C. 惊厥

    D. 循环衰竭　　　　　E. 呼吸衰竭

28. 患儿,男,3 岁。7 月中旬发病,半天前发热伴畏寒、腹痛,呕吐 3 次,4 小时前突然抽搐一次。追问病史,该患儿病前有不洁饮食史。查体:T 39.6℃,意识模糊,面色苍白。颈软,心肺正常,腹软,肠鸣音活跃,四肢冷,末梢发绀,脉快而弱,末梢血 WBC 18×10^9/L, N 0.85。该患儿最可能的诊断是

    A. 乙型脑炎　　　　　　B. 败血症　　　　　　C. 脑型疟疾

    D. 中毒型细菌性痢疾　　E. 流行性脑脊髓膜炎

29. 患儿,女,5 岁。于 8 月中旬发病,高热 2 小时抽搐 1 次,有进不洁食物史,无呕吐、腹泻。体格检查:面色苍白,意识模糊,四肢凉,血压:70/40mmHg。为进一步确诊首选的检查是

    A. 脑脊液检查　　　　　B. 血常规　　　　　　C. 便常规

    D. 脑电图　　　　　　E. 血培养

30. 患儿,男,3 岁。于夏季突然发病,高热 4 小时,体温 39.5℃,惊厥 3 次,无呕吐、腹泻,血压降低,脑脊液中 WBC 8×10^6/L,蛋白(-),糖 3.0mmol/L。外周血 WBC 21.0×10^9/L,N0.80。病前有可疑不洁饮食史。最可能的诊断是

    A. 流行性脑脊髓膜炎　　B. 中毒性细菌性痢疾　　C. 乙型脑炎

    D. 结核性脑膜炎　　　　E. 高热惊厥

31. 患儿,女,1 岁。低热伴咳嗽 3 周,消瘦。ESR 40mm/h,PPD 试验(-)。X 线胸片示右肺中部炎症影伴右肺门淋巴结肿大。患儿近期曾患麻疹。其可能的诊断是

    A. 金黄色葡萄球菌肺炎　B. 纵隔肿瘤　　　　　　C. 原发综合征

    D. 病毒性肺炎　　　　　E. 支原体肺炎

32. 1 岁小儿做 OT 试验 72 小时,注射局部见硬结直径为 20mm 以上,无水疱,判断标准为

    A. (-)　　　　　　B. (+)　　　　　　C. (++)

    D. (+++)　　　　　E. (++++)

33. 诊断小儿结核病最可靠的证据是

    A. 明显的结核接触史　　　　　　B. 结核中毒症状

    C. ESR 加快　　　　　　　　　　D. 肺部 X 线检查的阳性发现

    E. 痰、胃液或脑脊液中找到结核杆菌

34. 关于结核菌素试验结果的描述,最正确的是

    A. 凡是结核菌素试验阴性可排除结核

B. 卡介苗接种成功,结核菌素反应多呈强阳性

C. 粟粒型结核时,结核菌素反应可呈阴性

D. 结核菌素试验阳性,肯定有结核病

E. 初次感染结核后 4 周内,结核菌素试验阳性

35. 患儿,女,4 岁,低热 2 个月,伴有盗汗、消瘦,查体肺部无明显异常,胸部 X 线显示哑铃型阴影,结核菌素试验见红晕及硬肿直径为 15mm,其祖母患有肺结核,该患儿最可能的诊断为

A. 支原体肺炎　　　　　B. 病毒性肺炎　　　　　C. 原发型肺结核

D. 结核性胸膜炎　　　　E. 血行播散性肺结核

36. 患儿,男,8 个月。近 1 周低热,易哭吵,睡眠不安。体格检查:面色略苍白,神萎,颈抵抗不明显,心肺无异常。脑脊液外观略混浊,WBC 300×10⁶/L,中性粒细胞 0.30,淋巴细胞 0.70,蛋白质 800mg/L,糖 1.5mmol/L,氯化物 100mmol/L。脑脊液涂片革兰染色找细菌(-),墨汁涂片(-)。其最可能的诊断是

A. 结核性脑膜炎　　　　B. 流行性脑脊髓膜炎　　C. 病毒性脑膜炎

D. 化脓性脑膜炎　　　　E. 流行性乙型脑炎

37. 患儿,男,8 岁。因父亲患结核病住院而要求检查。无任何不适主诉。PPD 试验结果为红晕 8mm,72 小时后反应消失。根据试验结果应考虑

A. 已感染结核病　　　　　　　　B. 反应结果与接种卡介苗有关

C. 有活动性肺结核　　　　　　　D. 应口服异烟肼预防治疗

E. 应复种卡介苗

38. 患儿,女,3 岁,平时入幼儿园,近几日发现夜间哭吵,经常抓挠肛周,家长发现其肛周有白色线样成虫。最可能的诊断是

A. 肠蛔虫症　　　　　　B. 绦虫病　　　　　　　C. 钩虫病

D. 蛲虫病　　　　　　　E. 会阴瘙痒症

39. 患儿,男,6 岁。因阵发性右上腹腹痛 2 天收治入院。既往有排蛔虫史。入院诊断考虑胆道蛔虫症。胆道蛔虫症的临床特点是

A. 腹痛症状与体征均较轻微　　　　B. 腹痛症状及体征明显

C. 腹痛伴发热及黄疸　　　　　　　D. 腹痛症状严重而体征少

E. 腹痛伴黄疸及腹部包块

40. 患儿,男,5 岁。腹痛半个月、咳喘 1 周。体格检查:呼吸稍促,两肺可闻及少量哮鸣音。X 线诊断为支气管炎。外周血 WBC10.0×10⁹/L,N 0.30,L 0.25,E 0.45。近期有排蛔虫史。其诊断应考虑

A. 哮喘性支气管炎　　　B. 支气管哮喘　　　　　C. 肺炎

D. 蛔蚴性肺炎　　　　　E. 气管异物

(41~44 题共用选项)

A. 麻疹　　　　　　　　B. 风疹　　　　　　　　C. 幼儿急疹

D. 水痘　　　　　　　　E. 猩红热

41. 9 个月婴儿,高热 3 天,无流涕咳嗽,精神可。热退疹出,皮肤可见较多红色斑丘疹。最可能的疾病是

42. 3 岁患儿,发热伴咳嗽 3 天,流涕、打喷嚏,眼结膜充血,口腔黏膜粗糙、充血,颊黏膜可

见针尖大小白色点状物附着不易拭去。1天后,耳后及面部开始出现斑丘疹,咳嗽加剧,体温更高。最可能的疾病是

43. 7岁男性患儿,发热伴咽痛1天,今日见全身皮肤出现鲜红色粟粒疹,疹间皮肤充血,皮肤皱褶处明显,口周皮肤苍白,咽部充血明显,舌质红,舌乳头明显突出于舌苔表面。最可能的疾病是

44. 5岁男性患儿,低热2天,无咳嗽,精神可。皮肤有瘙痒感,胸腹部见散在红色斑丘疹及水疱疹,部分已结痂。最可能的疾病是

(向二英)

十、呼吸系统疾病

1. 6岁小儿咳嗽1天,发热2天,咽部充血,两肺呼吸音粗糙,未闻及中湿啰音,最可能的诊断是

  A. 上呼吸道感染　　　　B. 支气管炎　　　　　　C. 支气管肺炎

  D. 支气管哮喘　　　　　E. 毛细支气管炎

2. 1岁2个月小儿咳嗽4天,发热2天,两肺可闻及较固定的中、细湿啰音,最可能的诊断是

  A. 上呼吸道感染　　　　B. 支气管肺炎　　　　　C. 支气管炎

  D. 支气管哮喘　　　　　E. 毛细支气管炎

3. 肺炎使用抗生素原则正确的是

  A. 细菌培养和药敏试验是抗生素使用的必备条件

  B. 在未获培养结果前,可根据经验选择敏感的药物

  C. 宜静脉、联合用药

  D. 首选广谱抗生素

  E. 选用的药物在软组织中应有较高的浓度

4. 上呼吸道感染的主要治疗方法是

  A. 抗病毒治疗　　　　　B. 抗感染治疗　　　　　C. 免疫疗法

  D. 注射疫苗　　　　　　E. 对症治疗

5. 婴幼儿肺炎给氧的主要条件是

  A. 发热、咳嗽、气促　　　　　　　　　B. 肺炎合并中毒性心肌炎

  C. 烦躁不安、气促明显、口周发绀　　　D. 合并脓胸

  E. 双肺密集中小水泡音

6. 重症肺炎小儿常存在

  A. 呼吸性酸中毒　　　　　　　　　　　B. 代谢性酸中毒

  C. 代谢性酸中毒和呼吸性酸中毒　　　　D. 代谢性碱中毒

  E. 呼吸性碱中毒

7. 小儿喉部特点的描述**不包括**

  A. 喉腔较窄　　　　　　B. 声门裂狭窄　　　　　C. 软骨柔软

  D. 黏膜柔嫩富有血管　　E. 淋巴组织较少

8. 小儿肺炎时室温一般采用

  A. 16~18℃　　　　　　B. 18~20℃　　　　　　C. 20~22℃

D. 22~24℃   E. 24~28℃

9. 急性肺炎的病程为
   A. <3周   B. 3周~2个月   C. 1个月
   D. 1~3个月   E. >3个月

10. 婴幼儿易患呼吸道感染的主要免疫原因是
    A. 咳嗽反射差   B. 纤毛运动功能差   C. 分泌型IgA低下
    D. IgM低下   E. 细胞免疫功能低下

11. 小儿急性上呼吸道感染的最主要病原体是
    A. 肺炎链球菌   B. 厌氧菌   C. 真菌
    D. 病毒   E. 支原体

12. 与年长儿比较,婴幼儿上呼吸道感染的临床特点是
    A. 以消化道症状为主   B. 以呼吸道症状为主   C. 以鼻咽部症状为主
    D. 全身症状轻   E. 全身症状较重

13. 咽结合膜热好发于
    A. 冬春季   B. 夏秋季   C. 春夏季
    D. 秋冬季   E. 冬季

14. 支原体肺炎治疗应首选
    A. 青霉素   B. 阿奇霉素   C. 庆大霉素
    D. 新青霉素Ⅱ   E. 氨苄西林

15. 婴幼儿肺炎最常见的病理类型是
    A. 间质性肺炎   B. 支气管肺炎   C. 大叶性肺炎
    D. 毛细支气管炎   E. 支气管间质性肺炎

16. 婴幼儿肺炎首先出现的病理生理改变是
    A. 高碳酸血症   B. 低氧血症   C. 呼吸性酸中毒
    D. 代谢性酸中毒   E. 混合性酸中毒

17. 小儿肺炎引起全身各系统病理生理变化的关键是
    A. 病原体侵入   B. 缺氧   C. 二氧化碳潴留
    D. 毒素作用   E. 酸中毒

18. 重症肺炎发生腹胀大多因为
    A. 低钠血症   B. 消化不良   C. 低钾血症
    D. 中毒性肠麻痹   E. 坏死性小肠结肠炎

19. 小儿重症肺炎发生心力衰竭的主要原因为
    A. 左心负担过重   B. 心律失常   C. 肺动脉痉挛
    D. 二氧化碳潴留   E. 肺循环速度加快

20. 小儿呼吸系统的解剖特点**不包括**
    A. 后鼻道狭窄,感染后易堵塞,出现呼吸及吸吮困难
    B. 咽鼓管短、直、平,易发生中耳炎
    C. 鼻窦口相对大,鼻炎时易累及鼻窦
    D. 胸腔较小,肺脏相对大,肺脏不能充分扩张,而影响通气换气
    E. 扁桃体4~10岁发育达高峰,此期儿童不易发生扁桃体炎

21. 下列肺炎病理分类中,婴幼儿最多见的是
    A. 大叶性肺炎　　　　　B. 支气管肺炎　　　　　C. 间质性肺炎
    D. 吸入性肺炎　　　　　E. 毛细支气管肺炎

22. 新生儿呼吸次数应为
    A. 8~20 次 / 分　　　　B. 20~25 次 / 分　　　　C. 25~30 次 / 分
    D. 30~40 次 / 分　　　　E. 40~45 次 / 分

23. 一般小儿细菌性肺炎应用抗生素的时间为
    A. 体温正常即可停药　　　　　　　B. 肺部啰音消失停药
    C. 胸片复查正常后停药　　　　　　D. 血象复查 WBC 正常后停药
    E. 体温正常后 5~7 天,肺部体征基本消失后 3 天停药

24. 肺炎患儿进食不足或不能进食时,输液的选择是
    A. 0.9% 氯化钠溶液　　　B. 生理维持液　　　　　C. 10% 葡萄糖
    D. 2 : 1 液　　　　　　　E. 5% 碳酸氢钠

25. 关于支气管哮喘的描述**不包括**
    A. 与遗传有关　　　　　　　　　　B. 气道高反应性
    C. 反复发作呼气性呼吸困难　　　　D. 可自行或经治疗后缓解
    E. 发作时需治疗,不发作时不需治疗

26. 支气管肺炎与支气管炎的主要区别是
    A. 发热,咳嗽　　　　　　　　　　B. 气促
    C. 呼吸音粗糙　　　　　　　　　　D. 肺部固定的中、细湿啰音
    E. 青紫

27. 重症肺炎患儿出现脑水肿及中毒性脑病时表现为
    A. 突然出现高热　　　　　　　　　B. 血压降低
    C. 两眼凝视上翻,意识障碍甚至昏迷　D. 前囟紧张,脑脊液有明显异常
    E. 病理征检查阳性

28. 男孩,1 岁,高热 1 周,精神不振,咳嗽频繁,面色灰白,阵发性喘憋,可见鼻翼扇动和三凹征,双肺下叩诊轻浊,呼吸音减低,双肺下闻及小水泡音,实验室检查:WBC 9.0×10^9/L,N 0.45,L 0.55,胸部 X 线片示双肺片状密度较淡阴影,伴明显肺气肿,最可能的诊断为
    A. 支原体肺炎　　　　　B. 肺炎链球菌肺炎　　　C. 金黄色葡萄球菌肺炎
    D. 腺病毒性肺炎　　　　E. 真菌性肺炎

(29~30 题共用题干)

患儿 2 岁,弛张高热、气促、咳嗽有黄痰,突然出现明显的呼吸困难、烦躁、剧烈咳嗽、面色发绀、不能平卧,查体:胸廓饱满,叩诊上方呈鼓音、下方胸廓叩诊呈实音,听诊呼吸音减弱,心率 140 次 / 分,肝大肋下 2.0cm。

29. 该患儿最可能合并
    A. 气胸　　　　　　　　B. 肺不张　　　　　　　C. 脓气胸
    D. 心力衰竭　　　　　　E. 中毒性脑病

30. 最紧急的措施是
    A. 吸氧　　　　　　　　B. 控制输液量　　　　　C. 减慢输液速度
    D. 给予利尿剂　　　　　E. 进行胸穿或胸腔闭式引流

（31~32 题共用题干）

1 岁患儿,发热咳嗽 3 天,嗜睡伴抽搐一次被收住院治疗。体检肛温 38.5℃,前囟膨突,呼吸浅快,两肺散在中细湿啰音,心率 160 次 / 分,律齐,心音正常,肝肋下 2.5cm,脊柱四肢未见畸形,四肢肌张力偏高。外周血 WBC 20×10^9/L, N 0.85。

31. 此时首选处理为

  A. 静脉补充钙剂和维生素 D_3 B. 注射抗生素

  C. 注射地西泮和甘露醇   D. 肌注苯巴比妥

  E. 注射地高辛

32. 需尽快做的检查是

  A. 脑脊液检查   B. 心电图   C. 急查血清钙

  D. X 线胸片   E. 血培养

（李 蕾）

十一、消化系统疾病

1. 关于婴儿消化系统特点的描述**不包括**

  A. 3~4 个月时可出现生理性流涎   B. 胃呈水平位

  C. 贲门括约肌发育不成熟   D. 食管似漏斗状

  E. 肠道相对较短

2. 诊断胃食管反流病时,最具有诊断价值的方法为

  A. 食管动力功能检查   B. 上消化道内镜检查

  C. 胃 – 食管放射性核素闪烁扫描   D. B 超检查

  E. 食管 pH 值动态监测

3. 胃食管反流病可以出现下列病症,**除了**

  A. 婴儿哭吵综合征   B. 慢性呼吸道感染   C. 哮喘

  D. 慢性浅表性胃炎   E. 婴儿猝死综合征

4. 引起疱疹性口腔炎的常见病原为

  A. 白色念珠菌   B. 金黄色葡萄球菌   C. 单纯疱疹病毒

  D. 链球菌   E. 柯萨奇病毒

5. 病毒性肠炎最常见的病原是

  A. 轮状病毒   B. 埃可病毒   C. 冠状病毒

  D. 诺如病毒   E. 肠道腺病毒

6. 细菌性肠炎最常见的病原是

  A. 大肠埃希菌   B. 耶尔森菌   C. 空肠弯曲菌

  D. 鼠伤寒沙门菌   E. 金黄色葡萄球菌

7. 轻型与重型腹泻的主要区别点是

  A. 发热、呕吐   B. 腹痛、腹泻

  C. 蛋花汤样大便   D. 水、电解质紊乱及酸中毒

  E. 每日大便可达十余次

8. 等渗性脱水时血清钠的浓度为

  A. 110~130mmol/L   B. 115~135mmol/L   C. 120~140mmol/L

D. 125~145mmol/L　　　　　E. 130~150mmol/L

9. 腹泻病常见的酸碱失衡为

　　A. 代谢性酸中毒　　　　B. 呼吸性酸中毒　　　　C. 代谢性碱中毒

　　D. 呼吸性碱中毒　　　　E. 混合性酸中毒

10. 低钾血症患儿的血清钾低于

　　A. 2.5mmol/L　　　　　B. 3.5mmol/L　　　　　C. 4.5mmol/L

　　D. 5.5mmol/L　　　　　E. 6.5mmol/L

11. WHO 推荐使用的口服补液盐的张力为

　　A. 1/4 张　　　　　　　B. 1/3 张　　　　　　　C. 1/2 张

　　D. 3/4 张　　　　　　　E. 2/3 张

12. 小儿每日补充生理需要所需液量

　　A. 20~40ml/kg　　　　　B. 40~60ml/kg　　　　　C. 60~80ml/kg

　　D. 80~100ml/kg　　　　　E. 100~120ml/kg

13. 重度腹泻纠正酸中毒时宜用

　　A. 0.9%NaCl 液　　　　　B. 1.4%$NaHCO_3$ 液　　　　　C. 1.87% 乳酸钠液

　　D. 10% 葡萄糖液　　　　　E. 25%$MgSO_4$ 液

14. 静脉补钾浓度一般不超过

　　A. 3%　　　　　　　　　B. 3‰　　　　　　　　　C. 1.5%

　　D. 2%　　　　　　　　　E. 0.3‰

15. 患儿,女,14 个月,发热、流涎、拒食 2 天。体格检查:T 39.2℃;左口角见数个疱疹,牙龈处有几簇小疱疹,部分已溃破成溃疡,咽部充血,颌下淋巴结肿大,心、肺、腹无异常。该病最可能的病原体是

　　A. 疱疹性口炎　　　　　B. 鹅口疮　　　　　　　C. 溃疡性口炎

　　D. 疱疹性咽峡炎　　　　E. 上呼吸道感染

16. 女,1 个月,生后第 1 周出现呕吐,多数发生在喂奶后,呕吐物为胃内容物,经胃 - 食管放射性核素闪烁扫描检查,确诊为胃食管反流病。关于该病发病机制的描述**不包括**

　　A. 抗反流屏障功能低下　　　　　　　B. 食管廓清能力降低

　　C. 胃、十二指肠功能失常　　　　　　D. 食管黏膜的屏障功能破坏

　　E. 食管下括约肌松弛障碍

17. 患儿,男,8 个月,腹泻 4 天,每日大便 5~8 次,量多,呈蛋花汤样,伴尿少。体格检查:呼吸深快,精神萎靡,唇红,皮肤弹性差。血清钠 133mmol/L。应诊断为

　　A. 重度等渗性脱水,酸中毒　　　　　B. 重度低渗性脱水,酸中毒

　　C. 中度等渗性脱水,酸中毒　　　　　D. 中度低渗性脱水,酸中毒

　　E. 轻度等渗性脱水,酸中毒

18. 患儿,男,10 个月,因肺炎住院治疗 1 个月余,好转。4 天来腹泻,每日 10 余次,黄绿色稀便,有较多泡沫和黏液,可见豆腐渣样细块,不发热,无呕吐。最可能的诊断是

　　A. 假膜性肠炎　　　　　　　　　　　B. 金黄色葡萄球菌性肠炎

　　C. 白色念珠菌性肠炎　　　　　　　　D. 大肠埃希菌性肠炎

　　E. 空肠弯曲菌性肠炎

19. 患儿,女,1 岁,因支气管肺炎收住院,抗感染治疗已 2 周,现出现腹泻,较频繁,大便为

黄绿色,水样,有假膜排出,患儿伴有腹痛和发热。大便培养有厌氧菌。最可能的诊断是

  A. 病毒性肠炎   B. 大肠埃希菌性肠炎   C. 真菌性肠炎

  D. 金黄色葡萄球菌肠炎 E. 假膜性肠炎

  20. 患儿,男,3个半月,体重6.5kg,腹泻2个月,黄色稀便,每日4~6次,精神佳,食乳好,面部有湿疹,无发热、呕吐等。最合适的处理是给予

  A. 双歧杆菌制剂   B. 止泻药   C. 蒙脱石散

  D. 添加辅食   E. 抗生素

  21. 患儿,女,10个月,腹泻2天,轻度脱水。在无明显腹胀时,第1天补液首选

  A. 2:1液静脉滴注   B. 2:3:1液静脉滴注

  C. 4:3:2液静脉滴注   D. 1:1糖盐混合液静脉滴注

  E. ORS液口服

  22. 婴儿腹泻,重度等渗性脱水,酸中毒。按计划完成第1天补液后,第2天呕吐仍明显,方案补液是

  A. 2:1等张含钠液扩容   B. 1/2张溶液补充累积损失量

  C. 1/5张生理维持液   D. 补充继续损失量和生理需要量

  E. 改为ORS液口服

  23. 腹泻患儿,伴有低钾血症,补液后排尿,输液瓶中余有不含钾的液体200ml,最多可加10%氯化钾注射液

  A. 4ml   B. 6ml   C. 8ml

  D. 10ml   E. 12ml

（24~26题共用题干）

  患儿,男,7个月,腹泻3天,每天10次以上水样便,一天来无尿,呼吸深大,前囟、眼窝明显凹陷,皮肤弹性很差,四肢冰凉入院。血钠125mmol/L,血钾3.5mmol/L,CO$_2$CP 10mmol/L。

  24. 患儿脱水的程度和性质为

  A. 中度低渗性脱水,轻度酸中毒   B. 中度等渗性脱水,轻度酸中毒

  C. 重度低渗性脱水,中度酸中毒   D. 重度等渗性脱水,中度酸中毒

  E. 重度高渗性脱水,中度酸中毒

  25. 该患儿第1天静脉补液总量为

  A. 60~90ml/kg   B. 90~120ml/kg   C. 120~150ml/kg

  D. 150~180ml/kg   E. 180~200ml/kg

  26. 若患儿脱水已纠正,有尿后,出现心音低钝、腹胀、肠鸣音减弱、双膝腱反射消失,首先应考虑的诊断是

  A. 低钠血症   B. 低钾血症   C. 低镁血症

  D. 低钙血症   E. 水中毒

（27~29题共用题干）

  患儿,男,6个月,因支气管炎收入院,住院后使用第三代头孢菌素治疗2周余,病情好转,体温恢复正常。近2天来又发热,并出现呕吐、腹泻,大便呈暗绿色海水样,有腥臭,黏液较多,镜检有大量脓细胞和革兰阳性球菌。

  27. 最可能的诊断是

  A. 细菌性痢疾   B. 大肠埃希菌性肠炎

　　C. 假膜性小肠结肠炎　　　　　　　　　　　　D. 金黄色葡萄球菌性肠炎

　　E. 真菌性肠炎

28. 首先应采取的措施是

　　A. 停用原有抗生素改用甲硝唑　　　　　　B. 停用原有抗生素改用万古霉素

　　C. 加用甲硝唑　　　　　　　　　　　　　　D. 加用庆大霉素

　　E. 加用氨苄西林

29. 采取的治疗措施**不包括**

　　A. 调整饮食　　　　　　　　　　　　　　　B. 纠正水、电解质和酸碱平衡紊乱

　　C. 止泻药　　　　　　　　　　　　　　　　D. 微生态制剂

　　E. 肠黏膜保护剂

（30~32 题共用题干）

　　患儿，女，8 个月，因发热、腹泻 3 天于 11 月份入院，每天大便十余次，量多，呈蛋花汤样，无腥臭味，体温 38℃，有轻咳。皮肤弹性差，前囟、眼窝明显凹陷，尿量少，泪少，四肢凉。大便镜检 WBC 偶见，血清钠 135mmol/L。

30. 引起腹泻的病原体可能是

　　A. 轮状病毒　　　　　　B. 侵袭性细菌　　　　　　C. 产毒性大肠埃希菌

　　D. 空肠弯曲菌　　　　　E. 鼠伤寒沙门菌

31. 该患儿入院时最重要的处理措施是

　　A. 暂停乳类食物，改为豆类代乳品　　　　B. 扩容，纠正水、电解质紊乱

　　C. 控制肠道内感染　　　　　　　　　　　　D. 肠黏膜保护剂

　　E. 微生态制剂

32. 根据脱水程度，首批补液的液体种类和量为

　　A. ORS 液 100ml/kg，口服

　　B. 2：1 等张含钠液 20ml/kg，静脉推注

　　C. 1/2 张液 150ml/kg，静脉滴注

　　D. 2：1 等张含钠液 150ml/kg，静脉滴注

　　E. 1/2 张液 180ml/kg，静脉滴注

（33~35 题共用题干）

　　患儿，男，6 个月，呕吐、腹泻 3 天每日大便十余次，蛋花汤样，有腥臭味，尿量减少。体格检查：T 38℃，精神萎靡，前囟、眼窝凹陷，泪少，皮肤弹性减退，四肢尚暖。大便镜检 WBC 0~5 个 /HP，血清钠 140mmol/L。

33. 患儿脱水的程度和性质为

　　A. 中度低渗性脱水　　　　B. 中度等渗性脱水　　　　C. 中度高渗性脱水

　　D. 重度等渗性脱水　　　　E. 重度高渗性脱水

34. 对患儿进行液体疗法，第一天补液的总量和种类为

　　A. 90~120ml/kg，1/2 张液　　　　　　　　B. 90~120ml/kg，2/3 张液

　　C. 120~150ml/kg，1/2 张液　　　　　　　D. 120~150ml/kg，2/3 张液

　　E. 120~150ml/kg，1/3 张液

35. 入院后排尿 3 次，在输液中突然发生全身抽搐，首选应做的检查是

　　A. 测血糖　　　　　　　B. 测血钙、血镁　　　　　　C. 测血气分析

D. 做脑电图　　　　　　E. 做脑脊液检查

（36~40 题共用题干）

患儿，女，8 个月，因腹泻 3 天于 7 月份入院。大便每日 7~8 次，蛋花汤样，有腥臭味，伴口干、尿少。体格检查：T 39℃，烦躁，哭时泪少，前囟、眼窝凹陷，皮肤弹性较差，心、肺无异常。患儿牛乳喂养，乳具很少消毒，既往无腹泻史。

36. 该患儿发生腹泻与下列因素有关，但**不包括**
    A. 婴儿消化系统功能发育不完善　　　B. 人工喂养，乳具很少消毒
    C. 天气炎热，胃酸和消化酶分泌减少　　D. 婴儿肠道 SIgA 较成人少
    E. 乳糖酶缺乏，不能耐受乳类食物

37. 该患儿最可能的诊断是
    A. 腹泻病（因饮食因素所致？）中度脱水
    B. 小儿腹泻（因饮食因素所致？）重度脱水
    C. 肠炎（由大肠埃希菌引起？）中度脱水
    D. 肠炎（由大肠埃希菌引起？）重度脱水
    E. 肠炎（由肠道病毒引起？）中度脱水

38. 下列最为急需和合理的检查是
    A. 大便常规＋血常规＋便培养　　　B. 大便常规＋血常规＋血电解质
    C. 大便常规＋血常规＋血培养　　　D. 大便常规＋血电解质＋血气分析
    E. 大便常规＋血电解质＋血培养

39. 关于食物蛋白性肠病，以下说法**不正确**的是
    A. 牛奶蛋白是儿童最主要的食物过敏原
    B. IgE 介导者，主要表现为胃肠道过敏症状
    C. 饮食规避试验不能用于诊断食物蛋白性肠病
    D. IgE 和细胞途径共同介导者，主要为嗜酸性胃肠道紊乱
    E. 过敏症状可以随着年龄增长而日趋缓解

40. 婴儿肝炎综合征的临床表现，正确的是
    A. 大多起病较急，有发热　　　B. 多见于 6~9 个月的婴儿
    C. 黄疸多表现为时隐时现　　　D. 主要由细菌感染引起发病
    E. 血清结合胆红素和未结合胆红素均升高

（崔明辰）

十二、循环系统疾病

1. 引起小儿Ⅰ度房室传导阻滞主要的病因是
   A. 发热　　　　　B. 肾炎　　　　　C. 先天性心脏病
   D. 急性风湿性心肌炎　　E. 病毒性心肌炎

2. Ⅲ度房室传导阻滞在儿童中最严重的表现是
   A. 心力衰竭　　　B. 心功能不全　　　C. 心源性休克
   D. 阿－斯综合征　　E. 昏迷

3. 小儿心力衰竭在 1 岁以内发病率最高，其中最多见的病因是
   A. 心律失常　　　B. 先天性心脏病　　　C. 病毒性心肌炎

D. 肺部感染　　　　　　E. 心内膜弹力纤维增生症

4. 小儿时期心力衰竭发病率最高的年龄组为
A. 1 个月以内　　　　B. 6 个月以内　　　　C. 1 岁以内
D. 2 岁以内　　　　　E. 6 岁以内

5. 女孩,3 岁 9 个月,体检时发现左侧心前区有Ⅳ级收缩期杂音,初步诊断为室间隔缺损。如要进一步明确诊断,应选择最为重要而又无创的诊断方法是
A. X 线心脏摄片　　　B. 心电图　　　　　C. 彩色多普勒超声心动图
D. 心导管检查　　　　E. 心血管造影

6. 小儿洋地黄中毒最常见的表现为
A. 心律失常　　　　　B. 胃肠道症状　　　C. 嗜睡、头晕
D. 色视　　　　　　　E. 头痛

7. Roger 病的缺损直径为
A. <5mm　　　　　　B. >5mm　　　　　C. <10mm
D. >10mm　　　　　　E. >15mm

8. 下列先天性心脏病可能出现水冲脉及枪击音的是
A. 房间隔缺损　　　　B. 室间隔缺损　　　C. 动脉导管未闭
D. 法洛四联症　　　　E. 艾森门格综合征

9. 感染性心内膜炎最常见的致病菌为
A. 草绿色链球菌　　　B. 金黄色葡萄球菌　C. 产气杆菌
D. 大肠埃希菌　　　　E. 肺炎链球菌

10. 小儿时期最常见的心律失常为
A. 期前收缩　　　　　B. 房室传导阻滞　　C. 心房纤颤
D. 室性心动过速　　　E. 阵发性室上性心动过速

11. 下列先天性心脏病中,行右心室导管检查时,心脏及大血管不同部位血氧含量一般无变化的是
A. 法洛四联症　　　　B. 室间隔缺损　　　C. 房间隔缺损
D. 动脉导管未闭　　　E. 卵圆孔未闭

12. 动脉导管形成解剖上关闭的年龄,约 80% 的婴儿于生后
A. 3 个月　　　　　　B. 6 个月　　　　　C. 9 个月
D. 12 个月　　　　　　E. 18 个月

13. 左向右分流型先天性心脏病的共同特点**不包括**
A. 易患肺炎　　　　　B. 肺循环血量减少　C. 体循环血量减少
D. 潜伏性青紫　　　　E. 影响生长发育

14. 新生儿期最常见的发绀型先天性心脏病是
A. 法洛四联症　　　　B. 完全性大动脉转位　C. 房间隔缺损
D. 动脉导管未闭　　　E. 室间隔缺损

15. 心房的左右之分起始于胚胎的
A. 第 2 周末　　　　　B. 第 3 周末　　　　C. 第 4 周末
D. 第 5 周末　　　　　E. 第 6 周末

16. 先天性心脏畸形形成的主要时期是在心脏胚胎发育的

A. 第 1~2 周　　　　B. 第 2~4 周　　　　C. 第 2~8 周

D. 第 4~8 周　　　　E. 第 8~16 周

17. 引起儿童心肌炎的最常见病毒为

A. 流感病毒　　　　B. 腺病毒　　　　　C. 柯萨奇病毒 B 组

D. 链球菌　　　　　E. 埃可病毒

18. 下列先天性心脏病**不属于**左向右分流型的是

A. 肺动脉狭窄　　　B. 室间隔缺损　　　C. 动脉导管未闭

D. 房间隔缺损　　　E. 房间隔继发孔缺损

19. 房间隔缺损最为常见的类型是

A. 部分性冠状静脉窦型房缺　　　　B. 原发孔型房间隔缺损

C. 继发孔型房间隔缺损　　　　　　D. 静脉窦型房间隔缺损

E. 完全性冠状静脉窦型房缺

20. 小儿动脉收缩压推算，下列可用的公式是

A.（年龄 ×2）+75mmHg　　　　　B.（年龄 ×2）+80mmHg

C.（年龄 ×2）+85mmHg　　　　　D.（年龄 ×2）+48mmHg

E.（年龄 ×2）+90mmHg

21. 小儿时期最常见的期前收缩是

A. 交界性期前收缩　　B. 室性期前收缩　　C. 室上性期前收缩

D. 房性期前收缩　　　E. 频发室性期前收缩

22. 先天性心脏病因中最主要是由于

A. 遗传　　　　　　　　　　　B. 妊娠早期服用药物

C. 接触大剂量放射线　　　　　D. 孕母患代谢紊乱性疾病

E. 宫内感染

23. 肺动脉瓣区第 2 音亢进和固定分裂多见于

A. 动脉导管未闭　　B. 室间隔缺损　　　C. 房间隔缺损

D. 法洛四联症　　　E. 艾森曼格综合征

24. 肺动脉瓣区第 2 音亢进提示

A. 左心室肥厚　　　B. 右心室肥厚　　　C. 主动脉高压

D. 肺动脉高压　　　E. 肺动脉狭窄

25. X 线检查肺动脉段凹陷的先心病是

A. 房间隔缺损　　　B. 室间隔缺损　　　C. 动脉导管未闭

D. 肺动脉瓣狭窄　　E. 法洛四联症

26. 动脉导管未闭有显著肺动脉高压时可出现

A. 面部青紫　　　　B. 上半身青紫　　　C. 全身青紫

D. 末梢青紫　　　　E. 下半身青紫

27. 动脉导管未闭的特征性体征是

A. 心房左心室增大

B. 水冲脉

C. 股动脉枪击声

D. 左、右心房与左、右心室均增大

E. 胸骨左缘肋间连续性机器样杂音

28. 容易发生脑栓塞或脑脓肿的先心病是
    A. 房间隔缺损   B. 室间隔缺损   C. 动脉导管未闭
    D. 法洛四联症   E. 右位心

29. 治疗小儿心力衰竭,最常选用的药物是
    A. 毛花苷丙   B. 地高辛   C. 多巴酚丁胺
    D. 多巴胺   E. 钙剂

30. 洋地黄中毒,最常见的表现是
    A. 视力减退   B. 呕吐   C. 腹泻
    D. 腹痛   E. 心律失常

（刘 潜）

十三、血液系统疾病

1. 新生儿出生时血红蛋白量约为
    A. 30~60g/L   B. 61~90g/L   C. 91~120g/L
    D. 150~220g/L   E. 250~350g/L

2. 小儿出生后正常情况下造血器官主要是
    A. 肾上腺   B. 肾脏   C. 肝脏
    D. 骨髓   E. 脾脏

3. 有关小儿造血特点的描述**不包括**
    A. 胚胎期 7 个月时骨髓是造血的主要器官
    B. 婴儿期所有的骨髓均为红骨髓参与造血
    C. 年长儿的长骨中骨髓为黄骨髓
    D. 婴儿期肝脾也可参与造血
    E. 骨髓外造血时,末梢中可出现有核红细胞和幼稚粒细胞

4. 小儿骨髓外的造血器官是
    A. 胆囊   B. 肾脏   C. 淋巴管
    D. 肝脾   E. 胰腺

5. 足月儿生理性贫血最明显的时间为生后
    A. 1 个月以内   B. 2~3 个月   C. 4~5 个月
    D. 6 个月   E. 7~9 个月

6. 女婴,6 个月,周围血 WBC 11×10^9/L,分类:N 0.68,L 0.32,M 0.01,以下结论正确的是
    A. 总数、分类均正常   B. 总数升高,分类正常
    C. 总数、分类均不正常   D. 总数正常,分类不正常
    E. 总数偏高,淋巴细胞偏低

7. 小儿末梢血白细胞分类,中性粒细胞和淋巴细胞的比例发生两个交叉的年龄是
    A. 4~6 天和 4~6 岁   B. 4~6 天和 4~6 个月   C. 4~6 周和 4~6 个月
    D. 4~6 周和 4~6 岁   E. 4~6 个月和 4~6 岁

8. 某正常小儿,其血常规中白细胞分类为:N 0.32,L 0.65,M 0.02。根据血常规判断该小儿的年龄可能为

A. 1 天　　　　　　B. 5 天　　　　　　C. 5 个月

D. 5 岁　　　　　　E. 7 岁

9. 小儿贫血诊断标准中血红蛋白值是

A. 新生儿 <135g/L　　　　　　　B. 1~4 个月 <120g/L

C. 4~6 个月 <90g/L　　　　　　　D. 6 个月至 6 岁 <130g/L

E. 6~12 岁 <120g/L

10. 营养性缺铁性贫血发病率最高的年龄为

A. 1 个月内　　　　B. 2~3 个月　　　　C. 4~5 个月

D. 6 个月 ~2 岁　　E. 3~5 岁

11. 8 岁小儿重度贫血的诊断标准是

A. Hb>120g/L　　　　B. Hb<120g/L　　　　C. Hb<90g/L

D. Hb<60g/L　　　　E. Hb<30g/L

12. 患儿，12 个月。血常规：Hb 51g/L，RBC 2.5×10^{12}/L。此患儿的贫血程度为

A. 正常血象　　　　B. 轻度贫血　　　　C. 中度贫血

D. 重度贫血　　　　E. 极重度贫血

13. 小儿生理性贫血的主要原因是

A. 先天储铁不足　　B. 铁摄入不足　　　C. 红细胞生成素不足

D. 肾功能不全　　　E. 疾病影响

14. 营养性缺铁性贫血的主要病因是

A. 牛奶摄入量少　　B. 生长发育迟缓　　C. 未及时添加富含铁辅食

D. 过期产儿　　　　E. 未及时添加钙剂

15. 营养性缺铁性贫血的临床表现，**不包括**

A. 年长儿可有头晕、眼前发黑、耳鸣等　　B. 注意力不集中，记忆力减退

C. 食欲减退，可出现异食癖　　　　　　　D. 免疫功能低下，易合并感染

E. 年龄愈大，肝脾大越明显

16. 营养性缺铁性贫血的周围血涂片特点是

A. 红细胞大小不等，以大者为多，中央淡染区不明显

B. 红细胞大小不等，易见多染及有核红细胞

C. 红细胞大小不等，以小者为多，中央淡染区扩大

D. 红细胞大小不等，大者中央淡染区扩大

E. 红细胞大小不等，易见深染

17. 预防小儿营养性缺铁性贫血应强调

A. 牛奶喂养　　　　　　　　　B. 及时添加蛋黄、豆类、肉类

C. 给铁剂　　　　　　　　　　D. 母乳喂养

E. 及时添加蔬菜、水果

18. 缺铁性贫血早期最灵敏的化验指标是

A. 血清铁　　　　　B. 游离原卟啉　　　C. 总铁结合力

D. 转铁蛋白饱和度　E. 血清铁蛋白

19. 有关铁代谢的检查中，较灵敏地反映体内贮铁情况，在缺铁的铁减少期即有改变的指标是

A. 血清铁   B. 血清铁蛋白   C. 总铁结合力

D. 骨髓可染铁   E. 红细胞游离原卟啉

20. 关于营养性缺铁性贫血铁剂治疗,正确的是

    A. 铁剂宜空腹服用

    B. 优先使用注射铁剂

    C. 口服铁剂宜选用三价铁盐

    D. 口服铁剂不宜与维生素 C 同时口服

    E. 铁剂用到血红蛋白正常后 6~8 周左右再停药

21. 早产儿、低出生体重儿给予铁剂预防缺铁性贫血的合适时机是生后

    A. 2 个月   B. 3~4 个月   C. 5~6 个月

    D. 7~8 个月   E. 9~10 个月

22. 营养性巨幼细胞贫血的病因是缺乏

    A. 叶酸和铁   B. 叶酸和维生素 B_{12}

    C. 维生素 D 和维生素 B_{12} D. 叶酸和维生素 B_6

    E. 维生素 A 和维生素 C

23. 营养性缺铁性贫血临床表现中最有特点的是

    A. 毛发稀疏、发黄   B. 异嗜癖   C. 肝脾大

    D. 震颤   E. 舌炎

24. 小儿白血病的确诊主要依靠

    A. 以发热、贫血、出血为主要表现

    B. 贫血伴肝脾大

    C. 淋巴结肿大

    D. 周围血象见异常白细胞伴贫血

    E. 骨髓象中白血病细胞(原始 + 幼稚)≥30%

25. 中枢神经系统白血病最常见于

    A. 急性粒细胞白血病   B. 急性红白血病

    C. 急性早幼粒细胞白血病   D. 急性单核细胞白血病

    E. 急性淋巴细胞白血病

26. 3 岁男孩,断母乳后一直饮鲜牛奶(喜冷饮),常有餐后脐周阵痛,面色渐苍白 3 个月,查体肝肋下可触及,脾未触及,RBC 5.0×10^{12}/L, Hb 90g/L, MCV 72fl, 网织红细胞 0.015, WBC 和 PLT 正常。外周血涂片示红细胞大小不等,以小细胞为主,中央淡染区扩大,血清铁蛋白 11.2μmol/L,红细胞游离原卟啉 1.2μmol/L,最可能的诊断是

    A. 地中海贫血   B. 营养性巨幼细胞贫血

    C. 铅中毒   D. 营养性缺铁性贫血

    E. 感染性贫血

27. 男,1 岁。面色苍白 1 个月,易疲乏、烦躁,食欲差。体格检查:肝肋下 3cm,质中等,脾肋下 1.5cm。查血常规: Hb 86g/L, RBC 3.45×10^{12}/L, MCV 68fL, MCH 20pg, MCHC 0.26。最可能的诊断是

    A. 叶酸缺乏性贫血   B. 再生障碍性贫血

    C. 缺铁性贫血   D. 维生素 B_{12} 缺乏性贫血

E. 生理性贫血

28. 单纯羊乳喂养儿易患

    A. 缺铁性贫血   B. 溶血性贫血   C. 地中海贫血

    D. 再生障碍性贫血   E. 巨幼细胞贫血

29. 1岁婴儿,面色苍黄,毛发稀疏,易怒少哭,查体:体温正常,神志清楚,不会扶站,四肢抖动,踝阵挛,巴氏征(+),该患儿的诊断最可能是

    A. 21-三体综合征   B. 多动症   C. 病毒性脑膜炎

    D. 癫痫小发作   E. 巨幼细胞贫血

30. 女婴,11个月,皮肤蜡黄,虚胖,手足颤抖2个月求诊,体格检查:肝脾轻度大。血常规:RBC 2.1×10^{12}/L, Hb 80g/L,本病可能的诊断是

    A. 营养巨幼细胞贫血   B. 营养性缺铁性贫血

    C. 混合性贫血   D. 蚕豆病

    E. 再生障碍性贫血

31. 1岁小儿体检,血常规检查结果示:Hb 80g/L, MCV 98fl, MCH 34pg, MCHC 32%。最适宜的治疗是

    A. 输血   B. 脾切除   C. 口服铁剂

    D. 口服维生素 C   E. 肌注维生素 B_{12}

32. 男孩,11岁。发热1个月,伴咳嗽2周。查体:面色苍白,Hb 89g/L, WBC 32×10^9/L, N 0.30, L 0.63,有10%细胞形态较大,核染色质较细,X线示胸腺增大。最可能的诊断为

    A. 营养性巨幼细胞贫血   B. 营养性缺铁性贫血

    C. 急性白血病   D. 遗传性红细胞增多症

    E. 地中海贫血

33. 男孩,4岁。因流涕、咳嗽2周,皮肤瘀点、瘀斑1天就诊。平素体健。体格检查:一般情况良好,无活动性出血表现,皮肤可见全身分布散在针尖大小出血点,浅表淋巴结不大,咽部充血明显,心肺未触及异常,肝肋下可触及,脾肋下未触及。血常规:Hb 115g/L, RBC 3.5×10^{12}/L, WBC 7.0×10^9/L, N 0.40, L 0.60, PLT 30×10^9/L。目前的诊断及首选处理是

    A. 急性原发性血小板减少性紫癜;骨髓穿刺明确诊断

    B. 过敏性紫癜;抗过敏治疗

    C. 急性原发性血小板减少性紫癜;抗感染治疗

    D. 急性原发性血小板减少性紫癜;大剂量静脉丙种球蛋白治疗

    E. 急性原发性血小板减少性紫癜;激素治疗

(34~37题共用题干)

4个月婴儿,足月顺产,出生体重2000g/L,单纯母乳喂养,未添加辅食。体格检查:皮肤巩膜无黄染,前囟平软,唇较苍白,心肺无异常,肝右肋下3cm,脾左肋下2cm, Hb 80g/L, WBC 8.5×10^9/L, N 0.38, L 0.65, MCV 70fl, MCH 25pg, MCHC 26%。

34. 该患儿最可能的诊断是

    A. 生理性贫血   B. 溶血性贫血   C. 再生障碍性贫血

    D. 巨幼细胞贫血   E. 营养性缺铁性贫血

35. 最有助于确立该诊断的检查是

    A. 血清铁测定   B. 骨髓铁染色   C. 红细胞游离原卟啉检测

  D. 血清铁蛋白　　　　　E. 血清总铁结合力

36. 最适宜的治疗是

  A. 输血　　　　　B. 肌注铁剂　　　　　C. 输血＋铁剂口服＋Vit C 口服

  D. 铁剂口服　　　　　E. 铁剂及 Vit C 口服

37. 本病治疗的早期有效指标是

  A. 血红蛋白量上升　　　　　B. 红细胞数上升　　　　　C. 网织红细胞上升

  D. 红细胞变大　　　　　E. 红细胞中心浅染消失

（38~40 题共用题干）

  男婴，12 个月。母乳喂养，近 3 个月来面色渐苍黄，间断腹泻，原可站立，现坐不稳，手足常颤抖。体检面色苍黄，虚胖，表情呆滞，Hb 80g/L，RBC 2.05×10^{12}/L，WBC 6.0×10^9/L。

38. 该患儿可能的诊断是

  A. 大脑发育不全　　　　　　　　B. 营养性缺铁性贫血

  C. 维生素 D 缺乏性手足搐搦症　　　D. 维生素 D 缺乏性佝偻病

  E. 营养性巨幼细胞贫血

39. 确诊需做的进一步检查是

  A. 脑 CT　　　　　　　　　　B. 脑电图检查

  C. 血清铁检查　　　　　　　　D. 血清维生素 B_{12}、叶酸测定

  E. 血清钙、磷、碱性磷酸酶测定

40. 患儿最恰当的治疗是

  A. 静脉补钙　　　　　B. 维生素口服　　　　　C. 肌注维生素 B_{12}

  D. 肌注维生素 D_3　　　　　E. 静滴维生素 B_6

（李　蕾）

十四、泌尿系统疾病

1. 小儿急性肾小球肾炎最常见的病原体是

  A. 流感病毒　　　　　B. 腮腺炎病毒　　　　　C. A 组 β 溶血性链球菌

  D. 金黄色葡萄球菌　　　　　E. 立克次体

2. 急性肾炎合并高血压脑病时，首选降压药物为

  A. 卡托普利　　　　　B. 硫酸镁　　　　　C. 普萘洛尔

  D. 硝普钠　　　　　E. 硝苯地平

3. 急性肾小球肾炎患儿可恢复上学的客观指标是

  A. 水肿消退　　　　　B. 血压正常　　　　　C. ESR 正常

  D. 尿常规检查　　　　　E. ASO 正常

4. 肾病综合征原发病理生理改变是

  A. 明显血尿　　　　　B. 氮质血症　　　　　C. 大量蛋白尿

  D. 低蛋白血症　　　　　E. 高胆固醇血症

5. 急性肾小球肾炎应用青霉素抗感染是为了

  A. 预防肾炎复发　　　　　B. 防止交叉感染　　　　　C 治疗肾炎本身

  D. 治疗并发症　　　　　E. 清除病灶内残余的链球菌

6. 治疗肾病综合征的首选药物是

A. 环孢素   B. 肾上腺皮质激素   C. 雷公藤总苷

D. 苯丁酸氮芥   E. 环磷酰胺

7. 单纯性肾病综合征的发病年龄多为

    A. 1 岁以内   B. 2~7 岁   C. 8~14 岁

    D. 15~20 岁   E. 20 岁以上

8. 肾病综合征加用免疫抑制剂的指征**不包括**

    A. 频发复发   B. 激素治疗出现严重并发症

    C. 不规范治疗,反复发作   D. 激素依赖

    E. 激素耐药

9. 急性肾小球肾炎补体恢复正常一般在病后

    A. 1 周内   B. 2 周内   C. 3 周内

    D. 4 周内   E. 8 周内

10. 急性肾小球肾炎在早期最主要的治疗措施是

    A. 应用青霉素   B. 低盐或无盐饮食   C. 卧床休息

    D. 应用利尿药   E. 激素治疗

11. 急性肾小球肾炎起病常在前驱感染后

    A. 1 周内   B. 1~3 周   C. 3~4 周

    D. 2~4 周   E. 4~5 周

12. 小儿肾病综合征最常见的病理类型为

    A. 微小病变型肾病   B. 系膜增生性肾小球肾炎

    C. 膜性增生性肾小球肾炎   D. 局灶节段性肾小球硬化

    E. 膜性肾病

13. 急性肾小球肾炎的发病机制以下描述**不正确**的是

    A. 免疫复合物学说   B. 原位免疫复合物学说

    C. 自身免疫机制紊乱学说   D. 抗肾小球基底膜抗体型肾炎学说

    E. 细胞免疫功能紊乱学说

14. 急性肾小球肾炎早期最可能出现的严重临床症状是

    A. 低钾血症   B. 休克   C. 多尿

    D. 多饮   E. 严重循环充血

15. 急性链球菌感染后肾小球肾炎在电镜下的病理改变特点是

    A. 大红肾   B. 渗出性病变

    C. 呈散在圆顶状 "驼峰样" 电子致密物沉积   D. 新月体

    E. 弥漫性增生性炎症

16. 急性肾炎的水肿特点为

    A. 有时间规律性,下午最明显   B. 上行性

    C. 非凹陷性   D. 腹水为主

    E. 凹陷性

17. 学龄前儿童 24 小时尿量少尿标准是

    A. 200ml   B. 300ml   C. 400ml

    D. 600~800ml   E. 1000ml

18. 大量蛋白尿的定量标准为

    A. $\geq 50 mg/(kg \cdot d)$　　　B. $\geq 100 mg/(kg \cdot d)$　　　C. $\geq 70 mg/(kg \cdot d)$

    D. $\geq 75 mg/(kg \cdot d)$　　　E. $\geq 90 mg/(kg \cdot d)$

19. 肾病综合征激素治疗中程疗法时间为

    A. 3~5 年　　　　　　　　B. 8~12 周　　　　　　　　C. 6 个月左右

    D. 9~12 个月　　　　　　　E. 1 年

20. 上尿路感染是

    A. 膀胱炎　　　　　　　　B. 尿道炎　　　　　　　　C. 肾盂肾炎

    D. 急性肾炎　　　　　　　E. 肾炎性肾病

21. 急性肾小球肾炎患儿,若尿液是酸性,则肉眼血尿颜色为

    A. 黄色　　　　　　　　　B. 浓茶色　　　　　　　　C. 鲜红色

    D. 脓尿　　　　　　　　　E. 洗肉水样

22. 女童易出现尿路感染的主要原因是

    A. 淋巴道感染,女童多于男　　　　　　B. 输尿管长而弯曲,易压扁或扭曲

    C. 女童尿道畸形多于男　　　　　　　　D. 血行感染,女童多于男

    E. 尿道短,外口暴露且接近肛门

23. 急性肾小球肾炎有关补体的描述正确的是

    A. 从尿中排出增多导致血液中补体减少

    B. 原发性补体合成障碍导致血液中补体减少

    C. 补体参与免疫过程时被消耗导致血液中补体减少

    D. 补体活性降低,血液中难以检出

    E. 急性肾小球肾炎导致补体持续下降

24. 急性肾小球肾炎尿量减少的主要原因是

    A. 肾小球滤过率降低　　　B. 肾小球囊被破坏　　　　C. 肾小管上皮细胞坏死

    D. 血容量减少　　　　　　E. 肾小管上皮细胞缺血

25. 急性肾小球肾炎突然发生惊厥,最有可能是

    A. 高血压脑病　　　　　　B. 高热惊厥　　　　　　　C. 低钙惊厥

    D. 低钠综合征　　　　　　E. 低血糖

26. 急性肾功能不全最容易引起

    A. 高钙血症　　　　　　　B. 高钾血症　　　　　　　C. 低镁血症

    D. 高钠血症　　　　　　　E. 低钾血症

27. 肾病综合征最常见的并发症是

    A. 低钠血症　　　　　　　B. 低钙血症　　　　　　　C. 肾静脉栓塞

    D. 感染　　　　　　　　　E. 低钾血症

28. 引起尿道感染的最常见致病菌是

    A. 变形球菌　　　　　　　B. 葡萄球菌　　　　　　　C. 铜绿假单胞菌

    D. 溶血性链球菌　　　　　E. 大肠埃希菌

29. 下列选项对诊断尿路感染无价值的是

    A. 中段尿培养菌落数 $>10^5/ml$

    B. 粪链球菌菌落数在 $10^3 \sim 10^4/ml$

C. 通过耻骨上膀胱穿刺获取的尿培养发现有细菌生长

D. 有严重尿路刺激症状的女孩,尿中有较多白细胞,中段尿细菌定量培养大肠埃希菌 $\geq 10^3/ml$

E. 尿蛋白 >2$^+$

30. 环磷酰胺冲击治疗肾病综合征的每日用量及疗程为

    A. 8~12mg/kg,2 天为一疗程　　　　　　B. 1~2mg/kg,5 天为一疗程

    C. 2~5mg/kg,2 天为一疗程　　　　　　D. 2~3mg/kg,4 天为一疗程

    E. 3~5mg/kg,2 天为一疗程

（刘 潜）

十五、神经系统疾病

1. 不同年龄脊髓下端的位置与椎体的关系,正确的是

    A. 胎儿期,脊髓下端位于第 4 腰椎　　　　B. 出生时,脊髓下端位于第 3 腰椎

    C. 4 岁时,脊髓下端位于第 1 腰椎　　　　D. 10 岁时,脊髓下端位于第 1 腰椎

    E. 1 岁时,脊髓下端位于第 1 腰椎

2. 以下有关神经反射的说法,**不正确**的是

    A. 握持反射生后 3~4 个月消失　　　　B. 婴儿腹壁反射不易引出

    C. 1 岁以内巴氏征阳性属病理现象　　　D. 新生儿克氏征弱阳性属生理现象

    E. 新生儿提睾反射引不出

3. 正常小儿脑脊液的细胞数一般**不超过**

    A. $5 \times 10^6/L$　　　　B. $1.0 \times 10^6/L$　　　　C. $10 \times 10^6/L$

    D. $15 \times 10^6/L$　　　　E. $20 \times 10^6/L$

4. 拥抱反射应该消失的时间是

    A. 生后 1~2 个月　　　　B. 生后 2~3 个月　　　　C. 生后 3~4 个月

    D. 生后 4~5 个月　　　　E. 生后 5~6 个月

5. 3 个月内小儿患化脓性脑膜炎的表现**不包括**

    A. 拒食、吐奶、面色青灰　　　　B. 嗜睡、凝视、尖叫

    C. 惊厥　　　　D. 脑膜刺激征典型

    E. 临床表现不典型

6. 提示有脑膜炎体征的是

    A. 发热、腹壁反射（+）　　　　B. 前囟凹陷

    C. 血压升高,心率减慢　　　　D. 巴氏征（+）

    E. 克氏征（+）、布氏征（+）

7. 关于化脓性脑膜炎合并硬脑膜下积液,**不正确**的是

    A. 是化脓性脑膜炎最常见的并发症　　　B. 多见于 1.5 岁以上小儿

    C. 颅骨透照试验（+）　　　　D. 治疗中体温有反复

    E. 经合理治疗后,脑脊液好转,但体温持续不退

8. 下列可确诊为硬脑膜下积液的是

    A. 发热　　　　B. 前囟隆起

    C. 呕吐　　　　D. 颅缝增大

E. 硬膜下穿刺抽出积液 >2ml,蛋白 >400mg/L

9. "落日眼"常见于

A. 脑膜炎　　　　　　　B. 脑积水　　　　　　　C. 白内障

D. 大脑发育不全　　　　E. 眼肌功能障碍

10. 新生儿化脓性脑膜炎,最为常见的病原菌是

A. 病毒　　　　　　　　B. 结核杆菌　　　　　　C. 大肠埃希菌

D. 隐球菌　　　　　　　E. 肺炎链球菌

11. 关于病毒性脑膜脑炎的临床表现,描述**不正确**的是

A. 病前多有上呼吸道感染或腹泻史　　　　B. 可表现发热、头痛、呕吐、昏迷

C. 可表现精神情绪异常　　　　　　　　　D. 可表现肢体瘫痪

E. 脑膜炎预后较脑炎预后差,多留有神经系统后遗症

12. 化脓性脑膜炎合并硬膜下积液,常见的病原菌是

A. 金黄色葡萄球菌　　　B. 大肠埃希菌　　　　　C. B 组溶血性链球菌

D. 流感嗜血杆菌　　　　E. 铜绿假单胞菌

13. 婴幼儿化脓性脑膜炎常见的致病菌为

A. 大肠埃希菌和 B 组溶血性链球菌　　　　B. 金黄色葡萄球菌和铜绿假单胞菌

C. 肺炎链球菌和流感嗜血杆菌　　　　　　D. 肺炎链球菌和沙门菌

E. B 组溶血性链球菌和流感嗜血杆菌

14. 化脓性脑膜炎的抗生素治疗原则,**不正确**的是

A. 选用杀菌药物或联合用药　　　　　　　B. 早期、足量、足疗程

C. 药物易透过血 – 脑脊液屏障　　　　　　D. 静脉给药

E. 脑脊液给药

15. 提示颅内压增高的征象是

A. 脑膜刺激征(+)　　　B. 发热、心率快　　　　C. 心率减慢,血压升高

D. 腱反射亢进　　　　　E. 前囟凹陷

16. 化脓性脑膜炎合并硬膜下积液的处理,**不正确**的是

A. 少量液体不必穿刺

B. 积液多时须反复穿刺

C. 每次不超过 20~30ml

D. 有硬膜下积脓时,可注入抗生素

E. 穿刺治疗效果不佳时,可持续侧脑室引流

17. 化脓性脑膜炎合并硬膜下积液的好发年龄是

A. 1 岁以内　　　　　　B. 1~1.5 岁　　　　　　C. 2 岁以内

D. 3~4.5 岁　　　　　　E. 3~4 岁

18. 患儿 2 岁,发热、呕吐、烦躁 1 天。查体:T 40℃,嗜睡,前囟隆起,颈抵抗,心肺正常,克氏征(+),布氏征(+),血象 WBC 28×10⁹/L。目前能快速诊断的检查是

A. 脑脊液检查　　　　　B. ESR　　　　　　　　C. 结核菌素试验

D. 头颅 CT　　　　　　E. 血培养

19. 一化脓性脑膜炎患儿治疗 1 周后全身症状明显好转,但不久后前囟门又隆起,头围渐大,又出现惊厥、双眼下视。考虑合并

A. 硬膜下积液　　　　　B. 电解质紊乱　　　　　C. 化脓性脑膜炎复发

D. 脑积水　　　　　E. 脑水肿

20. 患儿2个月,发热、呕吐2天,烦躁或嗜睡,尖叫,拒奶。查体:前囟膨隆,头向后仰,脑膜刺激征(－),血象 WBC 20×10^9/L, N 0.91。目前最可能的诊断为

A. 结核性脑膜炎　　　　　B. 病毒性脑炎　　　　　C. 化脓性脑膜炎

D. 中毒性脑病　　　　　E. 脑先天畸形

21. 患儿3岁,发热、嗜睡3天,抽搐5分钟入院。查体:意识不清,四肢强直性抽搐,口吐白沫。下列治疗中,**不正确**的是

A. 吸氧　　　　　B. 甘露醇降颅内压　　　　　C. 地西泮静脉推注

D. 抗感染　　　　　E. 应用地塞米松

22. 关于病毒性脑膜脑炎,**不正确**的是

A. 以脑炎为主者,精神异常和意识障碍显著

B. 以脑膜炎为主者,头痛、呕吐较明显

C. 脑脊液蛋白质轻度升高

D. 无论病情轻重,一律使用激素

E. 可用转移因子调节免疫功能

23. 当同时有颈强直、出血性皮疹与休克存在时,最可能的诊断是

A. 脑膜炎球菌性脑膜炎　　　　　B. 流感嗜血杆菌脑膜炎

C. 肺炎链球菌脑膜炎　　　　　D. 金黄色葡萄球菌脑膜炎

E. 铜绿假单胞菌脑膜炎

24. 化脓性脑膜炎并发硬脑膜下积液时,**不正确**的是

A. 它是婴儿化脓性脑膜炎常见的并发症

B. 常发生于经特效治疗后脑脊液好转,但体温持续不退或退后又回升

C. 积液可以是无菌性渗出液

D. 以肺炎双球菌及流感嗜血杆菌脑膜炎为多见

E. 已明确是不恰当治疗的结果

25. 预防性使用抗菌药物,通常适用于

A. 流感嗜血杆菌脑膜炎　　　　　B. 肺炎链球菌脑膜炎

C. 金黄色葡萄球菌脑膜炎　　　　　D. 结核杆菌脑膜炎

E. 脑膜炎球菌性脑膜炎

26. 化脓性脑膜炎患儿治疗1周后全身症状明显好转,但前囟门又复隆起,头围渐大,惊厥,双眼下视,体温及脑脊液正常。可考虑为

A. 并发硬脑膜下积液　　　　　B. 并发脑积水

C. 并发中毒性脑病　　　　　D. 继发病毒性脑膜炎

E. 并发脑脓肿

27. 新生儿化脓性脑膜炎最常见的并发症是

A. 硬脑膜下积液　　　　　B. 脑脓肿　　　　　C. 脑积水

D. 脑室管膜炎　　　　　E. 脑出血

28. 婴儿期怀疑化脓性脑膜炎的表现是

A. 硬脑膜下积液　　　　　B. 脑膜刺激征阳性　　　　　C. 白细胞数增高,核左移

D. 发热、抽搐　　　　　　　　　　E. 昏迷

29. 关于化脓性脑膜炎的脑脊液检查,**不正确**的是

　　A. 外观混浊甚至呈脓性

　　B. 压力增高

　　C. 脑脊液涂片常可找到细菌

　　D. 糖、蛋白质、氯化物增高

　　E. 细胞数明显增高,达 1000×10^6/L 以上,以中性粒细胞为主

30. 病原菌不明的化脓性脑膜炎,治疗首选

　　A. 第三代头孢菌素　　　　B. 青霉素单用　　　　　　C. 氯霉素 + 青霉素

　　D. 红霉素 + 氯霉素　　　　E. 庆大霉素

31. 关于化脓性脑膜炎的治疗原则,**不正确**的是

　　A. 选择对病原菌敏感的杀菌药

　　B. 所用药物能透过血 – 脑脊液屏障

　　C. 必须选择 2 种以上抗生素联合应用

　　D. 急性期静脉分次给药

　　E. 抗生素使用应用早用足,必要时脑室内给药

32. 有关化脓性脑膜炎并发症的描述,**不正确**的是

　　A. 硬脑膜下积液　　　　　　　　　　B. 脑室管膜炎

　　C. 脑积水　　　　　　　　　　　　　D. 脑性低钠综合征

　　E. 脑室内出血脑脊液涂片常可找到细菌

33. 有关化脓性脑膜炎并发硬脑膜下积液的特点,**不正确**的是

　　A. 3 岁以上患儿较多见　　　　　　　B. 多在治疗中体温不退或热退后复升

　　C. 进行性前囟饱满、头围增大　　　　D. 透光试验阳性

　　E. 头颅 CT 检查有诊断价值

34. 下列选项提示有脑膜炎可能的是

　　A. 高热　　　　　　　B. 惊厥　　　　　　　C. 昏迷

　　D. 克氏征阳性　　　　E. 巴氏征阳性

35. 有关癫痫的描述,正确的是

　　A. 根据病因,癫痫可分为特发性癫痫和症状性癫痫

　　B. 癫痫是由多种原因所致的急性脑功能障碍

　　C. 癫痫发作是由大脑神经元异常放电所致

　　D. 癫痫具有急性、发作性、刻板性的特点

　　E. 痫性发作表现为运动性发作

36. 小儿癫痫,全面性发作中最常见的发作类型是

　　A. 强直 – 阵挛发作　　　B. 阵挛性发作　　　　　　C. 肌阵挛发作

　　D. 强直性发作　　　　　E. 失神发作

37. 符合婴儿痉挛症临床特点的是

　　A. 病因多为原发性　　　　　　　　　B. 多在生后 3 个月内起病

　　C. 以痉挛发作为特征性临床表现　　　D. 脑电图呈多灶性慢 – 棘慢波改变

　　E. 预后大多良好

38. 控制癫痫持续状态的首选止惊药物是
    A. 氯硝西泮　　　　　B. 苯妥英钠　　　　　C. 利多卡因
    D. 地西泮　　　　　　E. 苯巴比妥

39. 引起病毒性脑膜炎最多见的病毒是
    A. 虫媒病毒　　　　　B. 肠道病毒　　　　　C. 呼吸道合胞病毒
    D. 疱疹病毒　　　　　E. 麻疹病毒

40. 有关脑性瘫痪的描述,正确的是
    A. 由出生前到出生后 1 岁的器质性脑损伤所致
    B. 病因为进行性脑损伤
    C. 在幼儿期出现临床症状
    D. 以中枢性运动障碍和姿势异常为表现
    E. 大多数患者在 3 岁以内可以自愈

41. 诊断小儿脑瘫的依据是
    A. 1 岁内脑损伤因素　　　　　　　　B. 智力低下
    C. 听力障碍　　　　　　　　　　　　D. 非进行性运动发育落后
    E. 随年龄增长,病情进行性加重

42. 患儿,女,5 岁,因发热伴头痛 2 天,2 小时内惊厥 1 次入院。病前有脓疱疮病史。体格检查:神志清楚,神经系统检查精神萎靡,脑神经无异常,颈抵抗(−),克氏征(+),布氏征(+),巴氏征(−),脑电图慢波增多。最可能的诊断是
    A. 急性播散性脑脊髓炎　B. 化脓性脑膜炎　　　C. 病毒性脑炎
    D. 结核性脑膜炎　　　　E. 颅内出血

43. 1 岁 8 个月女孩,下列各项中尚属正常表现的是
    A. 握持反射阳性　　　　B. 吸吮反射阳性　　　C. 颈抵抗感明显
    D. 克氏征阳性　　　　　E. 巴氏征阳性

44. 1 岁小儿,已诊断为"化脓性脑膜炎",曾用"青霉素加氯霉素"治疗,病情好转,近 3 天又发热,抽搐,体温 39.5℃,神志清楚,前囟隆起,脑脊液外观清亮,细胞数 12×10^6/L,糖 4mmol/L,氯化物 110mmol/L,蛋白质 450mg/L。应首先考虑为合并出现
    A. 脑水肿　　　　　　　B. 脑脓肿　　　　　　C. 结核性脑膜炎
    D. 脑室管膜炎　　　　　E. 硬膜下积液

45. 下列确诊新生儿化脓性脑膜炎的依据是
    A. 体温不升、拒奶　　　　　　　　　B. 前囟饱满、头后仰
    C. 惊厥或嗜睡　　　　　　　　　　　D. 尖叫、呕吐
    E. 脑脊液找到化脓性细菌

46. 婴幼儿化脓性脑膜炎的表现,**不正确**的是
    A. 可有尖声哭叫　　　　　　　　　　B. 可有凝视
    C. 可有惊厥　　　　　　　　　　　　D. 可有颈抵抗感
    E. 较少有硬膜下积液发生

47. 化脓性脑膜炎患儿有急性颅内高压、脑疝症状时,最好首选使用
    A. 20% 甘露醇静推　　B. 50% 葡萄糖静推　　　C. 呋塞米肌注
    D. 50% 甘油盐水口服　E. 地塞米松静注

48. 化脓性脑膜炎的预后**不取决于**

    A. 发病年龄的大小   B. 诊治时间的早晚   C. 致病菌的种类

    D. 机体免疫能力   E. 发热的高低

49. 引起病毒性脑膜炎最多见的病毒是

    A. 虫媒病毒   B. 疱疹病毒   C. 呼吸道合胞病毒

    D. 肠道病毒   E. 麻疹病毒

50. 病毒性脑炎的脑脊液改变**不正确**的是

    A. 多数压力升高   B. 白细胞总数为正常或数百/升

    C. 蛋白质大多正常或轻度升高   D. 糖定量正常

    E. 外观多浑浊或者毛玻璃样改变

（崔明辰）

十六、儿科常见急症

1. 常用氨羧螯合剂（依地酸钙钠）和巯基螯合剂（二巯丙醇、二巯丙磺钠、二巯丁二钠）用于抢救

    A. 有机磷农药中毒   B. 氰化物中毒   C. 亚硝酸盐中毒

    D. 重金属中毒   E. 急性一氧化碳中毒

2. 有机磷酸酯类引起的急性中毒表现为

    A. 腺体分泌减少、胃肠平滑肌兴奋

    B. 膀胱逼尿肌松弛、呼吸肌麻痹

    C. 支气管平滑肌松弛、唾液腺分泌增加

    D. 神经节兴奋、心血管作用复杂

    E. 脑内乙酰胆碱水平下降、瞳孔扩大

3. 以下**不会**引起中毒的物质是

    A. 工业性有毒物质   B. 放射线   C. 农药

    D. 药物   E. 有毒动植物

4. 中毒的治疗原则**不包括**

    A. 立即终止接触毒物   B. 使用特效解毒药   C. 清除进入体内的毒物

    D. 对症处理   E. 立即心肺复苏

5. 急性有机磷中毒最主要的死因是

    A. 呼吸衰竭   B. 中毒性休克   C. 肾衰竭

    D. 中毒性心肌炎   E. 电解质、酸碱平衡紊乱

6. 抢救经呼吸道吸入的急性中毒，首要采取的措施是

    A. 清除尚未吸收的毒物   B. 排出已吸收的毒物

    C. 使用解毒剂   D. 对症治疗

    E. 立即脱离现场及急救

7. 女孩，11 岁。误服敌敌畏约 50ml，40 分钟后被邻居送到医院，神志清楚，治疗过程中最重要的措施是

    A. 静脉注射地西泮   B. 应用阿托品   C. 应用解磷定

    D. 应用水合氯醛   E. 彻底洗胃

8. 男孩,5 岁。误服有机磷农药 40ml,立即被其家人送往医院,该患者抢救成功的关键

　　A. 彻底洗胃　　　　　　B. 早期应用解磷定　　　　C. 早期应用阿托品

　　D. 解磷定与阿托品合用　　E. 静脉注射毛花苷丙

9. 呼吸呈蒜味的毒物是

　　A. 阿托品　　　　　　　B. 地西泮　　　　　　　　C. 酒糟

　　D. 有机磷农药　　　　　E. 亚硝酸盐

10. 女孩,12 岁。被人发现昏睡不醒,流涎、大汗,呼吸有蒜臭味。脉搏 110 次 / 分,瞳孔针尖大小。最可能的诊断是

　　A. 有机磷中毒　　　　　B. 安眠药中毒　　　　　　C. 酮症酸中毒

　　D. 肝性脑病　　　　　　E. 一氧化碳中毒

11. 女孩,9 岁,口服不详农药 50ml 后,呕吐,流涎,走路不稳,视物模糊,呼吸困难,口中有大蒜样气味。最重要的实验室检查是

　　A. 血液胆碱酯酶活力　　B. 血电解质　　　　　　　C. 尿中磷分解产物检测

　　D. 肝、肾功能检查　　　E. 血气分析

12. 有机磷中毒中,属烟碱样症状的是

　　A. 恶心、呕吐腹痛　　　　　　　　　　B. 多汗、流涎、流泪、流涕

　　C. 肌纤维颤动、肌肉强直性痉挛　　　　D. 心跳减慢和瞳孔缩小

　　E. 咳嗽、气促、肺水肿

13. 男孩,13 岁,以昏迷,尿失禁半小时被送入医院。多汗,流涎、血压 150/90mmHg,双瞳孔缩小,直径 1mm,全身肌颤动,双肺可闻及湿啰音,心率 80 次 / 分,律齐,无杂音。患者最可能的诊断是

　　A. 有机磷农药中毒　　　B. 一氧化碳中毒　　　　　C. 安眠药中毒

　　D. 蛛网膜下腔出血　　　E. 癫痫持续状态

14. 女孩,5 岁,就诊前 40 分钟口服美曲膦酯 100ml,该患者洗胃**不宜用**

　　A. 清水　　　　　　　　B. 1∶5000 高锰酸钾　　　C. 0.9% 氯化钠溶液

　　D. 5% 葡萄糖液　　　　E. 2% 碳酸氢钠溶液

15. 治疗急性有机磷农药中毒性肺水肿的主要药物是

　　A. 毛花苷丙　　　　　　B. 阿托品　　　　　　　　C. 解磷定

　　D. 地西泮　　　　　　　E. 地塞米松

16. 阿托品治疗有机磷杀虫药中毒时,无法缓解的临床表现是

　　A. 呼吸困难　　　　　　B. 肌束震颤　　　　　　　C. 流涎

　　D. 腹痛　　　　　　　　E. 多汗

17. 男,15 岁,煤气中毒 1 天后来院,深昏迷,休克、尿少、血 COHb 60%,此急性一氧化碳中毒的病情属

　　A. 轻度中毒　　　　　　B. 中度中毒　　　　　　　C. 重度中毒

　　D. 极重度中毒　　　　　E. 慢性中毒

18. 男,11 岁,昏倒在浴室中,被人发现送来急诊,体格检查:面色潮红、口唇呈樱桃红色。该患者最可能是

　　A. 脑出血　　　　　　　B. 心肌梗死　　　　　　　C. 一氧化碳中毒

　　D. 低血糖昏迷　　　　　E. 糖尿病酮症酸中毒

173

19. 对诊断一氧化碳中毒最具有意义的是
    A. 意识障碍　　　　　B. 口唇呈樱桃红色　　　C. 头痛、头晕
    D. 恶心、呕吐　　　　E. 四肢无力

20. 男性,15 岁,冬季一天清晨,同学发现其人事不省,室内煤炉取暖,门窗紧闭。送来急诊时体格检查:面色潮红、口唇呈樱桃红色。该患者最可能是
    A. 急性巴比妥中毒　　B. 急性一氧化碳中毒　　C. 急性有机磷中毒
    D. 低血糖昏迷　　　　E. 脑血管意外

21. 对一氧化碳中毒有确诊价值的是
    A. 血氧饱和度下降　　　　　　　　　B. 皮肤黏膜樱桃红色
    C. 呼吸困难　　　　　　　　　　　　D. 血氧合血红蛋白浓度降低
    E. 血碳氧血红蛋白浓度升高

22. 男,10 岁,在家中浴室洗澡,2 小时后发现已昏迷,呼吸不规则,有间歇性暂停,室内烧煤球炉取暖,门窗紧闭。本例现场急救的首要措施是立即
    A. 吸入高浓度氧　　　B. 使呼吸道通畅　　　　C. 口对口人工呼吸
    D. 搬离现场　　　　　E. 给予呼吸兴奋剂

23. 治疗重度一氧化碳中毒首选的氧疗是
    A. 鼻导管吸氧　　　　B. 呼吸新鲜空气　　　　C. 人工呼吸
    D. 面罩吸氧　　　　　E. 高压氧舱

24. 为了及时治疗急性中毒,可作为中毒诊断的主要依据是
    A. 毒物接触史　　　　　　　　　　　B. 临床表现
    C. 毒物分析　　　　　　　　　　　　D. 毒物接触史和毒物分析
    E. 毒物接触史和临床表现

25. 一般认为在服毒后,最有效的洗胃时间是
    A. 1 小时　　　　　　B. 3 小时　　　　　　　C. 6 小时
    D. 12 小时　　　　　E. 24 小时

26. 小剂量亚甲蓝静脉注射用于抢救
    A. 重金属中毒　　　　B. 氰化物中毒　　　　　C. 亚硝酸盐中毒
    D. 有机磷中毒　　　　E. 急性一氧化碳中毒

27. 重度 CO 中毒时,实验室检查变化**不正确**的是
    A. PO_2 明显降低　　B. SaO_2 明显下降　　C. HbCO 明显升高
    D. WBC 变化不大　　E. PLT 基本正常

28. 小儿急性中毒常见方式,**不正确**的是
    A. 摄入中毒　　　　　B. 接触中毒　　　　　　C. 吸入中毒
    D. 注入中毒　　　　　E. 水中毒

29. 关于中毒发生机制,下列描述**不正确**的是
    A. 干扰细胞膜(或细胞器)功能或酶系统　　B. 抑制血红蛋白携氧能力
    C. 作用于核酸,或直接化学性损伤　　　　　D. 变态反应,或麻醉作用
    E. 增加血红蛋白携氧能力

30. 有关毒物进入体内后分布的描述,下列描述**不正确**的是
    A. 甲基汞主要蓄积于脑组织

B. 易于穿透细胞膜的物质（如乙醇、汽油等）可分布全身组织

C. 易溶于脂肪的物质可大量分布于脂肪和含有脂肪的组织

D. 氟和碘可分别大量堆积于牙齿（包括骨组织）和甲状腺

E. 百草枯则积聚于肝组织

31. 呼吸衰竭最主要的临床表现是

A. 呼吸困难与发绀　　　　B. 呼吸频率增快　　　　C. 呼吸费力伴呼气延长

D. 双肺有大量湿啰音　　　E. 神经精神症状

32. 下列有关低氧血症的描述**不包括**

A. 发绀和神经系统症状（如头痛、烦躁不安、抽搐、意识障碍,最终发生脑疝）

B. 心血管系统功能异常:心率增快、血压升高和心排血量增加

C. 消化系统症状:可出现肠麻痹 / 肝功能异常或应激性溃疡

D. 肾功能障碍、电解质紊乱和酸碱失衡

E. $PO_2\downarrow$,$PCO_2\uparrow$,氧离曲线左移

33. 诊断呼吸衰竭最重要的动脉血气分析指标是

A. 动脉血氧分压低于 60mmHg

B. 动脉血二氧化碳分压高于 50mmHg

C. pH 低于 7.35

D. 二氧化碳结合力高于 29mmol/L

E. BE<-2.3mmol/L

34. 治疗呼吸衰竭时,为建立通畅的气道应采取以下措施,下列描述**不正确**的是

A. 给予祛痰药促进排痰　　　　　　　B. 必要时做气管切开吸痰

C. 必要时做气管插管吸痰　　　　　　D. 给予支气管解痉药

E. 给予可待因止咳

35. 引起Ⅰ型呼吸衰竭最常见的疾病是

A. 慢性支气管炎　　　B. 阻塞性肺气肿　　　　C. 气管异物

D. ARDS　　　　　　　E. 膈肌麻痹

36. 对呼吸性酸碱失衡的判断,最有价值的指标是

A. pH　　　　　　　　B. SB　　　　　　　　C. BE

D. AB　　　　　　　　E. PCO_2

37. 呼吸衰竭可作鼻或口鼻面罩机械通气的患者是

A. 轻至中度神志尚清,能配合的患者　　　B. 需长期机械通气支持的患者

C. 呼吸道有大量分泌物的患者　　　　　　D. 昏迷患者

E. 病情严重,神志清楚,不合作的患者

38. 代谢性酸中毒患者的呼吸变化是

A. 浅而快　　　　　　B. 深而快　　　　　　C. 浅而慢

D. 深而慢　　　　　　E. 不规则

39. Ⅱ型呼吸衰竭最主要的发生机制是

A. 通气 / 血流 >0.8　　B. 通气 / 血流 <0.8　　C. 弥散功能障碍

D. 肺泡通气不足　　　　E. 肺动静脉样分流

40. 女孩,4岁,近1周受凉后咳嗽、气促,咳脓痰,伴低热。动脉血气分析为 PO_2 7.3kPa

（55mmHg），$PCO_2$10kPa（75mmHg）。该患儿病情发展已出现

    A. Ⅰ型呼吸衰竭　　　　B. Ⅱ型呼吸衰竭　　　　C. 低氧血症

    D. 高碳酸血症　　　　　E. 呼吸性酸中毒

41. 男婴，9 月龄，呼吸困难 2 天，意识障碍 1 小时就诊。查体：浅昏迷，点头呼吸，口唇发绀，双肺散在干啰音，中下部湿啰音，HR 140 次 / 分，节律不整，腹软不胀，肝肋下 2.0cm，肢端暖和。在对该患儿的抢救中需特别注意的是

    A. 强心、利尿、扩血管综合措施　　　　B. 大量快速利尿药

    C. 迅速纠正心律失常　　　　　　　　　D. 保持呼吸道通畅

    E. 足量的止血药物及脑保护措施

42. 符合Ⅰ型呼吸衰竭的动脉血气标准是

    A. $PO_2$70mmHg，$PCO_2$45mmHg　　　　B. $PO_2$70mmHg，$PCO_2$40mmHg

    C. $PO_2$55mmHg，$PCO_2$50mmHg　　　　D. $PO_2$50mmHg，$PCO_2$40mmHg

    E. $PO_2$65mmHg，$PCO_2$40mmHg

43. 呼吸衰竭的评估**不包括**

    A. 皮肤颜色和温度　　B. 呼吸频率和节律　　C. 呼吸作功明显增加

    D. 通气量评估　　　　E. 意识障碍程度

44. 小儿急性中枢性呼吸衰竭需使用呼吸兴奋剂，首选药物是

    A. 纳洛酮　　　　　　B. 肾上腺素　　　　　C. 东莨菪碱

    D. 阿托品　　　　　　E. 地塞米松

45. 高碳酸血症主要表现**不包括**

    A. 多汗、皮肤潮红、球结膜充血水肿

    B. 摇头、烦躁不安、意识障碍

    C. 脉搏增快、血压升高和脉压增大

    D. 严重病例出现肢体颤动、惊厥、意识障碍加深、昏睡、昏迷

    E. 意识障碍者出现瞳孔扩大

46. 呼吸衰竭的动脉血气诊断指标是

    A. PO_2≤50mmHg，PCO_2>60mmHg　　　　B. PO_2<60mmHg，PCO_2>60mmHg

    C. PO_2<60mmHg，PCO_2≥50mmHg　　　　D. PO_2<70mmHg，PCO_2>40mmHg

    E. PO_2<47mmHg，PCO_2>70mmHg

47. 肝颈静脉回流征阳性最常见于

    A. 右心室肥大　　　　B. 肺气肿　　　　　　C. 右侧心力衰竭

    D. 肝硬化　　　　　　E. 左侧心力衰竭

48. 急性左侧心力衰竭的主要临床表现，**不包括**

    A. 突然发生的重度呼吸困难，端坐呼吸

    B. 咳嗽频繁，咳粉红色泡沫样痰，肺部布满哮鸣音及双肺湿啰音

    C. 心率加快，可闻室性奔马律

    D. 皮肤苍白或发绀，严重者出现血压下降或休克

    E. 下肢水肿

49. 急性左侧心力衰竭的抢救措施**不正确**的是

    A. 高流量鼻导管给氧　　　　　　　　　B. 首先应使用广谱抗生素

C. 应用吗啡

D. 快速利尿

E. 应用血管扩张剂

50. 心室容量负荷（前负荷）过重导致急性心力衰竭的常见病因**不包括**

A. 室间隔缺损

B. 瓣膜反流性疾病

C. 心输液过多过快

D. 主动脉瓣或肺动脉瓣狭窄

E. 动脉导管未闭

51. 肺循环淤血常见表现，**不正确**的是

A. 呼吸急促

B. 肺部喘鸣音和湿啰音

C. 腹腔积液

D. 发绀

E. 呼吸困难及咳嗽

52. 急性心力衰竭临床诊断的主要依据，**不包括**

A. 呼吸急促：婴儿 >60 次 / 分，幼儿 >50 次 / 分，儿童 >40 次 / 分

B. 心动过速：婴儿 >160 次 / 分，幼儿 >140 次 / 分，儿童 >120 次 / 分

C. 肝大（进行性）达肋下 3cm，或短时间内增大超过 1.5cm 以上

D. 心音明显低钝或出现奔马律

E. 突然烦躁、面色苍白或发灰

53. 左心功能不全最早和最常见的症状是

A. 咳嗽，咳白色泡沫样痰

B. 劳力性呼吸困难

C. 气短，咳粉红色泡沫样痰

D. 心悸、乏力

E. 少尿

54. 提示左侧心力衰竭，最有诊断意义的体征是

A. 左心扩大

B. 肺部闻及哮鸣音

C. 心脏有杂音

D. 心尖区听到舒张期奔马律

E. 心率增快

55. 以下**不宜**用血管扩张剂治疗心力衰竭的是

A. 心力衰竭伴高血压

B. 心力衰竭伴低血压或血容量不足

C. 心力衰竭伴低血钾

D. 心力衰竭伴心动过缓

E. 心力衰竭伴心房纤颤

56. 充血性心力衰竭时血流动力学异常的特点是

A. 外周阻力降低

B. 心排血量降低，心室舒张末压正常

C. 心排血量降低，心室舒张末压降低

D. 心排血量降低，心室舒张末期压力增高

E. 心排血量增加，心室舒张末压降低

57. 急性充血性心力衰竭伴有低血压者常用的 β 受体激动剂是

A. 多巴胺

B. 肾上腺素

C. 麻黄碱

D. 特布他林

E. 沙丁胺醇

58. 治疗心力衰竭的血管扩张剂常用药物**不包括**

A. 酚妥拉明

B. 硝普钠

C. 硝酸甘油

D. 卡托普利

E. 地巴唑

59. 洋地黄使用注意事项下列描述**不正确**的是

A. 先询问患儿近 2~3 天使用洋地黄类药物的情况

B. 洋地黄使用剂量应个体化

C. 应与钙剂同时使用

D. 未成熟儿和 <2 周龄的新生儿用量为小婴儿剂量的 1/3~2/3

E. 使用洋地黄前后,需要做心电图检查对照

60. 有关洋地黄中毒的描述,下列**不正确**的是

A. 可见各类心律失常(如阵发性心动过速、房室传导阻滞和室性期前收缩)

B. 可伴有胃肠道症状(如恶心、呕吐等)

C. 可出现神经系统症状(如嗜睡、头晕、色弱等)

D. 发现洋地黄中毒应立即停用洋地黄,并加大利尿药用量,促进药物排泄

E. 发现洋地黄中毒应立即停用洋地黄和利尿药,并补钾盐

61. 关于急性心力衰竭辅助检查的描述,**不正确**的是

A. 胸部 X 线表现为心影扩大,心尖冲动减弱,肺纹理增多和肺淤血征象

B. 心电图对病因诊断和指导洋地黄使用有价值,不能用于判断有无心力衰竭

C. 心电图对病因诊断和指导洋地黄的使用有价值,可用于判断有无心力衰竭

D. 超声心动图可见心室和心房内径增大,心室收缩期延长及射血分数降低

E. 成人心力衰竭患者血中脑利钠肽浓度的增高,可能有助于心力衰竭诊断

62. 常用洋地黄类药物剂量及用法,**不正确**的是

A. 地高辛(口服):<2 岁 0.04~0.06mg/kg;>2 岁 0.03~0.05mg/kg

B. 毛花苷丙(静脉):<2 岁 0.03~0.04mg/kg;>2 岁 0.02~0.03mg/kg

C. 毒毛花苷 K(静脉):0.007~0.01mg/kg

D. 地高辛(静脉)为口服量的 1/2~2/3

E. 地高辛(静脉)为口服量的 2~3 倍

63. 洋地黄类药物使用注意事项,**不正确**的是

A. 洋地黄化法一般是采用快速饱和量法

B. 洋地黄快速饱和量法:首次予总量 1/2,余量分 2 次,间隔 4~6 小时给完

C. 洋地黄维持量法:首次给药 24 小时后(或洋地黄化后 12 小时)开始给维持量

D. 维持量为饱和量的 1/2

E. 对轻度或慢性心力衰竭患儿,可用地高辛每日维持量法,5~7 天缓慢洋地黄化

64. 引起小儿心跳呼吸骤停最常见的原因是

A. 外伤及意外　　　　B. 继发于呼吸功能衰竭　　　C. 心脏疾病

D. 电解质平衡失调　　E. 中毒

65. 心肺复苏时,标准肾上腺素剂量为

A. 0.01mg/kg(1/10 000,IV/IO)　　　　B. 0.01mg/kg(1/1000,IV/IO)

C. 0.02mg/kg(1/10 000,IV/IO)　　　　D. 0.1mg/kg(1/10 000,IV/IO)

E. 0.1mg/kg(1/1000,IV/IO)

66. 标准现场心肺复苏程序主要包括

A. 开放气道、人工呼吸、胸外按压　　　　B. 开放气道、人工呼吸、肾上腺素

C. 胸外按压、开放气道、人工呼吸　　　　D. 给氧、胸外按压、肾上腺素

E. 开放气道、给氧、胸外按压

67. 两人对一个 5 个月婴儿进行现场心肺复苏,心脏按压与人工呼吸的比率是
    A. 5:1　　　　　　　B. 5:2　　　　　　　C. 15:1
    D. 15:2　　　　　　 E. 30:2

68. 心肺复苏后,关于积极脑复苏处理**不正确**的是
    A. 保证脑血流灌注:维持正常的血压,保证脑细胞有充分的氧和能量供应
    B. 亚低温疗法:以降低脑代谢,减轻脑水肿
    C. 减轻脑水肿
    D. 镇静、止痉:降低脑细胞代谢
    E. 常规使用高压氧治疗

69. 单人对 8 岁小儿进行现场心肺复苏,心脏按压与人工呼吸的比率是
    A. 5:1　　　　　　　B. 5:2　　　　　　　C. 15:1
    D. 15:2　　　　　　 E. 30:2

70. 心跳呼吸骤停紧急处理原则中**不正确**的是
    A. 首先必须心电图确诊,然后处理　　　　　B. 迅速有效的人工呼吸
    C. 立即进行有效的胸外按压　　　　　　　D. 立即建立静脉通道
    E. 根据情况选用合适药物,使心脏复苏

71. 心搏骤停复苏后最易出现
    A. 心肌损伤　　　　　B. 肺水肿　　　　　　C. 肾小管坏死
    D. 脑损伤　　　　　　E. 肝小叶中心坏死

72. 心肺复苏时通常首选药物是
    A. 异丙肾上腺素　　　B. 肾上腺素　　　　　C. 利多卡因
    D. 去甲肾上腺素　　　E. 阿托品

73. 心搏骤停早期诊断的最佳指标是
    A. 瞳孔突然明显散大　　　　　　　　　　B. 测不到血压
    C. 颈动脉和股动脉搏动消失　　　　　　　D. 呼吸停止
    E. 面色苍白和口唇发绀

74. 心肺复苏时,关于使用药物的适应证,正确的描述是
    A. 心肺复苏时可常规使用 5% $NaHCO_3$
    B. 有机磷农药中毒不能大剂量使用阿托品
    C. 有效通气给氧、肾上腺素和胸外按压后心跳仍未恢复者可使用 5% $NaHCO_3$
    D. 肾上腺素可以与碱性液在同一管道输注
    E. 心肺复苏时利多卡因静脉注射 1 次总量应在 10~20mg/kg

75. 关于心肺复苏后处理,下列最准确的描述是
    A. 维持有效循环、维持呼吸功能
    B. 积极脑复苏
    C. 治疗原发病,预防控制感染和加强支持治疗
    D. 维持水、电解质和酸碱平衡
    E. 积极康复治疗

76. 有关心肺复苏术(CPR)的描述,下列描述**不正确**的是
    A. 重建循环、开放气道　　　B. 人工呼吸　　　　　C. 药物治疗

D. 心电图监护和除颤复律　　E. 降低颅内压

77. 心肺复苏术中有关胸外心脏按压的描述,下列描述**不正确**的是

　　A. 将患儿仰卧于硬质平面上

　　B. 按压部位:婴儿为乳头连线下方胸骨,儿童为胸骨下半部

　　C. 按压胸骨下陷深度:新生儿 1.5~2cm,婴儿 3~4cm,儿童 4~5cm

　　D. 无论年龄大小,按压频率均为 60~80 次 / 分

　　E. 按压频率至少 100 次 / 分(新生儿 120 次 / 分)

78. 心脏按压与人工呼吸次数比例正确的是

　　A. 新生儿为 3∶1;婴儿和儿童的单人复苏为 30∶2,双人为 15∶2

　　B. 新生儿为 5∶1;婴儿和儿童的单人复苏为 30∶1,双人为 15∶1

　　C. 新生儿为 3∶1;婴儿和儿童的单人复苏为 30∶4,双人为 15∶2

　　D. 新生儿为 3∶1;婴儿和儿童的单人复苏为 30∶5,双人为 15∶3

　　E. 新生儿为 3∶1;婴儿和儿童的单人复苏为 30∶6,双人为 15∶4

79. 颅内高压综合征常见病因**不包括**

　　A. 脑脊液量增加　　　　B. 颅内占位性病变　　　　C. 中度以上脱水

　　D. 良性颅内压增高症　　E. 脑水肿

80. 引起脑水肿的常见原因,下列描述**不正确**的是

　　A. 颅内与全身感染　　　B. 脑缺氧　　　　　　　　C. 中毒

　　D. 电解质紊乱和酸碱失衡　　　　　　　　　　　　E. 鼻出血

81. 良性颅内压增高症常见原因,下列描述**不正确**的是

　　A. 长期服用药物或药物过量(如维生素 A、D)

　　B. 化脓性脑膜炎

　　C. 中耳炎

　　D. 鼻窦炎或某些代谢性疾病

　　E. 蛋白质缺乏性营养不良

82. 小儿急性脑水肿临床诊断标准(即虞佩兰标准)主要指标有

　　A. 呼吸不规则　　　　　　　　　　　　B. 瞳孔不等大或扩大、视盘水肿

　　C. 前囟隆起或紧张　　　　　　　　　　D. 无其他原因的高血压

　　E. 以上都包括

83. 小儿急性脑水肿临床诊断标准次要指标**不正确**的是

　　A. 高热

　　B. 惊厥和或四肢肌张力明显增高

　　C. 呕吐、头痛

　　D. 昏睡或昏迷

　　E. 予甘露醇 1g/kg 静注 4 小时后,血压明显下降,症状体征随之好转

84. 降低颅内压常用药物首选

　　A. 20% 甘露醇　　　　B. 20% 人血白蛋白　　　　C. 大剂量青霉素

　　D. 生理盐水　　　　　E. 低分子右旋糖酐

85. 用于慢性颅内压增高的降低颅内压药物首选

　　A. 脑活素　　　　　　B. 胞磷胆碱　　　　　　　　C. 乙酰唑胺

D. 洋地黄制剂　　　　　E. 20% 人血白蛋白

86. 常用控制惊厥的药物**不包括**

A. 地西泮　　　　　B. 阿托品　　　　　C. 苯巴比妥钠

D. 硫喷妥钠　　　　　E. 咪达唑仑

87. 婴幼儿颅内压增高的可靠依据是

A. 躁动不安与呕吐　　　　　B. 意识障碍与躁动

C. 头痛、呕吐、视盘水肿　　　　　D. 嗜睡与惊厥

E. 前囟门张力增高或（和）头围增大

88. 颅内高压综合征常见临床表现，**不包括**

A. 剧烈头痛、喷射性呕吐、意识障碍、惊厥

B. 高血压、视盘水肿

C. 前囟膨隆紧张、瞳孔改变

D. 呼吸障碍、体温调节及循环障碍

E. 多形性皮疹

89. 小脑幕裂孔疝是位于颅中凹的颞叶海马回疝入小脑幕裂隙内并压迫脑干。有关临床表现的描述，**不正确**的是

A. 受压侧瞳孔缩小，对光反射迟钝或消失，上睑下垂

B. 颈强直

C. 呼吸不规则

D. 受压对侧肢体呈中枢性瘫痪

E. 受压侧瞳孔扩大，对光反射迟钝或消失，上睑下垂

90. 枕骨大孔疝是后颅凹的小脑扁桃体疝入枕骨大孔，有关临床表现的描述，**不正确**的是

A. 意识障碍迅速加深，出现昏迷　　　　　B. 出现中枢性呼吸衰竭

C. 双侧瞳孔散大，对光反射消失，眼球固定　　　　　D. 可出现呼吸骤停

E. 双侧瞳孔缩小，对光反射消失，眼球固定

91. 有关小儿急性脑水肿临床诊断标准的描述，**不正确**的是

A. 具备 1 项主要指标及 2 项次要指标即可诊断

B. 具备 2 项主要指标及 3 项次要指标即可诊断

C. 具备 3 项主要指标及 4 项次要指标即可诊断

D. 具备 4 项主要指标及 5 项次要指标即可诊断

E. 具备 5 项主要指标及 1 项次要指标即可诊断

92. 有关颅内高压的治疗处理的描述，正确的是

A. 头肩抬高 45°~50°

B. 有脑疝前驱症状或休克未纠正时，以半卧位为宜

C. 限制液体入量和张力［30~60ml/（kg·d），1/3~1/5 张含钠液］

D. 每日出入量应保持入量多于出量为宜

E. 乙酰唑胺主要用于急性颅内压增高者

93. 有关颅内高压伴高热者体温控制的亚冬眠疗法的叙述正确的是

A. 2 小时内使肛温降至 35℃左右，维持 12~24 小时，此后保持正常体温

B. 2 小时内使肛温降至 35℃左右，维持至少 48 小时，此后保持正常体温

C. 2 小时内使肛温降至 25℃左右,维持至少 48 小时,此后保持正常体温

D. 2 小时内使肛温降至 25℃左右,维持 12~24 小时,此后保持正常体温

E. 1 小时内使肛温降至 25℃左右,维持至少 24 小时,此后保持正常体温

94. 各类休克的共同特点是

    A. 血压下降　　　　　　B. 组织灌注不足　　　　　　C. 皮肤苍白

    D. 四肢湿冷　　　　　　E. 烦躁不安

95. 休克患者的一般监测,**不包括**

    A. 体温　　　　　　　　B. 血压　　　　　　　　　　C. 脉搏

    D. 意识　　　　　　　　E. 尿量

96. 下列关于治疗休克的叙述中,**不正确**的是

    A. 失血性休克的治疗是扩容

    B. 感染性休克时可应用大剂量氢化可的松

    C. 失血性休克时,止血是不可忽视的主要手段

    D. 感染性休克时,应首先使用升压药

    E. 感染性休克应恢复有效循环血量

97. 感染性休克失代偿期,血压下降,正确的描述是

    A. 收缩压,1~12 个月 >70mmHg

    B. 收缩压,1~10 岁 <70mmHg+2× 年龄(岁)

    C. 收缩压,10 岁以上 >90mmHg

    D. 舒张压,1~12 个月 <70mmHg

    E. 舒张压,1~10 岁 <70mmHg+2× 年龄(岁)

98. 感染性休克监测中最常用的项目是

    A. 心脏指数　　　　　　B. 血气分析　　　　　　　　C. 肺动脉楔压

    D. 中心静脉压　　　　　E. 心排血量

99. 感染性休克患者迅速纠正血容量不足时,下列各组液体中首选的是

    A. 以平衡盐溶液为主,配合适量血浆和全血　　　　B. 以胶体溶液为主

    C. 等张生理盐水加代血浆　　　　　　　　　　　　D. 葡萄糖溶液加代血浆

    E. 全血配合葡萄糖

100. 下列提示存在重度休克的是

    A. 面色苍白　　　　　　　　　　　　　　　　　　B. 血压低于正常

    C. 毛细血管再充盈时间超过 3 秒　　　　　　　　　D. 尿量低于 10ml/h

    E. 呼吸急促

101. 下列关于休克患者预防急性肾衰竭的措施中,**不正确**的是

    A. 及时纠正低血容量性休克,避免肾缺血

    B. 矫治休克时不宜使用易引起肾血管收缩的药物

    C. 对有溶血倾向的患者应保持肾小管通畅、碱化尿液,避免肾小管损害

    D. 休克合并 DIC 时,要及时应用肝素治疗

    E. 患者只要出现尿量减少时,要及时使用利尿药

102. 休克是

    A. 以血压下降为主要特征的病理过程

B. 以急性微循环功能障碍为主要特征的病理过程

C. 心排血量降低引起的循环衰竭

D. 外周血管紧张性降低引起的周围循环衰竭

E. 机体应激反应能力降低引起的病理过程

103. 抗感染性休克初次扩容的液体首选

A. 0.9%氯化钠溶液　　　B. 2∶1等张液　　　　C. 中分子右旋糖酐

D. 干冻血浆　　　　　　E. 2∶3∶1溶液

104. 抗感染性休克首批补液方法为

A. 10~20ml/kg,于1小时内输完　　　　B. 10~20ml/kg,于6小时内输完

C. 5~10ml/kg,于1小时内输完　　　　D. 5~10ml/kg,于6小时内输完

E. 20~50ml/kg,于6小时内输完

105. 感染性休克治疗中继续输液阶段的液体最好选用

A. 1.4%碳酸氢钠溶液　　　　　　　　B. 2∶3∶1溶液

C. 5%葡萄糖溶液　　　　　　　　　　D. 20%甘露醇溶液

E. 1/6M乳酸钠溶液

106. 多巴胺与其他抗休克药物比较的优点为

A. 升血压作用最强　　　　　　　　　B. 增加心肌收缩力作用强

C. 不会引起高血压　　　　　　　　　D. 适用于高排低阻型休克

E. 改善肾血流作用

107. 有关山莨菪碱抗休克的优点的描述,**不正确**的是

A. 扩血管作用　　　　　　　　　　　B. 改善细胞膜的稳定性

C. 提高组织抵御自由基破坏的能力　　D. 钙离子拮抗作用

E. 中枢镇静作用

108. 高排低阻型休克治疗可选用

A. 肾上腺素　　　　　B. 山莨菪碱　　　　　C. 异丙肾上腺素

D. 去甲肾上腺素　　　E. 酚妥拉明

109. 下列**不是**观察感染性休克微循环指标的是

A. 每小时尿量　　　　B. 四肢末端温度　　　C. 面色

D. 毛细血管再充盈时间　　E. 动脉血压

110. 有关感染性休克失代偿期尿量显著减少或无尿的指标,正确的是

A. 婴儿<5ml/h,儿童<10ml/h,或无尿

B. 婴儿>5ml/h,儿童>10ml/h,或尿量减少

C. 婴儿<10ml/h,儿童<20ml/h,或尿量减少

D. 婴儿>10ml/h,儿童>15ml/h,或无尿

E. 婴儿>15ml/h,儿童>20ml/h,或无尿

111. 感染性休克早期,眼底检查可见动脉痉挛,小动脉与小静脉直径比缩小为

A. 1∶4或1∶5　　　　B. 1∶2或1∶3　　　　C. 2∶4或2∶5

D. 3∶2或2∶4　　　　E. 3∶4或3∶5

112. 感染性休克晚期,眼底检查所见情况,正确的是

A. 可见动脉扩张,小静脉曲张,视盘水肿

B. 可见小动脉、静脉均痉挛,视盘水肿

C. 可见动脉痉挛,小静脉曲张,视盘正常

D. 可见小动脉、静脉均痉挛,视盘正常

E. 可见小动脉、静脉及视盘均正常

113. 根据血流动力学改变,感染性休克分为两种类型,临床上最多见于

A. 高动力型休克(暖休克)　　　　　　B. 低动力型休克(冷休克)

C. 高排低阻型休克(冷休克)　　　　　D. 低排高阻型休克(暖休克)

E. 高排低阻型休克(暖休克)

114. 感染性休克的发病机制尚未完全明确,目前公认的学说中,**不包括**

A. 感染性休克与微循环障碍有关

B. 感染性休克与炎症免疫反应失控有关

C. 感染性休克与神经体液、内分泌机制和其他体液介质的共同作用有关

D. 微循环障碍可诱发 DIC 和多脏器功能衰竭

E. 感染性休克主要由神经递质分泌过多引起

115. 休克的原因很多,但有一个共同点是

A. 中心静脉压下降　　　B. 脉压缩小　　　　　C. 四肢湿冷

D. 血压下降　　　　　　E. 有效循环血量锐减

116. 休克失代偿期的主要微循环变化是

A. 微循环收缩期　　　　　　　　　　　B. 动静脉短路和直接通道开放

C. 毛细血管网扩大　　　　　　　　　　D. 微循环衰竭期

E. 微循环扩张期

117. 微循环变化和内脏器官的继发性损害较重的是

A. 心源性休克　　　　　B. 感染性休克　　　　C. 低血容量休克

D. 过敏性休克　　　　　E. 神经源性休克

118. 休克抑制期的微循环改变主要是

A. 直接通道开放　　　　B. 微循环扩张期　　　C. 动静脉短路关闭

D. 微循环收缩期　　　　E. 微循环衰竭期

119. 血压下降在休克中的意义是

A. 是评估细胞缺氧程度的主要指标　　　B. 是诊断休克的唯一根据

C. 是判断休克过程的主要指标　　　　　D. 是休克最常见的临床表现

E. 是休克最早的指标

120. 改善微循环最好采用

A. 纠正酸中毒　　　　　　　　　　　　B. 扩容或应用血管扩张剂

C. 应用洋地黄　　　　　　　　　　　　D. 应用血管收缩剂

E. 应用钙剂

121. 在判断小儿休克的依据中,**不正确**的是

A. 表情淡漠、不安、谵妄等反映脑因血液循环不良而发生障碍

B. 血压 <90mmHg、脉压 <20mmHg 是存在休克的主要表现

C. 儿童尿量少于 20ml/h,可判断为早期休克

D. 婴儿尿量少于 20ml/h,可判断为晚期休克

E. CVP<5cmH$_2$O,提示血容量不足

122. 小儿抗休克治疗液体复苏时,继续输液正确的是
    A. 1/2~2/3 张液体,6~8 小时内输液速度 5~10ml/(kg·h)
    B. 等张液体,6~8 小时内输液速度 5~10ml/(kg·h)
    C. 等张液体,10~16 小时内输液速度 5~10ml/(kg·h)
    D. 1/2~2/3 张液体,16~18 小时内输液速度 5~10ml/(kg·h)
    E. 等张液体,6~8 小时内输液速度 20~30ml/(kg·h)

123. 小儿抗休克治疗液体复苏时,维持输液正确的是
    A. 用 1/2 张液体,24 小时内输液速度 2~4ml/(kg·h)
    B. 用 1/3 张液体,24 小时内输液速度 2~4ml/(kg·h)
    C. 用等张液体,24 小时内输液速度 5~10ml/(kg·h)
    D. 用 1/3 张液体,24 小时内输液速度 10~20ml/(kg·h)
    E. 用 2/3 张液体,24 小时内输液速度 20~40ml/(kg·h)

124. 感染性休克的早期典型临床表现**不包括**
    A. 肢端发凉　　　　　　　B. 心率加快　　　　　　　C. 血压下降
    D. 尿量减少　　　　　　　E. 表情淡漠、反应迟钝

125. 胸外心脏按压的指征是
    A. 年长儿心率 <40 次/分　　　　　　　B. 新生儿心率 <60 次/分
    C. 新生儿心率 <80 次/分　　　　　　　D. 年长儿心率 <50 次/分
    E. 年长儿心率 <40 次/分,无呼吸

126. 口对口人工呼吸法即使操作正确,吸入氧浓度也常低于
    A. 21%　　　　　　　B. 18%　　　　　　　C. 15%
    D. 12%　　　　　　　E. 10%

127. **不可**经气道给药的心肺复苏药物是
    A. 肾上腺素　　　　　　　B. 异丙肾上腺素　　　　　　　C. 阿托品
    D. 氯化钙　　　　　　　E. 利多卡因

128. 胸外心脏按压的频率是
    A. 年长儿 100 次/分,新生儿 100 次/分
    B. 年长儿 60 次/分,新生儿 120 次/分
    C. 年长儿 80 次/分,新生儿 120 次/分
    D. 年长儿 60 次/分,新生儿 100 次/分
    E. 年长儿 60 次/分,新生儿 80 次/分

129. 患儿,10 岁,溺水后出现心跳呼吸骤停,经皮囊面罩加压通气后心率为 25 次/分,在继续通气的情况下,应立即
    A. 气管内注射肾上腺素　　　　　　　B. 静脉注射肾上腺素
    C. 静脉注射碳酸氢钠　　　　　　　D. 胸外心脏按压
    E. 心腔内注射肾上腺素

130. 患儿,2 岁,溺水后出现心跳呼吸骤停,经皮囊面罩加压通气,胸外心脏按压后 1 小时呼吸、心跳恢复,但患儿潜在最严重的危害是
    A. 肝功能损伤　　　　　　　B. 复苏后出现坏死性肠炎

C. 心功能损害　　　　　　　　　　　D. 肾功能不全

E. 中枢神经系统的不可逆损害

131. 新生儿出生后窒息,心率为 70 次 / 分,呼吸 10 次 / 分,应立即进行的处理是

A. 清理呼吸道,皮囊面罩加压通气

B. 清理呼吸道,皮囊面罩加压通气,胸外心脏按压

C. 清理呼吸道,皮囊面罩加压通气,胸外心脏按压及气管内注射肾上腺素

D. 清理呼吸道,皮囊面罩加压通气,气管内注射肾上腺素

E. 皮囊面罩加压通气,胸外心脏按压

132. 患儿,12 岁,心肺复苏术已持续 20 分钟,需气管插管,选用的气管插管内径最好是

A. 7mm　　　　　　　B. 6mm　　　　　　　C. 6.5mm

D. 7.5mm　　　　　　E. 5.5mm

(133~136 题共用题干)

3 岁儿童,掉入污物池中被救起,当时呼吸为 0 次 / 分,心率为 20 次 / 分。

133. 复苏的顺序为

A. 清理呼吸道,皮囊面罩加压通气,如心率 5 分钟后不增加再行胸外心脏按压

B. 清理呼吸道,皮囊面罩加压通气 + 胸外心脏按压,如无效再用药物

C. 清理呼吸道,气管内注射肾上腺素,皮囊面罩加压通气 + 胸外心脏按压

D. 清理呼吸道,气管内注射肾上腺素、皮囊面罩加压通气和胸外心脏按压同时进行

E. 清理呼吸道,气管内注射肾上腺素,胸外心脏按压同时进行

134. 经皮囊面罩加压通气和胸外心脏按压后 5 分钟,呼吸 10 次 / 分,心率 50 次 / 分,下一步应该

A. 继续皮囊面罩加压通气 + 胸外心脏按压

B. 皮囊面罩加压通气 + 胸外心脏按压 + 气管内注射肾上腺素

C. 继续皮囊面罩加压通气,停胸外心脏按压,进行评估

D. 继续皮囊面罩加压通气,加用气管内注射肾上腺素,停胸外心脏按压

E. 停皮囊面罩加压通气,改用气管内注射肾上腺素 + 胸外心脏按压

135. 如果经上述处理 30 分钟后患儿呼吸 10 次 / 分,心率 45~50 次 / 分,血 PO_2 50mmHg,应进行

A. 继续皮囊面罩加压通气 + 胸外心脏按压

B. 皮囊面罩加压通气 + 胸外心脏按压 + 气管内注射肾上腺素

C. 皮囊面罩加压通气 + 气管内注射肾上腺素

D. 皮囊面罩加压通气 + 胸外心脏按压 + 碳酸氢钠

E. 给予气管插管,接复苏皮囊或人工呼吸机,再行进一步处理

136. 如果患儿在复苏后 1 小时出现呼吸不规则和呼吸暂停,应采用

A. 使用呼吸兴奋剂　　　B. 静脉注射利尿药　　　　C. 机械通气

D. 持续气道正压　　　　E. 多巴胺静脉滴注

(137~140 题共用题干)

4 岁儿童,出现心跳呼吸骤停,当时检查呼吸为 0 次 / 分,心率 10 次 / 分。

137. 在保持呼吸道通畅的措施中,**不正确**的是

A. 首先去除呼吸道的分泌物

B. 将患儿头向后仰,压低下颌

C. 将头处于中线位

D. 有条件时给以口、鼻等上气道吸引

E. 当颈椎完全不能运动时,通过推下颌来开通气道

138. 当该患儿呼吸道通畅后仍无自主呼吸,在采用辅助通气时下列**不正确**的是

A. 口对口呼吸的频率为 40 次 / 分

B. 口对口呼吸的吸入氧浓度为 <18%

C. 每次停止吹气后放开患儿鼻孔

D. 常用的自膨胀复苏气囊递送的氧浓度为 30%~40%

E. 口对口呼吸吹气时可见胸廓抬起

139. 该患儿如需气管插管,宜选用气管插管的内径大小是

A. 3.0mm　　　　　B. 3.5mm　　　　　C. 4.0mm

D. 4.5mm　　　　　E. 5.0mm

140. 如需胸外心脏按压,频率为

A. 120 次 / 分　　　B. 110 次 / 分　　　C. 100 次 / 分

D. 80 次 / 分　　　　E. 60 次 / 分

（林　梅）

第六章

儿童常用检查正常值

表 6-1　7 岁以下男童身高(长)标准值(cm)

年龄	月龄	-3SD	-2SD	-1SD	中位数	+1SD	+2SD	+3SD
出生	0	45.2	46.9	48.6	50.4	52.2	54.0	55.8
	1	48.7	50.7	52.7	54.8	56.9	59.0	61.2
	2	52.2	54.3	56.5	58.7	61.0	63.3	65.7
	3	55.3	57.5	59.7	62.0	64.3	66.6	69.0
	4	57.9	60.1	62.3	64.6	66.9	69.3	71.7
	5	59.9	62.1	64.4	66.7	69.1	71.5	73.9
	6	61.4	63.7	66.0	68.4	70.8	73.3	75.8
	7	62.7	65.0	67.4	69.8	72.3	74.8	77.4
	8	63.9	66.3	68.7	71.2	73.7	76.3	78.9
	9	65.2	67.6	70.1	72.6	75.2	77.8	80.5
	10	66.4	68.9	71.4	74.0	76.6	79.3	82.1
	11	67.5	70.1	72.7	75.3	78.0	80.8	83.6
1 岁	12	68.6	71.2	73.8	76.5	79.3	82.1	85.0
	15	71.2	74.0	76.9	79.8	82.8	85.8	88.9
	18	73.6	76.6	79.6	82.7	85.8	89.1	92.4
	21	76.0	79.1	82.3	85.6	89.0	92.4	95.9
2 岁	24	78.3	81.6	85.1	88.5	92.1	95.8	99.5
	27	80.5	83.9	87.5	91.1	94.8	98.6	102.5
	30	82.4	85.9	89.6	93.3	97.1	101.0	105.0
	33	84.4	88.0	91.6	95.4	99.3	103.2	107.2
3 岁	36	86.3	90.0	93.7	97.5	101.4	105.3	109.4
	39	87.5	91.2	94.9	98.8	102.7	106.7	110.7
	42	89.3	93.0	96.7	100.6	104.5	108.6	112.7
	45	90.9	94.6	98.5	102.4	106.4	110.4	114.6
4 岁	48	92.5	96.3	100.2	104.1	108.2	112.3	116.5
	51	94.0	97.9	101.9	105.9	110.0	114.2	118.5
	54	95.6	99.5	103.6	107.7	111.9	116.2	120.6
	57	97.1	101.1	105.3	109.5	113.8	118.2	122.6
5 岁	60	98.7	102.8	107.0	111.3	115.7	120.1	124.7
	63	100.2	104.4	108.7	113.0	117.5	122.0	126.7
	66	101.6	105.9	110.2	114.7	119.2	123.8	128.6
	69	103.0	107.3	111.7	116.3	120.9	125.6	130.4
6 岁	72	104.1	108.6	113.1	117.7	122.4	127.2	132.1
	75	105.3	109.8	114.4	119.2	124.0	128.8	133.8
	78	106.5	111.1	115.8	120.7	125.6	130.5	135.6
	81	107.9	112.6	117.4	122.3	127.3	132.4	137.6

注:表中 3 岁前为身长,3 岁及 3 岁后为身高

表 6-2 7岁以下女童身高(长)标准值(cm)

年龄	月龄	-3SD	-2SD	-1SD	中位数	+1SD	+2SD	+3SD
出生	0	44.7	46.4	48.0	49.7	51.4	53.2	55.0
	1	47.9	49.8	51.7	53.7	55.7	57.8	59.9
	2	51.1	53.2	55.3	57.4	59.6	61.8	64.1
	3	54.2	56.3	58.4	60.6	62.8	65.1	67.5
	4	56.7	58.8	61.0	63.1	65.4	67.7	70.0
	5	58.6	60.8	62.9	65.2	67.4	69.8	72.1
	6	60.1	62.3	64.5	66.8	69.1	71.5	74.0
	7	61.3	63.6	65.9	68.2	70.6	73.1	75.6
	8	62.5	64.8	67.2	69.6	72.1	74.7	77.3
	9	63.7	66.1	68.5	71.0	73.6	76.2	78.9
	10	64.9	67.3	69.8	72.4	75.0	77.7	80.5
	11	66.1	68.6	71.1	73.7	76.4	79.2	82.0
1岁	12	67.2	69.7	72.3	75.0	77.7	80.5	83.4
	15	70.2	72.9	75.6	78.5	81.4	84.3	87.4
	18	72.8	75.6	78.5	81.5	84.6	87.7	91.0
	21	75.1	78.1	81.2	84.4	87.7	91.1	94.5
2岁	24	77.3	80.5	83.8	87.2	90.7	94.3	98.0
	27	79.3	82.7	86.2	89.8	93.5	97.3	101.2
	30	81.4	84.8	88.4	92.1	95.9	99.8	103.8
	33	83.4	86.9	90.5	94.3	98.1	102.0	106.1
3岁	36	85.4	88.9	92.5	96.3	100.1	104.1	108.1
	39	86.6	90.1	93.8	97.5	101.4	105.4	109.4
	42	88.4	91.9	95.6	99.4	103.3	107.2	111.3
	45	90.1	93.7	97.4	101.2	105.1	109.2	113.3
4岁	48	91.7	95.4	99.2	103.1	107.0	111.1	115.3
	51	93.2	97.0	100.9	104.9	109.0	113.1	117.4
	54	94.8	98.7	102.7	106.7	110.9	115.2	119.5
	57	96.4	100.3	104.4	108.5	112.8	117.1	121.6
5岁	60	97.8	101.8	106.0	110.2	114.5	118.9	123.4
	63	99.3	103.4	107.6	111.9	116.2	120.7	125.3
	66	100.7	104.9	109.2	113.5	118.0	122.6	127.2
	69	102.0	106.3	110.7	115.2	119.7	124.4	129.1
6岁	72	103.2	107.6	112.0	116.6	121.2	126.0	130.8
	75	104.4	108.8	113.4	118.0	122.7	127.6	132.5
	78	105.5	110.1	114.7	119.4	124.3	129.2	134.2
	81	106.7	111.4	116.1	121.0	125.9	130.9	136.1

注:表中3岁前为身长,3岁及3岁后为身高

表 6-3　7 岁以下男童体重标准值(kg)

年龄	月龄	−3SD	−2SD	−1SD	中位数	+1SD	+2SD	+3SD
出生	0	2.26	2.58	2.93	3.32	3.73	4.18	4.66
	1	3.09	3.52	3.99	4.51	5.07	5.67	6.33
	2	3.94	4.47	5.05	5.68	6.38	7.14	7.97
	3	4.69	5.29	5.97	6.70	7.51	8.40	9.37
	4	5.25	5.91	6.64	7.45	8.34	9.32	10.39
	5	5.66	6.36	7.14	8.00	8.95	9.99	11.15
	6	5.97	6.70	7.51	8.41	9.41	10.50	11.72
	7	6.24	6.99	7.83	8.76	9.79	10.93	12.20
	8	6.46	7.23	8.09	9.05	10.11	11.29	12.60
	9	6.67	7.46	8.35	9.33	10.42	11.64	12.99
	10	6.86	7.67	8.58	9.58	10.71	11.95	13.34
	11	7.04	7.87	8.80	9.83	10.98	12.26	13.68
1 岁	12	7.21	8.06	9.00	10.05	11.23	12.54	14.00
	15	7.68	8.57	9.57	10.68	11.93	13.32	14.88
	18	8.13	9.07	10.12	11.29	12.61	14.09	15.75
	21	8.61	9.59	10.69	11.93	13.33	14.90	16.66
2 岁	24	9.06	10.09	11.24	12.54	14.01	15.67	17.54
	27	9.47	10.54	11.75	13.11	14.64	16.38	18.36
	30	9.86	10.97	12.22	13.64	15.24	17.06	19.13
	33	10.24	11.39	12.68	14.15	15.82	17.72	19.89
3 岁	36	10.61	11.79	13.13	14.65	16.39	18.37	20.64
	39	10.97	12.19	13.57	15.15	16.95	19.02	21.39
	42	11.31	12.57	14.00	15.63	17.50	19.65	22.13
	45	11.66	12.96	14.44	16.13	18.07	20.32	22.91
4 岁	48	12.01	13.35	14.88	16.64	18.67	21.01	23.73
	51	12.37	13.76	15.35	17.18	19.30	21.76	24.63
	54	12.74	14.18	15.84	17.75	19.98	22.57	25.61
	57	13.12	14.61	16.34	18.35	20.69	23.43	26.68
5 岁	60	13.50	15.06	16.87	18.98	21.46	24.38	27.85
	63	13.86	15.48	17.38	19.60	22.21	25.32	29.04
	66	14.18	15.87	17.85	20.18	22.94	26.24	30.22
	69	14.48	16.24	18.31	20.75	23.66	27.17	31.43
6 岁	72	14.74	16.56	18.71	21.26	24.32	28.03	32.57
	75	15.01	16.90	19.14	21.82	25.06	29.01	33.89
	78	15.30	17.27	19.62	22.45	25.89	30.13	35.41
	81	15.66	17.73	20.22	23.24	26.95	31.56	37.39

表6-4　7岁以下女童体重标准值（kg）

年龄	月龄	-3SD	-2SD	-1SD	中位数	+1SD	+2SD	+3SD
出生	0	2.26	2.54	2.85	3.21	3.63	4.10	4.65
	1	2.98	3.33	3.74	4.20	4.74	5.35	6.05
	2	3.72	4.15	4.65	5.21	5.86	6.60	7.46
	3	4.40	4.90	5.47	6.13	6.87	7.73	8.71
	4	4.93	5.48	6.11	6.83	7.65	8.59	9.66
	5	5.33	5.92	6.59	7.36	8.23	9.23	10.38
	6	5.64	6.26	6.96	7.77	8.68	9.73	10.93
	7	5.90	6.55	7.28	8.11	9.06	10.15	11.40
	8	6.13	6.79	7.55	8.41	9.39	10.51	11.80
	9	6.34	7.03	7.81	8.69	9.70	10.86	12.18
	10	6.53	7.23	8.03	8.94	9.98	11.16	12.52
	11	6.71	7.43	8.25	9.18	10.24	11.46	12.85
1岁	12	6.87	7.61	8.45	9.40	10.48	11.73	13.15
	15	7.34	8.12	9.01	10.02	11.18	12.50	14.02
	18	7.79	8.63	9.57	10.65	11.88	13.29	14.90
	21	8.26	9.15	10.15	11.30	12.61	14.12	15.85
2岁	24	8.70	9.64	10.70	11.92	13.31	14.92	16.77
	27	9.10	10.09	11.21	12.50	13.97	15.67	17.63
	30	9.48	10.52	11.70	13.05	14.60	16.39	18.47
	33	9.86	10.94	12.18	13.59	15.22	17.11	19.29
3岁	36	10.23	11.36	12.65	14.13	15.83	17.81	20.10
	39	10.60	11.77	13.11	14.65	16.43	18.50	20.90
	42	10.95	12.16	13.55	15.16	17.01	19.17	21.69
	45	11.29	12.55	14.00	15.67	17.60	19.85	22.49
4岁	48	11.62	12.93	14.44	16.17	18.19	20.54	23.30
	51	11.96	13.32	14.88	16.69	18.79	21.25	24.14
	54	12.30	13.71	15.33	17.22	19.42	22.00	25.04
	57	12.62	14.08	15.78	17.75	20.05	22.75	25.96
5岁	60	12.93	14.44	16.20	18.26	20.66	23.50	26.87
	63	13.23	14.80	16.64	18.78	21.30	24.28	27.84
	66	13.54	15.18	17.09	19.33	21.98	25.12	28.89
	69	13.84	15.54	17.53	19.88	22.65	25.96	29.95
6岁	72	14.11	15.87	17.94	20.37	23.27	26.74	30.94
	75	14.38	16.21	18.35	20.89	23.92	27.57	32.00
	78	14.66	16.55	18.78	21.44	24.61	28.46	33.14
	81	14.96	16.92	19.25	22.03	25.37	29.42	34.40

表 6-5　7 岁以下男童头围标准值(cm)

年龄	月龄	-3SD	-2SD	-1SD	中位数	+1SD	+2SD	+3SD
出生	0	30.9	32.1	33.3	34.5	35.7	36.8	37.9
	1	33.3	34.5	35.7	36.9	38.2	39.4	40.7
	2	35.2	36.4	37.6	38.9	40.2	41.5	42.9
	3	36.7	37.9	39.2	40.5	41.8	43.2	44.6
	4	38.0	39.2	40.4	41.7	43.1	44.5	45.9
	5	39.0	40.2	41.5	42.7	44.1	45.5	46.9
	6	39.8	41.0	42.3	43.6	44.9	46.3	47.7
	7	40.4	41.7	42.9	44.2	45.5	46.9	48.4
	8	41.0	42.2	43.5	44.8	46.1	47.5	48.9
	9	41.5	42.7	44.0	45.3	46.6	48.0	49.4
	10	41.9	43.1	44.4	45.7	47.0	48.4	49.8
	11	42.3	43.5	44.8	46.1	47.4	48.8	50.2
1 岁	12	42.6	43.8	45.1	46.4	47.7	49.1	50.5
	15	43.2	44.5	45.7	47.0	48.4	49.7	51.1
	18	43.7	45.0	46.3	47.6	48.9	50.2	51.6
	21	44.2	45.5	46.7	48.0	49.4	50.7	52.1
2 岁	24	44.6	45.9	47.1	48.4	49.8	51.1	52.5
	27	45.0	46.2	47.5	48.8	50.1	51.4	52.8
	30	45.3	46.5	47.8	49.1	50.4	51.7	53.1
	33	45.5	46.8	48.0	49.3	50.6	52.0	53.3
3 岁	36	45.7	47.0	48.3	49.6	50.9	52.2	53.5
	42	46.2	47.4	48.7	49.9	51.3	52.6	53.9
4 岁	48	46.5	47.8	49.0	50.3	51.6	52.9	54.2
	54	46.9	48.1	49.4	50.6	51.9	53.2	54.6
5 岁	60	47.2	48.4	49.7	51.0	52.2	53.6	54.9
	66	47.5	48.7	50.0	51.3	52.5	53.8	55.2
6 岁	72	47.8	49.0	50.2	51.5	52.8	54.1	55.4

表 6-6　7 岁以下女童头围标准值（cm）

年龄	月龄	−3SD	−2SD	−1SD	中位数	+1SD	+2SD	+3SD
出生	0	30.4	31.6	32.8	34.0	35.2	36.4	37.5
	1	32.6	33.8	35.0	36.2	37.4	38.6	39.9
	2	34.5	35.6	36.8	38.0	39.3	40.5	41.8
	3	36.0	37.1	38.3	39.5	40.8	42.1	43.4
	4	37.2	38.3	39.5	40.7	41.9	43.3	44.6
	5	38.1	39.2	40.4	41.6	42.9	44.3	45.7
	6	38.9	40.0	41.2	42.4	43.7	45.1	46.5
	7	39.5	40.7	41.8	43.1	44.4	45.7	47.2
	8	40.1	41.2	42.4	43.6	44.9	46.3	47.7
	9	40.5	41.7	42.9	44.1	45.4	46.8	48.2
	10	40.9	42.1	43.3	44.5	45.8	47.2	48.6
	11	41.3	42.4	43.6	44.9	46.2	47.5	49.0
1 岁	12	41.5	42.7	43.9	45.1	46.5	47.8	49.3
	15	42.2	43.4	44.6	45.8	47.2	48.5	50.0
	18	42.8	43.9	45.1	46.4	47.7	49.1	50.5
	21	43.2	44.4	45.6	46.9	48.2	49.6	51.0
2 岁	24	43.6	44.8	46.0	47.3	48.6	50.0	51.4
	27	44.0	45.2	46.4	47.7	49.0	50.3	51.7
	30	44.3	45.5	46.7	48.0	49.3	50.7	52.1
	33	44.6	45.8	47.0	48.3	49.6	50.9	52.3
3 岁	36	44.8	46.0	47.3	48.5	49.8	51.2	52.6
	42	45.3	46.5	47.7	49.0	50.3	51.6	53.0
4 岁	48	45.7	46.9	48.1	49.4	50.6	52.0	53.3
	54	46.0	47.2	48.4	49.7	51.0	52.3	53.7
5 岁	60	46.3	47.5	48.7	50.0	51.3	52.6	53.9
	66	46.6	47.8	49.0	50.3	51.5	52.8	54.2
6 岁	72	46.8	48.0	49.2	50.5	51.8	53.1	54.4

表 6-7　儿童血液一般检测正常值

项目	年龄	正常值	
		法定单位	旧制单位
红细胞	新生儿	$(5.2\sim6.4)\times10^{12}/L$	$(5.2\sim6.4)\times10^{9}/mm^3$
	婴儿	$(4.0\sim4.3)\times10^{12}/L$	$(4.0\sim4.3)\times10^{9}/mm^3$
	儿童	$(4.0\sim4.5)\times10^{12}/L$	$(4.0\sim4.5)\times10^{9}/mm^3$
血红蛋白	新生儿	180~190g/L	18~19g/dl
	婴儿	110~120g/L	11~12g/dl
血细胞比容	1 天	0.48~0.69	48%~69%
	2 天	0.48~0.75	48%~75%
	3 天	0.44~0.72	44%~72%
	~2 个月	0.28~0.42	28%~42%
	6~12 岁	0.35~0.45	35%~45%
白细胞	新生儿	$20\times10^{9}/L$	$20\,000/mm^3$
	婴儿	$(11\sim12)\times10^{9}/L$	$11\,000\sim12\,000/mm^3$
	儿童	$(8\sim10)\times10^{9}/L$	$8000\sim10\,000/mm^3$
白细胞分类			
中性粒细胞比例	新生儿 ~ 婴儿	0.31~0.40	31%~41%
	儿童	0.50~0.70	50%~70%
淋巴细胞比例	新生儿 ~ 婴儿	0.40~0.60	40%~60%
	儿童	0.20~0.40	20%~40%
单核细胞比例	2~7 天	0.12	12%
	其后	0.01~0.08	1%~8%
嗜酸性粒细胞比例		0.005~0.05	0.5%~5%
嗜碱性粒细胞比例		0~0.0075	0%~0.75%
嗜酸性粒细胞数目		$(50\sim300)\times10^{6}/L$	$50\sim300/mm^3$
网织红细胞比例	新生儿	0.03~0.06	3%~6%
	儿童	0.005~0.015	0.5%~1.5%
		$(100\sim300)\times10^{9}/L$	$(100\sim300)\times10^{3}/mm^3$
血小板		>0.95	>95%
HbA		<0.02	<2%
HbA$_2$	1 天	0.63~0.92	63%~92%
HbF	5 天	0.65~0.88	65%~88%
	3 周	0.55~0.85	55%~85%
	6~9 周	0.31~0.75	31%~75%
	3~4 个月	<0.02~0.59	<2%~

表 6-8　儿童尿液检查正常值

项目	SI 单位正常值	传统正常值
蛋白		
定性	阴性	阴性
定量		<40mg/24h
糖		
定性	阴性	阴性
定量	新生儿 <1.1mmol/L	新生儿 <20mg/dl
	儿童 <0.28mmol/L	儿童 <5mg/dl

续表

项目	SI 单位正常值	传统正常值
比重	1.010~1.030	1.010~1.030
渗透压	婴儿 50~700mmol/kg	婴儿 50~700mOsm/kg
	儿童 300~1400mmol/kg	儿童 300~1400mOsm/kg
pH	4.8~7.8	5~7
沉渣		
白细胞		<5 个 /HP
红细胞		<3 个 /HP
管型		无或偶见透明管型 /HP
Addis 计数		
白细胞		<100 万 /12h
红细胞		0~50 万 /12h
管型		0~5000/12h
钠	95~310mmol/24h	2.2~7.1g/24h
钾	35~90mmol/24h	1.4~3.5g/24h
氯	80~270mmol/24h	2.8~9.6g/24h
钙	2.5~10mmol/24h	100~400mg/24h
磷	16~48mmol/24h	0.5~1.5g/24h
镁	2.5~8.3mmol/24h	60~200mg/24h
肌酸	0.08~2.06mmol/24h	11~270mg/24h
肌酐	9~18mmol/24h	1~2g/24h
尿素	250~600mmol/24h	15~36g/24h
尿胆原		1:20 以上稀释为阴性
		<4mg/24h
淀粉酶		<64U（温氏）

表 6-9　儿童脑脊液测定正常值

项目	年龄	正常值	
		法定单位	旧制单位
总量	新生儿	5ml	
	儿童	100~150ml	
压力	新生儿	0.29~0.78kPa	30~80mmH$_2$O
	儿童	0.69~1.96kPa	70~200mmH$_2$O
细胞数	新生儿	$(0\sim34)\times10^6$/L	$(0\sim34)$/mm^3
	极低体重儿	$(0\sim44)\times10^6$/L	$(0\sim44)$/mm^3
	婴儿	$(0\sim20)\times10^6$/L	$(0\sim20)$/mm^3
	儿童	$(0\sim10)\times10^6$/L	$(0\sim10)$/mm^3
蛋白质总量	新生儿	0.2~1.2g/L	20~120mg/dl
	极低体重儿	0.45~2.27g/L	45~227mg/dl
	儿童	0.2~0.4g/L	20~40mg/dl
糖	婴儿	3.9~5.0mmol/L	70~90mg/dl
	儿童	2.8~4.5mmol/L	50~80mg/dl
氯化物	婴儿	110~122mmol/L	650~720mg/dl
	儿童	117~127mmol/L	690~750mg/dl
比重		1.005~1.009	

表 6-10　儿童心电图各波型正常标准

	时限(s)	振幅(10mm=1mV)	方向	心电位	电轴	钟向转动
P波	0.05~0.09(0.07)	<2.5mm	I、II、aVF、V₅~V₆直立，aVR倒置	—	—	—
P-R间期	0.08~0.18(0.16)					
QRS波群	0.05~0.1	R I +S III <30mm II +R III <45mm aVL<20mm(横位) aVF<25mm(直立) V₅<35mm V₅+SV₁<45mm V₁<10mm V₁>2mm<15mm V₁+SV₅<15mm (3~5岁后) V₁<25mm V₅<15mm (新生儿)	QRS波群决定心电位电轴,钟向转动 新生儿: 50%V1呈Rs型, V₅呈rS型 50%V₁~V₅均呈Rs型	中间位:aVL、aVF呈qR 横位: aVL呈qR aVF呈rS 垂直位: aVL呈rS	正常:I、III主波均向上 右偏: 主波 I 向下 III向上 左偏: 主波 I 向上 III向下 新生儿: +30°~+180°	顺钟向 V₁~V₄呈rS型 aVR呈QR型 逆钟向 V₅~V₆呈qR型
S-T段		胸导联抬高 <2.5mm 其余导联 <1.5mm 下降 <0.5mm				
T波			I、II、aVF V₅~V₆直立,aVR倒置 新生儿: <3~4天 V₁ 可直立、V₅直立、倒置、低平 >3~4天 V₁倒置、V₅直立			
U波	0.1~0.3	0.5mm以下,V₃可达 2~3mm	与T波一致			
Q-T间期	0.21~0.38					

练习题参考答案

一、绪论

1. E	2. A	3. D	4. E	5. B	6. D	7. B	8. B	9. C	10. B
11. D	12. D	13. D	14. A	15. E					

二、生长发育

1. B	2. E	3. E	4. E	5. C	6. B	7. B	8. B	9. A	10. C
11. E	12. E	13. A	14. E	15. D	16. A	17. C	18. B	19. C	20. A
21. B	22. D	23. D	24. C	25. E	26. B	27. D	28. C	29. D	30. B
31. B	32. C	33. B	34. C	35. C					

三、儿童保健

1. A	2. E	3. D	4. A	5. C	6. B	7. E	8. A	9. E	10. E
11. B	12. D	13. A	14. C	15. E					

四、儿科疾病诊治原则

1. D	2. A	3. D	4. A	5. D	6. B	7. C	8. B	9. D	10. D
11. E	12. B	13. D	14. E	15. E	16. D	17. D	18. B	19. B	20. B
21. C	22. E	23. B	24. A	25. D					

五、营养和营养障碍性疾病

1. D	2. C	3. E	4. B	5. C	6. D	7. B	8. B	9. E	10. E
11. A	12. B	13. B	14. C	15. D	16. B	17. B	18. A	19. C	20. A
21. E	22. B	23. A	24. C	25. E	26. C	27. E	28. E	29. E	30. A
31. B	32. D	33. D	34. A	35. C	36. C	37. A	38. C	39. A	40. E
41. D	42. A	43. A	44. B	45. A	46. E	47. A	48. D	49. E	50. C
51. A	52. B	53. C	54. D	55. E	56. C	57. B	58. C	59. D	60. A
61. D	62. B	63. C	64. D	65. D	66. A				

六、新生儿及新生儿疾病

1. D	2. D	3. E	4. A	5. B	6. D	7. A	8. A	9. B	10. A
11. E	12. E	13. A	14. A	15. C	16. E	17. C	18. A	19. B	20. B

21. E	22. E	23. A	24. B	25. E	26. A	27. C	28. D	29. E	30. D
31. A	32. C	33. A	34. B	35. C	36. B	37. D	38. C	39. A	40. C
41. B	42. B	43. A	44. B	45. C	46. B	47. E	48. A	49. C	50. A

七、遗传代谢和内分泌疾病

1. C	2. C	3. C	4. B	5. B	6. A	7. C	8. B	9. C	10. E
11. D	12. D	13. E	14. D	15. A	16. C	17. B	18. D	19. E	20. C

八、免疫性疾病

1. A	2. E	3. C	4. E	5. A	6. E	7. B	8. B	9. D	10. A
11. E	12. D	13. B	14. A	15. B	16. C	17. E	18. A	19. A	20. B
21. A	22. E	23. C	24. B	25. C					

九、感染性疾病

1. D	2. D	3. D	4. E	5. B	6. B	7. E	8. C	9. C	10. A
11. E	12. B	13. C	14. C	15. A	16. E	17. A	18. D	19. B	20. B
21. C	22. A	23. E	24. E	25. A	26. E	27. D	28. D	29. C	30. B
31. C	32. E	33. E	34. C	35. C	36. A	37. B	38. D	39. D	40. D
41. C	42. A	43. E	44. D						

十、呼吸系统疾病

1. A	2. B	3. B	4. A	5. C	6. C	7. E	8. C	9. C	10. C
11. D	12. E	13. C	14. B	15. B	16. B	17. B	18. D	19. C	20. E
21. B	22. E	23. E	24. B	25. E	26. D	27. C	28. C	29. C	30. E
31. C	32. A								

十一、消化系统疾病

1. E	2. E	3. D	4. C	5. A	6. A	7. D	8. E	9. A	10. B
11. E	12. C	13. B	14. B	15. A	16. E	17. C	18. C	19. E	20. D
21. E	22. D	23. B	24. C	25. B	26. E	27. D	28. B	29. C	30. A
31. B	32. B	33. B	34. C	35. B	36. E	37. C	38. D	39. C	40. E

十二、循环系统疾病

1. D	2. D	3. B	4. B	5. C	6. D	7. A	8. C	9. A	10. A
11. E	12. B	13. B	14. B	15. C	16. C	17. C	18. A	19. C	20. B
21. B	22. E	23. C	24. D	25. E	26. E	27. E	28. D	29. B	30. E

十三、血液系统疾病

1. D	2. D	3. A	4. D	5. B	6. D	7. B	8. C	9. E	10. D
11. D	12. D	13. C	14. C	15. E	16. C	17. B	18. E	19. B	20. E

21. A   22. B   23. B   24. E   25. E   26. D   27. C   28. E   29. E   30. A
31. E   32. C   33. E   34. E   35. A   36. E   37. C   38. E   39. D   40. C

十四、泌尿系统疾病

1. C   2. D   3. C   4. C   5. E   6. B   7. B   8. C   9. D   10. C
11. B   12. A   13. E   14. E   15. C   16. C   17. B   18. A   19. C   20. C
21. B   22. E   23. C   24. A   25. A   26. B   27. A   28. E   29. E   30. A

十五、神经系统疾病

1. C   2. C   3. C   4. C   5. D   6. E   7. B   8. E   9. B   10. C
11. E   12. D   13. C   14. E   15. C   16. E   17. A   18. A   19. D   20. C
21. E   22. D   23. A   24. E   25. E   26. B   27. D   28. E   29. E   30. A
31. C   32. E   33. A   34. D   35. C   36. A   37. C   38. D   39. B   40. D
41. D   42. B   43. E   44. E   45. E   46. E   47. A   48. E   49. E   50. E

十六、儿科常见急症

1. D   2. D   3. B   4. E   5. A   6. E   7. E   8. A   9. D   10. A
11. A   12. C   13. A   14. E   15. B   16. B   17. C   18. C   19. B   20. B
21. E   22. D   23. E   24. E   25. C   26. C   27. C   28. E   29. E   30. E
31. A   32. E   33. A   34. E   35. D   36. E   37. A   38. B   39. E   40. B
41. D   42. D   43. E   44. A   45. E   46. C   47. C   48. E   49. B   50. D
51. C   52. E   53. B   54. D   55. B   56. D   57. A   58. E   59. E   60. D
61. C   62. E   63. C   64. B   65. A   66. C   67. D   68. E   69. E   70. A
71. D   72. B   73. C   74. C   75. C   76. E   77. D   78. A   79. C   80. E
81. B   82. E   83. A   84. A   85. C   86. B   87. E   88. E   89. A   90. E
91. A   92. C   93. A   94. B   95. A   96. D   97. B   98. D   99. A   100. C
101. E   102. B   103. B   104. A   105. B   106. E   107. E   108. D   109. E   110. A
111. B   112. C   113. B   114. E   115. E   116. D   117. B   118. B   119. D   120. B
121. D   122. A   123. B   124. C   125. B   126. B   127. D   128. A   129. D   130. E
131. A   132. A   133. B   134. B   135. E   136. C   137. B   138. A   139. E   140. C

参考文献

1. 王卫平 . 儿科学 .8 版 . 北京 : 人民卫生出版社 , 2013.

2. 李廷玉, 李秋, 符州 . 儿科学习题精选 . 北京 : 人民卫生出版社 , 2013.

3. 赵祥文 . 儿科急诊医学 .3 版 . 北京 : 人民卫生出版社 , 2012.

4. 医师资格考试专家组 .2013 临床执业助理医师资格考试冲刺试卷 . 北京 : 人民卫生出版社 , 2012.

5. 张毅 .2013 临床执业助理医师模拟试卷 (解析). 北京 : 人民军医出版社 , 2012.

6. 李廷玉, 李秋 . 儿科临床教学案例解析 . 北京 : 人民卫生出版社 , 2011.

7. 宋国华 . 临床实践技能 . 北京 : 人民军医出版社 , 2010.

8. 于洁 . 儿科学 .6 版 . 北京 : 人民卫生出版社 , 2009.

9. 沈晓明, 王卫平 . 儿科学 .7 版 . 北京 : 人民卫生出版社 , 2008.

10. 薛辛东 . 儿科学 . 北京 : 人民卫生出版社 , 2007.

11. 胡亚美, 吴瑞萍, 江载芳 . 诸福棠实用儿科学 .6 版 . 北京 : 人民卫生出版社 , 2001.

12. 程佩萱 . 儿科疾病诊疗指南 . 北京 : 科学出版社 , 2005.

13. 樊寻梅 . 实用儿科急诊医学 . 北京 : 北京出版社 , 2005.

14. 董声焕 . 现代儿科危重症医学 . 北京 : 人民军医出版社 , 1999.

15. 徐新献, 王兴勇 . 现代儿科重症急救学 . 成都 : 四川科学技术出版社 , 1998.

16. 中华医学会儿科学分会心血管学组, 《中华儿科杂志》编辑委员会 . 小儿心力衰竭诊断与治疗建议 . 中华儿科杂志 , 2006, 44 (10): 753–757.

17. 孙承业 . 急性毒鼠强中毒的诊断与治疗原则 . 中华预防医学杂志 , 2005, 39 (2): 98.

18. 中华医学会儿科学分会急救学组, 中华医学会急诊医学分会儿科组 . 儿科感染性休克 (脓毒性休克) 诊疗推荐方案 . 中国小儿急救医学 , 2005, 13 (4): 313–315.